本书系教育部人文社科规划项目《构建我国城镇社区……理体系研究》（21YJA630104）结题成果

构建我国城镇社区现代化公共卫生治理体系

杨宏　鞠静　著

吉林大学出版社

·长春·

图书在版编目(CIP)数据

构建我国城镇社区现代化公共卫生治理体系/杨宏，鞠静著．—长春：吉林大学出版社，2024.11．
ISBN 978-7-5768-4650-8

Ⅰ．R197.1

中国国家版本馆CIP数据核字第2025BJ8665号

书　　　名：	构建我国城镇社区现代化公共卫生治理体系

GOUJIAN WOGUO CHENGZHEN SHEQU XIANDAIHUA GONGGONG WEISHENG ZHILI TIXI

作　　　者：杨　宏　鞠　静
策划编辑：黄国彬
责任编辑：马宁徽
责任校对：田茂生
装帧设计：姜　文
出版发行：吉林大学出版社
社　　　址：长春市人民大街4059号
邮政编码：130021
发行电话：0431－89580036/58
网　　　址：http：//www.jlup.com.cn
电子邮箱：jldxcbs@sina.com
印　　　刷：天津鑫恒彩印刷有限公司
开　　　本：787mm×1092mm　　1/16
印　　　张：17.5
字　　　数：400千字
版　　　次：2025年3月　第1版
印　　　次：2025年3月　第1次
书　　　号：ISBN 978-7-5768-4650-8
定　　　价：38.00元

版权所有　翻印必究

前　言

2013年11月12日，在北京举行的中国共产党第十八届中央委员会第三次全体会议审议通过了《中共中央关于全面深化改革若干重大问题的决定》(以下简称《决定》)，《决定》中指出"全面深化改革的总目标是完善和发展中国特色社会主义制度，推进国家治理体系和治理能力现代化"，这是首次在国家政治层面明确提出"国家治理现代化"这一概念，这标志着具有中国特色的现代化治理开启了全面转型升级。

2016年，中共中央　国务院印发的《"健康中国2030"规划纲要》提出，到2020年，建立覆盖城乡居民的中国特色基本医疗卫生制度，健康素养水平持续提高，健康服务体系完善高效，人人享有基本医疗卫生服务和基本体育健身服务，基本形成内涵丰富、结构合理的健康产业体系，主要健康指标居于中高收入国家前列。到2030年，主要健康指标进入高收入国家行列，建立起覆盖全国、较为完善的紧急医学救援网络，突发事件卫生应急处置能力和紧急医学救援能力达到发达国家水平。

2017年10月，中国共产党第十九次全国代表大会在北京召开，会议确定了实现国家治理现代化的阶段性目标，即到2035年"基本实现国家治理体系和治理能力现代化"，到新中国成立100年时，"全面实现国家治理体系和治理能力现代化"。2019年10月，中国共产党第十九届中央委员会第四次全体会议通过了《中共中央关于坚持和完善中国特色社会主义制度　推进国家治理体系和治理能力现代化若干重大问题的决定》，明确指出推进国家治理体系和治理能力现代化的重大意义和总体要求。

城镇社区公共卫生治理体系主要是指以疾病预防控制、社区居民健康维护与促进为共同目标，由基层政府主导，专业公共卫生机构、社区医疗卫生机构等多元主体共同参与的、借助多样化治理方法和科学智能化治理手段的工作体系和协作网络。城镇社区是城镇和国家的重要组成单元，城镇社区公共卫生治理体系是城镇公共卫生治理体系和国家公共卫生治理体系的重要组成部分，是"将健康融入所有政策"在基层的直接体现，其公共卫生治理能力将直接影响全体居民的生命健康安全水平。城镇社区在公共卫生治理过程中发挥着重要作用，得到了社区居民和社会各界的广泛关注和认同，同时也对城镇社区公共卫生治理寄予了更高的期望。建立健全城镇社区公共卫生治理体系，城镇社区公共卫生治理能力不断提高，基层社区居民能够享受到更多更优质的公共卫生服务。

近年来，笔者一直关注公共卫生治理领域的课题研究，对城镇社区现代化公共卫生治理体系构建问题产生了兴趣，对城乡公共卫生资源、基层公共卫生服务队伍、政府购买公共卫生服务等问题进行了较深入的探讨，同时指导研究生撰写学位论文，发表相关文章，并成功申报了教育部人文社科规划课题。

"十四五"规划中明确指出了全面建设健康中国的要求，即要把保障人民健康摆在第一位，要坚定不移地贯彻"预防为主"的原则，深入开展"健康中国"行动，健全"全民健康促进计划"，编织全国公共卫生安全网，为广大群众提供全面、全寿命的医疗保健服务。其中规划指出要构建起强大的公共卫生体系、深化医药卫生体制改革、健全公民医保制度、推动中医药传承创新。基于我国《"十四五"规划和2035年远景目标纲要》的国内国际大背景和公共卫生领域现代化建设的实践，本书运用文献研究、数据分析、实践调研等方法，较为完整地界定了城镇社区现代化公共卫生治理体系的基本概念与理论基础，深入分析了构建我国城镇社区现代化公共卫生治理体系的现实意义，总结了我国城镇社区现代化公共卫生治理体系的成效、存在的问题，并提出了完善我国城镇社区现代化公共卫生治理体系的对策。

杨宏

2024年10月

目录

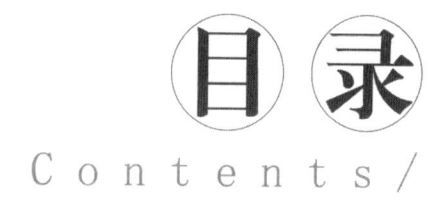

第一章　社区公共卫生治理体系的起源与发展 ……………………………… (1)

　　第一节　城镇社区和社区治理 …………………………………………… (1)

　　第二节　社区公共卫生治理体系 ………………………………………… (9)

　　第三节　现代化治理理论对建设城镇社区公共卫生治理体系的要求 …… (30)

　　第四节　构建我国城镇社区现代化公共卫生治理体系的现实意义 ……… (49)

第二章　我国社区公共卫生治理体系建设取得的成效 ……………………… (55)

　　第一节　社区公共卫生资源配置合理 …………………………………… (55)

　　第二节　公共卫生财政保障支持基本全覆盖 …………………………… (65)

　　第三节　我国政府购买公共卫生服务初见成效 ………………………… (72)

　　第四节　社区公共卫生服务基本完善 …………………………………… (78)

　　第五节　卫生法治稳步发展 ……………………………………………… (81)

第三章　我国社区公共卫生治理体系建设的主要短板 ……………………… (85)

　　第一节　公共医疗卫生资源配置有待进一步优化 ……………………… (85)

　　第二节　社区医疗卫生机构政府财政投入不足 ………………………… (132)

　　第三节　社区医疗卫生机构公共卫生服务供给能力不足 ……………… (144)

　　第四节　公共卫生执法监督力度有待加强 ……………………………… (180)

　　第五节　社区公共卫生治理评估体系不完善 …………………………… (195)

　　第六节　居民公共卫生管理意识薄弱 …………………………………… (200)

　　第七节　多元主体公共卫生治理协同机制不健全 ……………………… (202)

第八节　中医药服务有待提升 …………………………………………… (210)

第四章　构建我国城镇社区现代化公共卫生治理体系的政策建议 ………… (228)

　　第一节　统筹城乡规划，合理配置公共医疗卫生资源，健全重大疫情防控救治
　　　　　　体系 ………………………………………………………………… (228)

　　第二节　完善政府公共卫生投入机制 …………………………………… (231)

　　第三节　提升基层医疗卫生服务机构公共卫生服务能力，培养公共卫生
　　　　　　治理专才 …………………………………………………………… (236)

　　第四节　完善法律制度强化对社区公共卫生领域的监督管理 ………… (240)

　　第五节　完善城镇社区公共卫生应急管理体系，健全重大疫病医保和救助
　　　　　　制度 ………………………………………………………………… (246)

　　第六节　强化城镇社区居民健康意识 …………………………………… (251)

　　第七节　完善城镇社区公共卫生治理评估激励机制 …………………… (253)

　　第八节　完善公共卫生领域多元主体协同治理机制 …………………… (254)

　　第九节　搭建社区智慧卫生服务平台 …………………………………… (259)

参考文献 ……………………………………………………………………………… (263)

后　记 ………………………………………………………………………………… (271)

第一章　社区公共卫生治理体系的起源与发展

第一节　城镇社区和社区治理

对"城镇社区""公共卫生治理"等相关概念的界定和内涵进行分析。

一、城镇社区

(一)城镇社区的概念

德国社会学家滕尼斯(Ferdinand Tönnies)从社会学视角首次提出了社区的概念化解释,他在1887年出版的 *Gemeinschaft und Gesellschaft*(一般中文译为《社区与社会》或《共同体与社会》等)一书中提出"社区"的概念,即"Gemeinschaft"。他认为社区是一种由具有共同价值观念的同质人口所组成的关系亲密、守望相助、富有人情味的社会关系的社会团体。由此,社区引起学了术界的广泛关注。美国的查尔斯·罗密斯(C. P. Loonis)将滕尼斯的著作翻译成英文,即 *Community and Society*。该观点传入中国后,许多人将"Community"和"Society"都翻译为"社会",直到1935年,费孝通和几个燕京大学的同学经过认真研究,将"社"与"区"相互联系,提出了中文的"社区"一词[1],首次将"Community"译为了中文的"社区"。费孝通认为社区是指若干社会群体或社会组织聚集在某一地域所形成的一个在生活上相互关联的大集体[2]。2000年,我国民政部在《关于在全国推进城市社区建设的意见》中,将社区定义为聚居在一定地域范围内的人们所组成的社

---

[1] 田毅鹏. 完整社区建设何以凸显城市的"人民性"[J]. 探索与争鸣, 2023(12): 20-23+192.
[2] 杨敏, 钟俊平. 共享发展理念视野下的新时代社区文化建设[J]. 理论月刊, 2019, (04): 134.

会生活共同体。[1]

社区的组成有以下几个基本要素：第一，人群。一定数量的人口是构成社区的第一要素，人口的数量规模、密度、文化素质等影响着社区的发展。第二，地域。地域要素是各种地理条件的综合，是社区存在和发展的基本自然环境前提，不仅可以为社区成员提供活动场所和部分生产生活资源，而且会影响到社区的总体发展水平。第三，生活服务设施。社区是居民们参与社会生活的基本场所，而人们参与和开展社会活动需要依赖一定的设施，包括通信设施、交通设施、医疗卫生设施、文化设施等，这些设施的数量、规模和完善程度是衡量社区发展水平的重要指标。第四，文化。这包括价值观念、风俗习惯、行为规范等，相对共同的文化背景是人们选择聚居、产生社会联系的基础，而且社区成员们在长时间的共同生活中所逐渐形成的各具特色的社区文化是社区认同感、归属感和凝聚力的重要影响因素。第五，组织机构。社区作为一定地域范围内的社会生活共同体，需要有组织、有秩序地进行发展，而这就需要相对独立的组织机构来对其进行管理，包括解决人际纠纷、维持环境卫生等，以保障社区居民生产生活的正常进行。

关于城镇社区的界定，学术界存在不同的观点。第一种观点认为城镇社区介于城市社区和农村社区之间。王东博、尹正、王慧君认为城镇社区作为乡头城尾，其内部的经济结构和居民构成都呈现出比农村社区更加复杂的倾向[2]。刘俊洁、甘珍认为城镇社区是介于城市与农村之间的一种存在形态，在地理位置上与农村社区更加接近，在生活方式上又更多地以城市为标准[3]。杭斌认为城镇社区是指介于城市和乡村之间的、居民不是主要从事农业生产劳动并且人口达到一定规模的社区[4]。第二种观点认为城镇社区与农村社区相对，范围广泛。姜璐、丁博文鹏、周学伟认为城镇社区可以指街道办事处辖区社区，也可以指居委会辖区社区，它是构成城镇的基本单元，是政府实施社会管理的基本单元和主要依托[5]。还有一些人以行政区划为标准，将县级以下的社区统称为农村社区[6]，而农村社区范围之外的则是城镇社区。第三种观点认为城镇社区属于农村社区。赵秀玲认为通过以下四个方面：第一个是农村社区和城镇社区的起源，第二个是城镇社区和农村社区的互动关系，第三个是农村社区与城市社区的特点比较，第四个是农村社区发展形势，综合得出城

---

[1] 光明网.民政部关于在全国推进城市社区建设的意见[EB/OL].（2000-12-13）[2022-12-05]https：//www.gmw.cn/01gmrb/2000－12/13/GB/12%5E18633%5E0%5EGMA1－109.htm

[2] 王东博，尹正，王慧君，等.浙江省城镇社区居家老年人智慧健康养老服务需求现状研究[J].中国卫生统计，2023，40(04)：522－525.

[3] 刘俊洁，甘珍.我国城镇社区体育公共服务发展困境及其优化路径[J].经济研究导刊，2023，(10)：29－31.

[4] 杭斌.网格化管理在新型农村社区思想政治工作中的价值与实践[J].农村·农业·农民（A版），2023，(05)：36－38.

[5] 姜璐，丁博文鹏，周学伟，等.青海高原西宁城镇社区家庭能耗直接碳排放研究[J].地理科学，2023，43(01)：119－129.

[6] 赵秀玲.城镇化进程中的农村社区重塑[J].东北师大学报（哲学社会科学版），2020，(01)：1－10.

镇社区应该属于农村社区范畴的结论。2022年3月，国家发展改革委会印发《2022年新型城镇化和城乡融合发展重点任务》，其中指出，推进以县城为重要载体的城镇化建设，持续优化城镇化空间布局和形态。从历史角度来看，县城通常是伴随着商业发展、人口集聚而逐渐兴起的，当前以工业、商业为主要产业，居民构成以非农业人口为主。经过多年的发展，县城在政治、经济、社会等多个领域都取得了很大的进步，已经成为中国城镇体系的重要组成部分。数据显示，2021年底，中国城镇常住人口为9.1亿人，其中，1 472个县的县城常住人口为1.6亿人左右，394个县级市的城区常住人口为0.9亿人左右，县城及县级市城区人口占全国城镇常住人口的比例接近30%[①]。

综合学术界观点和中国城镇化发展实践，本书所研究的城镇社区是一个广义范围概念，是指聚居在县级及以上地域范围内的人们所组成的社会生活共同体。与农村社区相比，它一般具有人口密度较高、非农产业人口居多、以非农产业为主、生活方式多元化、文化包容性较强等特点。

(二)城镇社区的特点

与农村社区相比较，城镇社区具有以下几个方面的特点。

第一，人口特征。城镇社区的人口数量比较多，人口密度高。数据显示，截至2023年末全国人口(包括31个省、自治区、直辖市和现役军人的人口，不包括居住在31个省、自治区、直辖市的港澳台居民和外籍人员)140 967万人。从城乡构成看，城镇常住人口93 267万人，比上年末增加1 196万人；乡村常住人口47 700万人，减少1 404万人；城镇人口占全国人口的比重(城镇化率)为66.16%，比上年末提高0.94个百分点[②]。人口城镇化的速度不断加快。当前我国一共有21个城市的市域人口密度超过1 000人/平方公里，其中深圳市超过了7 000人/平方公里。由于城镇人口越来越多，城镇社区的人口也呈现出异质性、流动性强的特点。2020年我国的流动人口为3.76亿，主要是向沿江地区、沿海地区和内地城区进行集聚，再加上近年来我国的国际影响力不断扩大，许多外国人选择来到中国留学、定居等，都使得城镇社区的人口构成多元化。

第二，经济特征。城镇社区的第二产业、第三产业比较发达，为国家的国内生产总值(GDP)增长作出了重要贡献。

第三，职业特征。城镇社区居民以从事工商业、服务业为主，职业种类众多，或从事国际贸易，或从事文化娱乐，或从事家政服务，或从事留学教育培训等，高度的社会化分工让城镇社区的职业机会大大增多，人们的职业发展机遇多元化、多样化。

---

① 人民网.推进以县城为重要载体的城镇化建设——访国家发展改革委规划司有关负责人[EB/OL].(2022-05-07)[2022-12-07]http：//politics.people.com.cn/n1/2022/0507/c1001-3241

② 中国新闻网.国家统计局：2023年末中国城镇常住人口超9.3亿人[EB/OL].(2024-01-17)[2022-12-06].https：//www.thepaper.cn/newsDetail_forward_26040214

第四，政治特征。城镇社区的社会组织体系相对完善，法律法规执行严格，人们尊法、学法、守法、用法的程度更高，而且政治活动比较集中，居民的政治参与程度相对更高。

第五，文化特征。城镇社区的文化包容度相对更强，不同的语言、不同的生活方式等在城镇社区中常常同时存在，它们在长期的发展过程中相互影响、相互融合，最终形成各具特色的社区文化，对社区成员形成一种"软约束"。

第六，互动特征。城镇社区中人口的异质性强，血缘、亲缘关系弱化，社区居民们大多数情况下是以社区公共事务为中心进行互动交流，情感交流有所减少，人际交往范围拓宽且次数频繁，人际互动趋向理性化、功利化。

二、治理

（一）治理的内涵

按照全球治理委员会在1995年发布的《我们的全球伙伴关系》中的定义，治理是各种公共的或私人的个人和机构管理其共同事务的诸多方式的总和，它是使相互冲突的利益或不同的利益得以调和并且采取联合行动的持续的过程。根据该定义，治理的实现至少需要三个条件：一是主体必须多元化，个人、政府、非营利组织、企业等都可以是治理主体；二是联合行动，也就是多元治理主体共同参与公共事务管理的持续、动态的过程；三是相互冲突或者不同的利益可以得到调和。[①]

在治理理论中，治理主体除了包括政府，也包括公民个体、非营利组织、企业、私人组织等，并且注重除政府之外的其他治理主体的参与程度和所发挥的作用。治理客体是一个宏观概念，涉及社会生活的方方面面，但是治理对象的广泛性与传统统治模式下政府"大包大揽"、控制社会各个方面的情形发生了根本变化。在治理视域下，需要严格按照各个领域的界限划分，不同的治理主体对应不同的治理客体，各自发挥各自的作用。治理的方式手段由于主体的多元化和客体的复杂性而呈现出多样化特点。不同的治理主体采取的治理方式可能存在较大差别，同一治理主体在面对不同的治理客体时采取的方式也会有所不同，需要按照具体问题具体分析的原则来进行治理，才能做到有效治理。治理目标指在不同的制度关系中运用权力去引导、控制和规范公众的活动行为，以期最大限度地增进公共利益。

（二）"善治"的内涵

"善治"是治理的最高境界，这一词语的英文"good governance"可以直接翻译为"良好的治理"。在融入善治理念的制度架构中，民主、参与、公开和透明是推进政府事务开展

---

① 全球治理委员会.我们的全球伙伴关系[R].牛津：牛津大学出版社，1995：23.

和进行社会管理的必要先决条件，依法、公平、公正是行政组织及其工作人员的行为准则和价值目标，知情权、参与权、选择权和监督权是普通民众天然的、现实的法定权利，政府及其工作人员与普通民众之间的关系是相互尊重、相互信赖和相互制约的。

善治涉及高效率的公共服务、独立的司法体制、完善的法律体系、所有层次的政府都要遵守法律、尊重人权多元化的制度结构以及出版自由。有学者认为善治可以分为三个组成部分，包括系统意义的、政治意义的和行政管理意义的。系统意义上的治理比政府管理的范围要更加广泛，包括所有内部和外部政治经济权力的分配；政治意义上的治理在用法上指的是一个国家从民主许可机制中获得合法性和权威；行政管理意义上的治理在用法上指的是一种高效、开放、负责并且可以被审计监督的公共服务体系，它拥有一支有政治才干的官僚队伍，这些政治人才能够制定和执行合理的政策，管理所有现存的公共部门。同时，为了实现公共服务的高效率目标，世界银行主张鼓励竞争、引入市场机制、精简人员、改革公务员制度、引入预算规则、分散公共行政权力和充分利用非政府组织等。善治理论反映了人类追求政府效能的要求和人类追求民主生活方式的要求，两者较为和谐地共存于治理之中。包括多中心化、委托代理行为经常化、公私合作等民主化要求，成为善治视野下追求公共产品供给高效能的有效手段和工具。

因此，从本质上来说善治是一种使公共事务所覆盖的公共利益最大化的社会管理过程，其最大的特点在于强调政府和社会等多元主体共同治理公共事务。它将私人部门的管理理念与公共部门的管理观念相结合，既注重将市场的激励机制和私人部门的管理手段引入政府公共部门，又重视社会组织的发展，强调非市场力量的凝聚，着重关注社会合意性、倡导民主价值以及致力于国家与社会关系的调适，强调政府应该实行"社会共治"，充分发挥各方主体的治理积极性。因此，融合善治的治理理论既强调服务效率的提高，也重视服务行为的公平公正性，表现出了对管理主义和民主理念的双重关注。

(三)治理的主要特征

在治理主体上，从一元走向多元。政府在传统公共管理中是唯一的治理主体，是独一无二的治理权威，而治理理论则主张除了政府之外市场、社会、公众等行为体也要参与到公共事务过程中，从而形成多元主体互联互通、积极合作与协商的治理网络。

在治理理念上，从统治走向治理。以前处公共事务，主要是运用统治理念，具体表现为命令式的强制性服从，而治理主张各方主体都有话语权，可以就公共事务自由表达不同观点，倡导在公共事务管理中突出平等、合作、协商、互动的理念。

在治理结构上，从垂直形态走向扁平形态。传统公共事务管理依赖科层制的垂直结构，在这种垂直结构形态中，层次等级制度鲜明，权力的运行严格遵循自上而下原则，不仅内部缺乏沟通与协调，而且外部也缺乏与公众的互动，总体治理效率比较低。而治理理论倡导对市场、企业、非政府组织、公民等组织和个体以去中心化的方式进行授权，将其纳入治理结构网络之中，同时借助互联网、云计算、大数据等现代科技，形成相对扁平化的治理结构，增强各方的交流沟通、提高公共治理效能。

在公共供给机制上，从垄断走向竞争。提供公共产品和公共服务是公共事务管理的核心任务。在传统公共事务管理过程中，政府垄断了公共产品和公共服务的供给，但由于缺乏其他主体的竞争，容易产生生产效率低下等问题。治理理论强调多元主体共同参与，打破了政府在公共供给方面的垄断地位，鼓励政府通过服务外包、特许经营、放松管制、出售等方式允许多方主体参与公共供给，增强公平性、竞争性，有利于提高政府在公共产品供给上的效率和回应性。

三、社区治理

(一)社区治理的内涵

社区治理是指在社区范围内，政府、社区组织、居民等多元治理主体基于公共利益和社区认同，协调合作，组成社区治理互动网络，有效供给社区公共物品，满足社区需求，共同管理社区公共事务，优化社区秩序的过程与机制[①]。社区治理是治理理论在社区层面的应用，致力于提高社区事务的处理效率，促进社区创新实践的发展，满足社区居民的公共利益需求。社区治理是指政府与非政府部门、辖区单位、社区组织、社区居民等，以社区为平台，共同参与社区的公共事务，相互博弈、合作、妥协、消除分歧，以求社区资源得到最大合理化配置，从而满足社区居民的需求、促进社区发展的过程。社区治理的核心是对社区的公共事务进行治理的过程中各类组织之间的权利关系结构。社区治理模式即社区治理体系中组织结构、职权划分、运行机制的总和。治理主体的组织结构包括政府组织、社区组织、其他社会组织；职权划分指的是政府组织、社区组织、其他社会组织之间管理职责与权限的划分；治理机制是指社区公共事务管理的运作方式。治理组织、治理对象、治理机制形成社区治理模式的基本要素。

社区治理主体是指参与社区治理的个体和组织。对于社区来说，最基本的构成要素是人，因此在管理与社区居民切身利益相关的社区公共事务过程中，必须有居民的积极参与。社区居民是社区治理的主体之一。除了居民之外，社区所辖范围内的社区党政组织、社区社会组织、居民委员会、业主委员会等社区组织也是社区治理主体。社区治理需要有多元化主体的参与，有利于公共资源的优化配置，满足社区居民和社区发展的切实需求。社区治理客体即社区管理与服务的对象。从广义角度出发，只要是与社区有关的人、事、物、环境、卫生、社会关系等都是社区治理客体。社区治理的目标则包含居民自治（参

---

① 张勇，张珺.新型社区理论读本：中国人的新型生活共同体[M].广州：暨南大学出版社，2014.

与)、服务完善、管理有序、和谐幸福等重要内容[①]。

(二)社区治理的主要特征

主体多元化。社区治理强调多元主体的积极参与，参与者既可以是社区居民个体，也可以是社区内的各种组织。其旨在发展居民、政府和社区组织等各主体之间的多元协作与伙伴关系，形成稳定有力的信任基础，优化社会资源配置，达到社区公共利益的最大化。

目标过程化。社区治理不仅要解决社区存在的环境杂乱、邻里矛盾纠纷等问题，完成具体明确的基层公共事务任务，达到任务目标。而且还要通过培育社区治理的基本要素，包括动员居民积极主动参与社区公共事务，培育完善社区组织体系，确立一系列正式的制度规范和非正式的制度规范，建立不同社区治理主体的互动机制等，逐步完成过程目标。

内容扩大化。随着经济社会的发展进步，社区治理的重要性愈发凸显，其所承担的内容日益扩大。当前，社区治理的内容涉及社区居民社会生活的多个方面，包括社区环境治理、社区文化治理、社区社会保障与福利、公共卫生治理等，每一项都关系到各成员的切身利益。当社会继续前进、获得新的发展，人们的社会生活产生新变化时，社区治理的内容也应进行及时适度的调整，不断扩大治理内容范围，以满足社区成员的公共利益需求，增强社区凝聚力。

社区治理是多维度、上下互动的过程。社区治理有别于管理，它并不是通过自上而下式地发布强制命令要求以及制定执行政策等来达到预期目标，而是通过政府、社会组织、社区居民等多元主体协商合作、协同互动等来建立对社区发展目标的共同认知，进而依靠人们内心的接纳和认同来采取共同行动，联合起来对社区公共事务进行良好治理。治理主体的认可和同意是社区治理的重要支撑，各主体之间多元互动有利于社区治理效率的提高。

(三)社区治理的功能

社区治理是当代公民社会的崛起、政治文明进步的产物，具有鲜明的时代特征。发展社区治理有利于唤醒居民自治意识，促进人的全面发展；有利于优化国家治理结构，推进国家治理体系和治理能力现代化。

管理功能。治理理念下的社区管理功能与传统社区管理功能存在差别。传统意义上的社区管理功能主要体现行政权力的行使，较多采取强制性措施，管理模式僵化，在社区公共事务管理过程中容易引发矛盾甚至激化矛盾。而融入治理理念的社区所拥有的管理功能是治理中的管理，重点突出依法有效约束社区公共事务和社区居民，这种管理是刚性管制和柔性管制的结合。国家制定的法律法规和社区共同体内部成员制定的行为规范都是管理依据，同时社区治理的管理功能发挥实效是其他各方面功能实现的前提，也是社区建设发

---

① 袁超越. 城市社区治理共同体的主体协同与效能提升[J]. 学习与实践，2024(06)：72-82.

展和基层社会稳定的基础保障。

自治功能。《中华人民共和国宪法》第一百一十一条规定，居民委员会或村民委员会是基层群众性自治组织。这就赋予了社区群众自治的场域。因此，自治功能是社区治理的重要功能之一，即完善社区居民自我管理、自我教育、自我服务的功能。社区居民参与社区公共事务的治理，是社区群众表达民主诉求的重要渠道，也是社区居民进行民主协商、民主决策、民主监督的重要途径。通过参与社区治理，引导社区居民依法有序行使民主权利，带动社区多元主体相互之间形成平等、尊重、友爱、信任的关系网络，从而建构和谐稳定的社区公共生活秩序。

服务功能。随着"单位制"解体以及经济社会的飞速发展，社区居民的物质、文化和精神需求呈现出多样化和多层次的特征，需要社区治理主体提供更加充足、优质的公共服务。为了更好地满足社区居民的多样化需求，社区可吸纳更专业的组织和团体加入社区服务过程中，面向不同人群形成多种服务体系，例如社区内的学校、医院、物业公司、家政服务公司、政务服务中心、十五分钟生活圈等，都在为社区居民的学习、就业、消费等提供所必需的服务。丰富的社区服务，不仅能为居民提供优美、舒适的生活环境，更能不断激励社区服务质量的提升，从而促进社区治理功能的健全。

社会治理功能。社区是社会的基础组成单元，因而社区治理是社会治理的基层场域，在整个社会治理体系中占据着非常重要的位置。社区治理现代化的实现与否直接关系到社会治理现代化乃至国家治理现代化的实现。在社区治理的过程中，政府组织通过号召社会组织、市场组织、自治组织和社区居民个人共同参与对基层社会问题和矛盾纠纷的协同治理，增强了国家治理权力在基层社会的渗透力和控制力，有利于稳定基层社会的秩序，实现良善的社会治理局面。

第二节 社区公共卫生治理体系

一、公共卫生

(一)公共卫生的概念

"公共卫生"由英语"public health"一词翻译而来。最早的公共卫生定义可以追溯到1920年,美国公共卫生领袖人物查尔斯·温斯洛(Charles-Edward A. Winslow)提出的公共卫生概念。他认为公共卫生是"通过有组织的社区努力来预防疾病、延长寿命、促进健康的科学和艺术。有组织的社区努力包括改善环境卫生,控制传染病,教育每个人注意个人卫生,组织医护人员为疾病的早期诊断和预防性治疗提供服务,建立社会机构来确保社区中的每个人都能达到适于保持健康的生活标准。组织这些效益的目的是使每个公民都能实现其与生俱有的健康和长寿权利"[1]。2003年7月28日,在抗击"非典"疫情取得阶段性胜利之后,国务院副总理兼卫生部部长吴仪在全国卫生工作会议上首次提出了中国的公共卫生定义:公共卫生就是组织社会共同努力,改善环境卫生条件,预防控制传染病和其他疾病流行,培养良好卫生习惯和文明生活方式,提供医疗卫生服务,达到预防疾病,促进人民身体健康的目的[2]。因此,建设公共卫生需要政府、社会、团体和民众的广泛参与,其中,政府需要积极承担包括制定相关法律法规和政策促进公共卫生事业发展等在内的五大责任。2009年10月,在中华医学会第一次全国公共卫生学学术会议中,曾光和黄建始提出公共卫生的定义为"公共卫生是通过国家和社会共同努力,预防和控制疾病与伤残,改善与健康相关的自然和社会环境,提供基本医疗卫生服务,培养公众健康素养,创建人人享有健康的社会的一项公共事业",其宗旨为保障和促进公众健康[3]。

因此,公共卫生是指国家、社会各界和广大民众在预防控制疾病与伤残、改善与保护自然生存环境卫生、提升健康素养、提供基本的医疗卫生服务等方面共同努力,使卫生资源得到公平、高效以及合理的配置,人人都能享有健康。

---

[1] 黄国武.中国医疗保障、公共卫生和医疗服务耦合协调研究:精准画像与发展路径[J].社会保障评论,2024,8(03):13-25.

[2] 刘姝怿,张洋.高校公共卫生应急事件中学生管理制度建设与完善——评《守土育人:重大公共卫生事件中的高校学生工作》[J].中国安全科学学报,2023,33(08):233-234.

[3] 曾光,黄建始.探讨公共卫生的定义与宗旨[A].中华医学会卫生学分会.中华医学会第一届全国公共卫生学术会议暨第四届中国现场流行病学培训项目汇编[C].中华医学会卫生学分会:中华医学会,2009:5.

(二)公共卫生的基本属性和特征

公共卫生的基本属性主要有三点：第一，公共性。公共性主要包括：在伦理价值层面上，必须体现公共部门活动的公正与正义；在公共部门运作过程中，应当体现为公开与参与；在利益价值取向上，表明公共利益是公共部门一切活动的最终目的，必须克服私人或部门利益的缺陷。公共卫生最本质的属性就是公共性，它也是公共卫生其他属性的决定性基础，它决定了公共卫生目标的群体性和公共卫生关注公众健康共同利益活动的性质，强调了公共卫生对公平与正义的追求，也决定了公共卫生中政府的责任以及社会公众参与的重要性。公共性是政府制定主要公共卫生政策时选择决策的基点。第二，公平性。即全体居民都有同等的权利、机会来获得公共卫生保障。在社区居民之中，不论年龄、种族、性别、职业、收入，都能平等地接受公共卫生保障，合理合法地维护自己的健康权。第三，公益性。即对社会各界和广大公众的有益性。增加公共卫生产品的供给与服务，改善与公众健康相关的自然与社会环境卫生条件，提高社会整体卫生质量，有益于保障和促进公众身心健康，普遍增加社会公众福利，打造健康宜居生存空间，维持人类社会可持续发展。

公共卫生主要具备以下几个方面的基本特征。

1. 公共卫生强调预防第一。预防第一是公共卫生的一项重要指导原则，主要是指在危害居民健康的事件发生之前，就采取一系列措施与行动来减少事件发生的可能性，或者将该类事件所产生的危害和损失降至最低，最大程度促进和保障全体居民的身心健康。无论是从成本角度，还是从健康受益效果来看，预防都是首要的选择。

2. 公共卫生的实施注重团结合作。公共卫生所涉及的领域广泛，涵盖了心理、营养、环境、职业等诸多领域，在具体实施过程中需要政府领导、社会各界和广大居民的积极参与，以及专业公共卫生人才队伍的技术支持。只有各行各业的人们团结一致、积极配合，才能更好地实现公共卫生目标，创建健康社会。

3. 公共卫生的对象是群体。公共卫生作为公共产品，不会排除社会公众对该产品的同时使用，也不会因为某一个人对公共卫生产品的消费而减少其他人对该产品的消费，其受众对象是全体社会成员而不是单个成员，是群体而不是个体。

4. 公共卫生的目标是促进居民健康，延长居民期望寿命。公共卫生与医疗存在本质差别，它通过事前预防让人们在日常生活中养成良好的行为习惯，增强自身以及社会环境对于细菌病毒等的免疫能力，帮助居民保持健康状态，相对延长存活时间。

5. 公共卫生具有科学性。公共卫生事关全体人类的生命安全和健康安全，必须在科学原则基础之上进行，不能掺杂似是而非的内容和结论。公共卫生追求真实、追求科学，努力让全体社会成员接受正确的卫生观念引导，从而达到健康状态。

6、公共卫生具有动态性。随着人类疾病谱的变化、医学模式的发展以及价值观的演化，公共卫生的内涵与外延会相应发生变化，不断随之深化和拓展。例如，在20世纪，人类实施公共卫生主要是为了应对传染病的侵袭，后来又增加了防治慢性病、职业病等。当今时代，经济社会发展快速，科学技术发展日新月异，居民的卫生健康需求也越来越多样化，因此，公共卫生的范围和内容也应适时地进行拓展与转变，以符合时代发展要求。

(三)公共卫生的功能

功能是对事物或者方法所发挥作用的描述，是效能、责任等的统一体。公共卫生功能指国家在担负主要卫生责任下不可或缺的一系列措施与行动，即通过集体行动改善、促进、保护全体社会成员健康，是实现公共卫生目标的根本。

世界卫生组织(World Health Organization)确定的基本公共卫生功能框架包括：(1)健康环境监测；(2)传染性疾病和非传染性疾病的预防、监测和控制；(3)健康促进；(4)公共卫生立法和管理；(5)保证卫生政策、规划的管理和实行；(6)对弱势群体和高危群体的个人卫生服务；(7)公共卫生和卫生系统研究；(8)职业卫生；(9)环境保护；(10)特定公共卫生服务；(11)保持与政治家、其他部门和社区在支持健康和公共卫生促进中的联系。

美国医学研究所(Institute of Medicine)将公共卫生功能确定为：(1)健康状况监测；(2)诊断并调查危险因素和健康因素；(3)就健康相关问题告知、教育并授权公众；(4)动员社会力量识别并解决健康问题；(5)制定公共卫生政策和法规，以支持个人和社区为健康所做的工作；(6)确保人们能获得所需要的健康服务；(7)保证有相应资质的公共卫生和个人医疗服务工作人员；(8)加强法律规章建设以保护健康、确保安全；(9)对个人和人群卫生服务进行效率、可及性和质量评价工作；(10)研究有关卫生问题的创新性解决方案。

英国卫生部将公共卫生功能描述为10项：(1)健康状况监测、监督和分析；(2)传染病等疾病和健康危险因素检测；(3)建立、设计和管理健康促进和疾病预防项目；(4)使居民和社区能够有权利促进健康、减少不平等；(5)建立和维护政府间和部门间的合作，提高健康素质、减少不平等；(6)保障健康促进和法律法规一致；(7)发展和维持受过良好教育和培训、具有多学科背景的公共卫生服务队伍；(8)保证国家卫生系统(NHS)服务绩效，并与提高健康、预防疾病和减少不平等的目标一致；(9)研究、发展、评价和创新卫生解决方案；(10)保证公共卫生服务功能质量。

我国学者龚向光(2003)认为公共卫生功能应当包括以下九个方面：(1)健康监测和分析；(2)对疾病暴发流行和突发公共卫生事件的调查处理；(3)建立并管理或实施疾病预防和健康促进项目；(4)提高公共卫生服务质量和效率；(5)制定公共卫生法律法规，加强公共卫生执法；(6)增强社区的公共卫生意识；(7)建立和维持各级政府间、部门间和卫生部门内部的合作；(8)发展和维持一支受过良好教育的专业队伍；(9)相关公共卫生政策的创新性研究。[①]

---

① 黄锦玲，曾志嵘. 我国城市社区卫生服务政策演进逻辑及走向研究[J]. 中国全科医学，2023，26(34)：4239-4245.

(四)我国公共卫生发展历程

从远古时期到春秋时期,古人就开始针对自然界各种有害因素对人体的侵袭,采取了建造房屋、疏通水渠用火将饭做熟、勤洗手脸、沐浴、漱口等预防措施,虽然这些举措比较原始落后,但是在一定程度上显示出预防观念已经萌芽。先秦典籍《庄子·庚桑楚》最早对"卫生"一词进行了记载,此处的"卫生"主要是指养生和保护生命。从战国时期到晋隋时期,人们开始由单纯针对自然界的各种异常现象进行预防,逐步发展到对生物体从生理、病理、心理、社会等多方面采取防病措施;由被动防病逐步发展到主动预防,同时不断改进应用方法,如汉代用硫黄等熏蒸房屋和衣物以杀灭蚊蝇;不仅注重实践,而且开始进行理论阐述。唐宋时期到明清时期,预防学得到进一步发展,人们对瘟疫的认知和预防瘟疫的方法更加深入,发明了人痘接种术,重视劳动保护注意避免职业病的发生,以及积极推广养生健身预防疾病。

远在世界另一端的西欧,商业革命、工业革命在带来巨大经济发展的同时也造成了严重的卫生问题,如工人居住环境恶劣、城市饮水排污设施不完备、食品药品低劣掺假、工人普遍患有职业病身体素质极差、霍乱等传染性疾病肆虐等。19世纪40年代,《大不列颠劳动人口卫生状况调查报告》在英国发表,报告中全面分析了工人阶级所产生的疾病与缺乏饮水、排污、有效的垃圾清除、街道恶劣的居住环境有关,若国家采取措施改善卫生状况,完全可以预防大规模疾病的流行,提高城镇居民人均寿命,进而大大减少国家在治疗疾病和救济贫困等方面的支出[①]。该调查报告在很大程度上改变了社会公众对公共卫生的认知,极大推动了英国国会审议通过1848年《公共卫生法》——这是人类历史上第一部公共卫生法,在公共卫生发展史中具有重要地位和深远影响。1850年,伦敦流行病学协会成立,标志着现代流行病学诞生。1853年英国国会通过《疫苗接种法》,开创了英国以及人类历史上以公共卫生名义强制全民接种疫苗的先例。截至19世纪末,美国、欧洲国家已经普遍开展公共卫生改良运动,并且取得了一定的成效。这些国家的卫生发展经验在19世纪40年代中国被迫打开国门后不断传入,在很大程度上影响了近代中国公共卫生事业的发展。1905年,清政府为了挽救危局施行新政,在巡警部内设立了卫生科。1910年,东北暴发鼠疫,造成大面积的人员伤亡。危急情况之下,伍连德临危受命深入疫区抗击疫情,通过运用近代公共卫生的理论和方法最终战胜了这场百年不遇的大瘟疫,增强了社会各界对公共卫生的信任,使公共卫生在近代中国有了发展的基础。1919年3月,北洋政府成立中央防疫处,这是我国历史上第一个国家卫生防疫研究专门机构。1925年,美国人兰安生建立了北京第一卫生事务所,开展以社区为单位的城市卫生工作,包括卫生教育、

---

① 手机搜狐网公共卫生事业的起源[EB/OL].(2020-04-01)[2023-01-09]. https://www.sohu.com/a/384916283_795648.

预防接种、妇婴卫生等工作，开创了中国社区公共卫生的先河，为近代中国城市公共卫生的发展提供了示范蓝本[1]。1928年，国民政府将原内政部卫生司升格为卫生部，并制定《全国卫生行政系统大纲》，规定各地政府要设立相应的卫生行政机构，凸显卫生行政的重要性，之后中国积极收回了开放口岸的检疫权，并作为主权国家加入了检疫体制[2]。1929年到1937年，由晏阳初领导的平民教育促进会和北京协和医学院部分师生在河北省定县开展了乡村建设运动，自上而下地创建运行了适应农村环境、防治结合的县、区、村三级卫生服务网络[3]。中国共产党也十分关心公共卫生事业的发展。创立革命军队和根据地初期就开始建设初级卫生医院和卫生组织机构，培养各级各类卫生人才。1931年到1934年，党和政府陆续颁布了《中华苏维埃共和国劳动法》《强固阶级战争的力量实行防疫的卫生运动》《苏维埃区暂行防疫条例》等有关卫生防疫方面的法规、纲要、条例十多部，有力推进了卫生防疫运动的开展[4]。1948年，陕甘宁边区政府颁布《陕甘宁边区政府关于开展1949年防疫工作的指示》，其中提出要建立健全各级卫生工作组织机构，逐步设立县卫生所进行卫生防疫的具体工作，这为新中国成立之后的公共卫生事业发展奠定了基础。

本书以新中国成立为界限将中国公共卫生发展历程大致分为新中国成立前的发展历程和新中国成立后的发展历程。由于新中国成立以来特别是改革开放以来，国家对公共卫生的重视程度越来越高，公共卫生在国家经济社会发展中所起的作用也越来越重要，呈现出明显的阶段性特征，具体可以分为改革开放前、1978—2002年、2003—2012年、2013年以来共四个阶段。

1. 新中国成立后的公共卫生发展历程

纵观新中国成立以来公共卫生事业70多年的发展历程，其正在从以传染病防治为主迈向为人民群众提供全生命周期的卫生与健康服务方向发展。

(1) 1949—1978年

新中国成立初期，我国的公共卫生发展基础十分薄弱，传染病、寄生虫病、地方病等严重危害人民群众的生命安全和健康安全，不利于国家各项发展任务的展开。为尽快改变公共卫生的落后面貌，国家采取了一系列措施。1950年，第一届全国卫生工作会议在北京召开，此次会议确立了"面向工农兵""预防为主""团结中西医"三大卫生基本方针。1952年召开的第二届全国卫生工作会议又提出了"卫生工作与群众运动相结合"的工作方针，自此，"面向工农兵""预防为主""团结中西医""卫生工作与群众运动相结合"四大卫生工作方

---

[1] 王昊.近代中国公共卫生学科的创立与发展[J].医学与哲学，2024，45(05)：69-73.
[2] 谭小伟.再识"卫生"：基于中国卫生史研究的思考[J].医疗社会史研究，2020，5(02)：149-165+238.
[3] 葛珊，宣朝庆.乡村卫生组织在地化的调适——从定县实验到华西卫生实验[J].开放时代，2023，(02)：109-125+8.
[4] 郭建军，荣湘江.体卫融合构建中国特色公共卫生服务体系[J].中国预防医学杂志，2023，24(01)：4-6.

针正式形成。这些卫生工作方针的提出为新中国公共卫生事业的发展指明了方向。其中最为关键的是"预防为主"方针,围绕着"预防为主",政府自上而下地建立起了全国范围内的卫生防疫体系,省、市、县逐级建设卫生防疫站,大力开展爱国卫生运动,医疗应急司的统一领导下,开展急慢性传染病防治、重视环境卫生、食品卫生、学校卫生、放射卫生和劳动职业卫生等卫生工作,还建立了流行病学研究所、中央结核病研究所等科研机构。

中国是农业大国,改革开放前农村人口远远多于城市人口,而农村人口由于文化水平低、农村基础设施薄弱等原因所面临的公共卫生问题更为严重和集中。因此,国家很重视农村的公共卫生工作,开展了包括县、乡、村三级医疗卫生机构在内的三级卫生网建设,承担了县域内预防保健、卫生监督、健康教育等任务,不断增强基层医疗卫生服务供给能力,培育了一批坚守基层的乡村医生队伍,这些都为我国农村公共卫生事业的发展作出了巨大贡献。

在这个时期我国的公共卫生事业发展取得了一定的成效,有力保障了在脆弱经济基础之上能有更多的人民群众可以享受到公共卫生服务,降低疾病侵害风险。

(2)1978—2002年

1978年12月,党的十一届三中全会召开,会议作出了实行改革开放的伟大决策,指出要将党的工作重心转移到经济建设上来。这次会议的召开实现了新中国成立以来的伟大历史转折,开启了中国改革开放历史新时期。此时中国的经济发生转型,开始由计划经济体制转型为市场经济体制,而这也影响到了公共卫生事业发展的方向。1979年1月,时任卫生部部长钱信忠农村合作医疗制度50年代就有的,赤脚医生制度提出要运用经济手段来管理卫生事业。中国的公共卫生事业正在发生方向性转变。

1985年,国务院将卫生部《关于卫生改革工作若干政策问题的报告》批转全国,标志着医疗卫生体制逐步向市场化迈进。全国的卫生防疫机构放开了卫生检验、药品审批、药品检验、体检等服务收费,并通过卫生服务收费增加公共卫生的服务内容,不断扩大卫生服务范围,从市场上获得广泛资金来源以弥补财政保障的不足[①]。1992年,党的十四大正式确立建立社会主义市场经济体制的改革目标,新一轮改革浪潮被掀起。为了顺应社会的改革发展浪潮,医疗卫生领域深入探索能够适应社会主义市场经济环境的卫生体制,医疗机构在"以工助医""以副补主"等方面不断取得新成绩,公共卫生的市场化也进一步加快。然而,向市场化方向转变的公共卫生事业并没有收获预期目标,逐步被市场化改革势头迅猛的医疗机构所压制,大量公共卫生人才流向医院从事医疗工作,政府的财政投入减少,再加上公共卫生项目本身就缺少盈利点、运行周期长,许多基层医疗卫生机构入不敷出,

---

① 高传胜.健康中国背景下公共卫生与医疗服务协同发展和治理研究[J].社会科学辑刊,2022,(06):136-146.

开展公共卫生服务项目的经费也不充足。在这样的环境条件下，无论是机构还是医生都开始寻求转投医疗服务方向，开始重视治病而不是预防疾病，公共卫生的公益性受到了严重冲击。

2001年，原卫生部印发《关于疾病预防控制体制改革的指导意见》，明确指出疾病预防控制机构是公益事业单位，应当适应社会经济发展要求和医学模式转变，为广大人民群众的健康服务，为社会主义现代化建设服务。2002年1月，在中国预防医学科学院、中国健康教育研究所等相关单位基础之上组建成立了中国疾病预防控制中心（CDC）（现中国健康教育中心），并且推进国家、省、市、县四级疾病预防控制中心为主体的疾病预防控制体系建设，赋予各级疾病预防控制机构慢性病调查、社区管理、妇幼保健、营养健康、老龄健康等新职能。然而，在公共卫生市场化的大背景下，国家对疾病预防控制体系建设的支持力度有限，"重医轻防"观念深入人心，"预防为主"的卫生工作方针发生了严重偏离，公共卫生的公平性和公益性受到损害。

(3) 2003—2012年

2002年12月到2003年7月，SARS疫情暴发。面对发生突然、传播速度快的传染病疫情，我国在疾病防控信息收集、疫情通报、应急处置等多个方面都出现了不同程度的问题，对人民健康和国家经济社会发展造成了不小的损害，充分暴露出公共卫生体系亟须完善。人们开始反思以市场为导向的公共卫生政策对公共卫生体系的影响，同时深入思考中国未来的公共卫生发展之路。公共卫生工作受到高度重视，扭转了公共卫生公平性和公益性不断下滑的局面，重新发挥公共卫生在人类社会发展进程中的作用与功效。我国采取了一系列措施用以建立完善的公共卫生体系。在资金投入方面，2003年以后公共卫生领域的财政投入力度有所加强，特别是专项防治经费大幅增加，公共卫生机构通过市场化的技术服务收入比重不断下降[①]。在法律法规方面，2003年国务院颁布《突发公共卫生事件应急条例》，2004年全国人大常委会修订《传染病防治法》，2005年及以后国务院相继颁布《重大动物疫情应急条例》《疫苗流通和预防接种管理条例》《艾滋病防治条例》《食品安全法》等，不断强化公共卫生事业发展的法律保障。此外，针对传染病报告渠道不畅通、时间严重滞后等问题，我国开始建立新的传染病与突发公共卫生事件网络直报系统，2004年4月该系统在全国范围内正式启用，对实时监测预警传染病疫情和其他突发公共卫生事件发挥了巨大作用。

2009年，为了纠正医疗卫生领域过度市场化，解决广大人民"看病难、看病贵"问题，我国政府启动了新一轮医药卫生体制改革，将公平可及的公共卫生服务体系作为中国卫生事业四大体系之一，随之又提出了基本公共卫生服务均等化的目标，启动了国家基本公共卫生服务项目。2012年，国务院制定的《"十二五"期间深化医药卫生体制改革规划暨实施方案》中指出，未来四年要继续推进基本公共卫生服务均等化、提高均等化水平，切实提

---

① 朱坤，刘尚希，杨良初. 新世纪中国卫生财政支出分析[J]. 财政科学，2022，(01)：5—15.

高城乡居民的健康水平。

(4)2013年以来

2013年以来，国家高度重视卫生健康事业发展，坚持把人民健康放在优先发展的战略地位，相继出台了一系列政策和规范，公共卫生体系改革加速，开启了发展新局面。

党的十八届三中全会对全面深化改革做出了战略部署，明确提出了要统筹推进医疗保障、医疗服务、公共卫生、药品供应、监管体制等综合性改革。党的十八届五中全会提出推进健康中国建设，从"五位一体"总体布局和"四个全面"战略布局出发，对更好保障人民健康做出了制度性安排。2016年8月19日，全国卫生与健康大会在北京召开，习近平总书记发表重要讲话，指出新形势下，我国卫生与健康工作方针：以基层为重点，以改革创新为动力，预防为主，中西医并重，将健康融入所有政策，人民共建共享[①]。无论社会如何发展，都要坚持把公益性写在医疗卫生事业的旗帜上，不能走全盘市场化、商业化的道路。2016年10月25日，中共中央、国务院印发《"健康中国2030"规划纲要》，这是今后十几年间我国推进健康中国建设的行动纲领，指导各项卫生与健康工作的开展，不仅有利于保障中国人民健康助力社会主义现代化发展，而且是我国积极参与全球健康治理、履行我国对联合国"2030年可持续发展议程"承诺的重要举措。2017年10月，党的十九大作出实施健康中国战略的重大决策部署，这进一步确立了人民健康在党和政府工作中的重要地位。2018年3月，为加快推进健康中国建设、全面保障人民生命健康安全，第十三届全国人民代表大会批准国务院机构改革方案，正式组建国家卫生健康委员会，充分体现了国家重视"治未病"的大卫生、大健康理念。

2019年底，新冠肺炎疫情暴发，对人民生命健康安全、社会经济发展等多个领域造成了冲击。2020年1月30日，世界卫生组织将新型冠状病毒肺炎疫情列为国际关注的突发公共卫生事件。截至2020年5月31日，据31个省(自治区、直辖市)和新疆生产建设兵团报告，累计治愈出院病例216 612例，累计死亡病例5 226例，累计报告确诊病例224 134例[②]，随后6月份国务院新闻办公室发布了《抗击新冠肺炎疫情的中国行动》白皮书，其中指出，新冠肺炎疫情是新中国成立以来传播速度最快、感染范围最广、防控难度最大的一次重大突发公共卫生事件。我国的公共卫生发展面临严峻挑战。为有效应对这场突如其来的重大传染病疫情以及完善公共卫生体系，我国政府采取了一系列措施，社会各界也高度关注公共卫生的发展。2020年2月，中央全面深化改革委员会第十二次会议召开，习近平总书记指出坚持贯彻预防为主的卫生与健康工作方针，坚持常备不懈，将预防的关口

---

① 人民日报海外版. 为中华民族伟大复兴打下坚实健康基础[EB/OL]. (2021-08-09) https://baijiahao.baidu.com/s?id=1707564869048598740&wfr=spider&for=pc.
② 人民网. 国家卫健委：5月31日新增新冠肺炎本土确诊病例22例治愈出院247例[EB/OL]. (2022-06-01) http://health.people.com.cn/n1/2022/0601/c14739-32435903.html.

要往前移，避免小病酿成大疫。① 2020年10月，《中共中央关于制定国民经济和社会发展第十四个五年规划和二〇三五年远景目标的建议》审议通过，指出要把保障人民健康放在优先发展的战略位置，坚持预防为主的工作方针，深入实施健康中国行动，完善国民健康促进政策，织密国家公共卫生防护网，为人民群众提供全方位全周期的健康服务。2021年3月，《政府工作报告》明确提出公共卫生体系要"加速"建设，并明晰确定了防、控、治一体路径，提高全民健康素养，促进健康中国"提质升级"②。2021年5月13日，国家疾病预防控制局正式挂牌成立，承担制定传染病防控政策等五大职能，向全面维护和促进全人群健康方向转变。2022年5月，国务院办公厅印发《"十四五"国民健康规划》，指出要从提高疾病预防控制能力、完善监测预警机制、健全应急响应和处置机制、提高重大疫情救治能力这四个方面织密公共卫生防护网，使卫生健康体系更加完善。党的二十届三中全会，通过了《中共中央关于进一步全面深化改革 推进中国式现代化的决定》（以下简称《决定》），把深化医药卫生体制改革作为进一步全面深化改革、推进中国式现代化的一项重要任务。落实《决定》部署，要突出医疗卫生供给侧结构性改革和内涵式发展，更加突出卫生健康服务的系统连续，更加注重改革的系统集成，巩固和完善中国特色基本医疗卫生制度，确保改革实效。提出了主要任务：促进医疗、医保、医药协同发展和治理；加快建设分级诊疗体系；健全公共卫生体系；深化以公益性为导向的公立医院改革；推动医药科技创新；完善中医药传承创新发展机制等。

党的十八大以来，我国坚持从以治病为中心向以人民健康为中心转变，推动基本医疗卫生制度作为公共产品向全体居民提供，持续补短板、强基层、建机制，用较短的时间建立起了世界上规模最大的基本医疗卫生保障网，以全民健康助力全面小康的实现，不断开创公共卫生发展新格局。

（五）公共卫生服务

服务，指履行职务，为他人做事，并使他人从中受益的一种有偿或无偿的活动，不以实物形式而以提供劳动的形式满足他人某种特殊需要。公共卫生服务是指政府利用权力或者公共资源，为全体居民提供的一系列卫生干预措施，致力于提高全体居民的健康水平。它是一种成本低、效果好同时社会效益见效较慢的服务，与医疗服务存在一定区别。

当前我国正在实施的公共卫生服务项目包括重大公共卫生服务项目和基本公共卫生服务项目。

重大公共卫生服务项目由国家和各地区针对主要传染病、慢性病、地方病、职业病等

---

① 中国政府网. 习近平主持召开中央全面深化改革委员会第十二次会议强调：完善重大疫情防控体制机制健全国家公共卫生应急管理体系[EB/OL]. (2020-02-14)[2023-01-05]https：//www.gov.cn/xinwencontent_5478896.htm

② 光明网. 加速公共卫生体系建设 促进健康中国提质升级[EB/OL]. (2021-08-13)[2023-01-05]https：//m.gmw.cn/baijia/2021-08-13/35078802.html.

重大疾病和严重威胁妇女、儿童等重点人群的健康问题以及突发公共卫生事件预防和处置需要制定和实施，并适时充实调整，其主要通过专业公共卫生机构组织实施。从2009年开始，我国继续实施结核病、艾滋病等重大疾病防控、国家免疫规划、农村孕产妇住院分娩、贫困白内障患者复明、农村改水改厕、消除燃煤型氟中毒危害等重大公共卫生服务项目；新增15岁以下人群补种乙肝疫苗、农村妇女孕前和孕早期增补叶酸预防精神管缺陷、农村妇女乳腺癌、宫颈癌检查等项目。

基本公共卫生服务项目是针对全体社会成员而采取的一套卫生干预措施，它具有公益性、公平性和外部性等多种属性。由于不同国家和地区的社会经济发展水平、文化、人口等要素存在差异，其基本公共卫生服务项目的具体内容相应地会存在一定程度的不同。2009年，我国正式启动基本公共卫生服务项目。多年来，我国一直致力于推进基本公共卫生服务均等化，通过不断明晰政府责任，对城乡居民健康问题实施系列干预措施，减少威胁城乡居民健康的不利因素，提升公共卫生服务供给能力，使城乡居民逐步享有均等化的基本公共卫生服务。当前，我国的基本公共卫生服务项目是指由政府购买，包括城市社区卫生服务中心(站)、乡镇卫生院、村卫生室等在内的基层医疗卫生机构免费为全体居民提供的具有公益性、公平性的公共卫生服务项目。到目前为止，我国所实施的基本公共卫生服务项目包括建立居民健康档案、健康教育、预防接种、儿童健康管理等14类项目(见表1-2-1)。

表1-2-1 国家基本公共卫生服务项目一览表

序号	类别	服务对象	项目及内容
一	建立居民健康档案	辖区内常住居民，包括居住半年以上非户籍居民	1. 建立健康档案 2. 健康档案维护管理
二	健康教育	辖区内常住居民	1. 提供健康教育资料 2. 设置健康教育宣传栏 3. 开展公众健康咨询服务 4. 举办健康知识讲座 5. 开展个体化健康教育
三	预防接种	辖区内0～6岁儿童和其他重点人群	1. 预防接种管理 2. 预防接种 3. 疑似预防接种异常反应处理
四	0～6岁儿童健康管理	辖区内常住的0～6岁儿童	1. 新生儿家庭访视 2. 新生儿满月健康管理 3. 婴幼儿健康管理 4. 学龄前儿童健康管理

续表

序号	类别	服务对象	项目及内容
五	孕产妇健康管理	辖区内常住的孕产妇	1. 孕早期健康管理 2. 孕中期健康管理 3. 孕晚期健康管理 4. 产后访视 5. 产后42天健康检查
六	老年人健康管理	辖区内65岁及以上常住居民	1. 生活方式和健康状况评估 2. 体格检查 3. 辅助检查 4. 健康指导
七	慢性病患者健康管理（高血压）	辖区内35岁及以上常住居民中原发性高血压患者	1. 检查发现 2. 随访评估和分类干预 3. 健康体检
七	慢性病患者健康管理（2型糖尿病）	辖区内35岁及以上常住居民中2型糖尿病患者	1. 检查发现 2. 随访评估和分类干预 3. 健康体检
八	严重精神障碍患者管理	辖区内常住居民中诊断明确、在家居住的严重精神障碍患者	1. 患者信息管理 2. 随访评估和分类干预 3. 健康体检
九	结核病患者健康管理	辖区内确诊的常住肺结核患者	1. 筛查及推介转诊 2. 第一次入户随访 3. 督导服药和随访管理 4. 结案评估
十	传染病和突发公共卫生事件报告和处理	辖区内服务人口	1. 传染病疫情和突发公共卫生事件风险管理。 2. 传染病和突发公共卫生事件的发现和登记。 3. 传染病和突发公共卫生事件相关信息报告。 4. 传染病和突发公共卫生事件的处理。

续表

序号	类别	服务对象	项目及内容
十一	中医药健康管理	辖区内65岁及以上常住居民和0~36个月儿童	1. 老年人中医体质辨识 2. 儿童中医调养
十二	卫生计生监督协管	辖区内居民	1. 食源性疾病及相关信息报告。 2. 饮用水卫生安全巡查。 3. 学校卫生服务。 4. 非法行医和非法采供血信息报告。 5. 计划生育相关信息报告。
十三	免费提供避孕药具	辖区内居民	通过计划生育药具自助机提供避孕药具服务
十四	健康素养促进行动	辖区内居民	1. 使居民获得和理解基本健康信息和服务 2. 运用健康信息和服务作出正确决策 3. 维护和促进自身健康能力 4 加强居民对自身健康的维护意识

注：资料来源于国家卫生健康委员会官网

二、社区公共卫生治理理念

治理是或公或私的个人和机构经营管理相同事务的诸多方式的总和。它是使相互冲突或不同的利益得以调和并且采取联合行动的持续的过程。它包括有权迫使人们服从的正式机构和规章制度，以及种种非正式安排。而凡此种种均由人民和机构或者同意，或者认为符合他们的利益而授予其权力。治理有以下几点内涵：治理主体的多元，治理主体应来自政府但又不限于政府；治理的过程是复杂多变的并且责任边界是模糊的；参与治理的主体间相互联结，权力相互依赖；治理意味着形成一个自主的、互相连接的网络；参与治理的各主体能力不断发展，不再仅限于政府的权力。它有四个特征：治理不是一套规则条例，也不是一种活动，而是一个过程；治理的建立不以支配为基础，而以调和为基础；治理同时涉及公、私部门；治理并不意味着一种正式制度，而确实有赖于持续的相互作用。

治理理念在20世纪90年代早期的兴起是世界范围内政府再造运动的重要进展，其目标乃是塑造政策议程并提供前瞻性的指导方案。这一新兴的政治观念在20世纪90年代中期被引入到中国政治研究中。治理理念本身有三种独特的思想路径，分别为市场治理视角、网络治理视角和国家治理视角。市场治理视角的特点是将市场及其结构作为国家及政府治理的原型，主要是将商业管理中行之有效的技术和方法借鉴到公共管理中来。网络治理认为现代社会中公共政策的制定和执行越来越依赖国家与社会领域内多元主体之间的双向互动。这便意味着国家或政府在某种程度上嵌入到网络状的政策环境中并必须通过与其他社会团体进行合作才能达到治理的目标。此时的治理成了一个系统层次，指的是多元参与者进行协同决策时的特定结构和过程。国家治理视角来自国家治理理念，这一视角认为治理是国家做事的方式，因此将国家作为中心是探讨治理问题的最佳途径，国家主义视角的一个重要特点就是坚持以批判的和整体性的方法来考察政治理论或学说。[①]

社区公共卫生治理理念是将治理理念限定到社区公共卫生这一领域内。指的是在社区公共卫生治理领域提供前瞻性的指导方案。当前，主要有以下几点治理理念。

(一)多主体共同治理的新型治理理念

1. 协同治理

协同治理是近年来广受关注的一种治理理念，协同治理发源于协同论，协同论指的是千差万别的系统，尽管其属性不同，但在整个环境中各个系统存在着相互影响又相互合作的关系。协同治理则是建立在协同论的基础之上，指在社会环境中各个系统相互联系，通过各社会主体间的相互合作实现整体社会效率的提高，实现 1+1>2 的效果。协同治理理论既包括协同理论的开放性、动态性及弹性的特点，又包含治理理论的主体、价值和方式的多样性，是协同和治理的融合升级。[②] 协同治理的实现离不开主体、客体、过程、环境四个层面。主体层面首先是利益关系，各协同主体应该有共同的利益目标，并围绕着这一利益目标产生合作关系。其次是信任关系，各主体只有彼此相互信任才能实现资源的共享，提高效率和价值。非正式关系也在协同治理的过程中发挥着重要的作用，各主体不仅需要业务的往来、知识的交流也需要日常情感的沟通，非正式关系离不开主体成员间的自愿合作与人际交往。知识能力对于协同治理的实现也起着至关重要的作用，知识能力指的是知识的拥有、共享、组织和整合等能力，是进行协同治理活动的基础。在客体层面主要体现在信息资源的内隐性，即每个协作主体拥有的信息资源都是不完全透明的，很难了解到各种信息资源有没有真正实现共享，但信息资源的共享对协同治理的发展至关重要。在过程层面首先体现在协同目标上，一致的协同目标是各协同主体产生合作意愿的动力和源泉，起到导向的作用，各协同主体围绕着这一目标相互作用、协调与合作。协同方式对协同治理的建设起到了至关重要的作用，常见的协同方式有协同平台的建设、建立契约关系等。地理联结对于协同治理的质量起到一定的促进作用，一般地理位置越近各协同主体间越有更多的机会进行面对面的交流，有利于促进协同治理的发展。在环境层面，首先体现在政策扶持力度，政策的扶持对协同治理的发展起到促进、激励的作用。其次体现在信息

---

① 李长健，姜瑜. 乡村基层法治建设中的弹性治理理念探析[J]. 行政管理改革，2024，(04)：75-83.
② 谢侃侃. 数字共治视角下长三角城市群协同治理的主要实践与对策分析[J]. 技术经济，2023，42(02)：100-108.

技术的应用，协同治理应适应当今时代的发展，依托相应的平台建设促进资源、信息的共享。资金的投入对协同治理的发展起着至关重要的作用，协同治理的发展离不开人才的投入、协同平台的建设以及基础设备的提供，这一切都离不开资金的支持。[①] 可以看出，协同治理的主体是多元的、目标是公共的、对象是一致的、治理方式是弹性的。协同治理强调各方利益主体通过相互协调合作从而形成一个有序的协作体系，整合多方力量以便共同治理公共事务，这样既维护了公共利益，也提高了处理公共事务的效率，同时也满足了各方利益主体的基本诉求。协同治理是当今社会管理的一大趋势，在社区公共卫生管理领域有多种表现形式。

2. 网格化治理

网格化治理是多主体治理的有效表现形式，是一种基于计算机的网格管理思想，是将管理对象按照某一标准划分成多个单元网格，各个网格间的信息交流和资源共享能够借助网络信息技术和协调机制有效、透明地进行，从而达到资源整合、效能提高的现代化治理目标；是一种通过信息技术、整合多种资源来应对复杂发展困境的动态治理理念，目的是通过信息整合、人员协同、资源共享来提高管理效率、降低管理成本、推动精细化、动态化的管理目标的实现；是以基本网格单元为基础，以信息技术手段为支撑，以精细化管控和资源组织化配置为主要内容，整合动员、服务、管理、链接等多维功能的整体性生活单元及其管理机制。[②] 社区公共卫生网格化管理是为了实现社区内公共卫生的资源共享与协同，提高资源利用率，改善不合理的就医秩序。社区公共卫生网格化管理指的是公共部门、私人部门、社会组织、公民等协同合作来提供社区公共卫生服务并形成一个网络化组织的过程。在这一模式下政府由原来的管理者角色转变为协调者的角色，主要是协调资源和各主体间的关系。网格化治理运用数字化、现代化的管理手段，具有一定的新颖性：针对社区公共卫生问题以单元网格作为基本的管理单元，借助计算机、大数据等现代化的科学技术，实现社区公共卫生治理的精细化和效用性，打造社区公共卫生网格化治理平台；在管理理念上由主动参与代替被动应对，各网格参与主体积极参与网络管理活动，每个个体都是网格治理的主角；在网格化管理中，管理机制科学完备，网格内的每一个环节出现问题一定会第一时间得到反馈和解决；网格化管理还具有科学有效的监督评价机制，由对内和对外两方面的评价构成，对内主要对相关的责任机制、工作流程、工作人员的工作质量等方面进行评价，对外则通过线上线下对居民发放问卷的方式进行评价。网格化的管理方式应立足于以下几个机制：首先是统一领导机制，统一领导是网格有序、高效运行的核

---

① 李瑞，李北伟，高岩. 地方智库战略联盟知识协同服务模式构建与推进策略研究[J]. 情报科学，2023，41(02)：101－106＋117.

② 赵琼，徐建牛. 再组织化：社会治理与国家治理的联结与互动——基于对浙江省社区社会组织调研的思考[J]. 学术研究，2022，(03)：71－77.

心要素。统一领导并不是以某一主体为核心其他主体服从于这一主体，而是各个主体在统一的价值和规则的指引下共同行动，作为领导的这一主体也只是起到调配和协调的作用。其次是群众机制，社区公共卫生的服务对象是群众，群众机制为社区公共卫生治理提供了群众基础和动力来源。网格化治理也离不开联防联控机制的建立，联防联控机制主要是在社区网格空间内，相关工作人员下沉至网格，并与其他组织成员、居民等统一绑定在同一治理空间下，形成工作上的协同联动。资源配置机制为社区公共卫生网格化治理提供了保障。健全完善社区网格内治理资源统筹调度和精准配送体系对于社区公共卫生服务特别是应对社区突发性公共卫生事件具有重大意义。责任传导机制是保障社区公共卫生网格化治理有效进行的关键，责任机制旨在明确职责边界、提升管理效能，在责任机制下，明确各责任主体的职责，将各项工作落实到每个岗位、每个主体上，能够有效提升管理效能。[①]

3. 多元共治

作为多主体协同的多元共治体现了治理中的子系统之间的合作，是近年来我国一直提倡的一种新型治理理念。治理发展源于过去的"唯政府"理念，在现代社会中，随着"社会管理"向"社会治理"的转变，公民社会的成长，构建出多"权威"中心的社会治理结构，即多元共治模式逐渐形成。多主体协同并不是盲目地去行政化，追求的是实现民主高效的社区公共卫生治理，即通过引进市场机制为政府部门减负，引进社会组织提高社区的公共卫生服务能力，居民参与提高决策的民主性、为居民提供更加个性化的公共卫生服务。多元共治下各主体并不是单独行动而是相互合作。多元共治要在多主体共同治理下实现多种整合，主要包括信息资源的整合、组织功能的整合、公私部门的整合。信息资源的整合主要包括实体治理平台信息资源的整合和虚拟治理平台信息资源的整合，通过信息资源的整合为居民提供更好的公共卫生服务。组织功能整合是指将职能相近、服务性质和范围接近的功能进行整合，将它们交由同一类组织进行共同管理。例如，可以将社区中的公共卫生服务、养老、教育等功能进行整合，构建线下和线上的公共服务平台，由公共服务平台统一提供诸多服务。公私部门的整合是指将政府部门、私营企业、社会组织和公民整合到一起，发挥各方的作用，为居民提供更好的公共卫生服务。[②] 实现多元共治首先需要建立一个积极参与、合作渐进的共治网络，在这一网络中，政府依然起着重要作用，扮演着协调、统筹的角色，但不再是社会治理的唯一主角，社区企业、组织、居民等都是这一网络中的主角，发挥着不可替代的作用；其次要建立行动有效、协同有序的共治机制，制定相应的章程，明确参与主体的责任，发挥各自的优势；最后要建立共享平台，以平台为基础

---

① 王为，吴理财.嵌入、吸纳与生产：新时代乡村再组织化的过程与逻辑[J].社会主义研究，2022，(03)：111－119.

② 王凌宇，郑逸芳，沈光辉.近邻党建引领社区多元共治的机制探析——基于公共空间视角[J].中共福建省委党校(福建行政学院)学报，2022，(02)：87－95.

实现信息共享、资源共享，加强各方的合作，提高社区公共卫生服务能力。[①]

在部分城市推行的城市社区公共卫生微治理也是实现多元共治的一种方式，微治理是指依托现代信息技术手段，通过新媒体等媒介，发挥政府引领、社区协同的作用，以微观领域社区公民公共卫生服务需求为导向，通过新媒体技术，加强多方的参与积极性，实现社区公共卫生管理的精细化、差异化、扁平化和高效化。[②] 当前部分地区实行"三社联动""五社联动"的治理方式是多元化治理的一种具体体现。"三社联动"指通过社区建设、建立社会组织培育体系和社会工作现代化三社联动，形成资源共享、优势互补、相互促进的良好局面。推动由"大政府，小社会"向"小政府，大社会"的转变。在"三社联动"理念的引导下，将更多的社区公共卫生治理的职责交给社区。"五社联动"指的是社区、社工、社会组织、社会资本、社区自治，在公共卫生领域中主要指通过社区公共卫生平台，以公共卫生服务人才为核心，以社区和社会组织为服务载体，通过社区自治服务项目化的运作方式，吸纳多元化的社会资本，通过提升社区公共卫生服务治理体制和建设机制，提升治理能力现代化，逐步形成"五社联动"的社区公共卫生治理格局。无论是"三社联动"还是"五社联动"都是要将社区、社会组织等多元主体协同起来，共同参与社区公共卫生治理，本质上是为了实现多元共治，让政府、社会组织、居民、企业等多元主体遵循一定的规则，共同参与社区公共卫生的治理，目的是推动社区公共卫生治理的现代化，实现公共利益最大化。

4. 合作治理

合作治理是当前多主体共同治理的一种表现形式，旨在解决跨领域、跨部门的问题，是通过治理主体间相互合作，实现效率的提高。合作治理摒弃了一般治理理论及其衍生理论的内在缺陷，并强调"去中心化"的平等、共治，且契合国家强调的共建共治共享的治理理念而受到欢迎，被视为实现基层治理体系和治理能力现代化的理想路径。从决策过程来看，合作治理是一种集体的、平等的、互动的行动；从合作方法来看，合作治理要求在信任、理解的基础上公开、坦诚的对话；从目的指向来看，合作治理以共识为导向，以实现公共利益为目标。在合作治理模式下，政府只是多元社会治理主体中的一员，以往的政府垄断社会治理的格局将失去其合理性，政府的控制导向也被服务导向所替代。党的十九届四中全会提出了"实现政府治理同社会调节、居民自治良性互动，建设人人有责、人人尽责、人人享有的社会治理共同体"，其中包含了合作治理的指向，也为合作治理在我国的发展奠定了基础。资源的稀缺性以及公共产品及公共服务需求的多样性，决定了公共生活

---

① 伍玉振.共建共治共享式社区治理的城市基层实践与启示——以济南堤口路街道为例[J].中共济南市委党校学报，2020(04)：48-52.

② 李秀锦.构建共建共治共享基层社区治理新格局的基本路径——以福州市基层社区治理为例[J].武夷学院学报，2022，41(02)：67-72..

必然存在多元利益和多元价值的冲突。传统的政府治理模式虽然能提供一定的秩序但是这种秩序并不牢固，内部利益的失衡很容易打破这种秩序的平衡。而合作治理所提倡的基于自愿、平等的合作治理的主张，通过平等协商互动所形成的共识，为多元利益主体达成共识奠定了基础。在社区公共卫生领域，公共卫生服务及产品的种类不断增加，我国居民社区公共卫生服务需求逐渐增加，随之，在传统的仅靠政府提供公共卫生服务的模式下，政府很难了解到居民们真实的公共卫生需求，并且由于政府的非专业性，很难判断公共卫生服务提供的质量，以至于原有的政府提供的公共卫生服务难以满足居民的需求，多元合作治理逐渐成为社区公共卫生服务的发展需要和现实选择。社区公共卫生的合作治理模式指的是在政府的领导下，社区与社会组织、市场组织、社会公众等以多元主体以平等的身份通过相互协商、相互合作的方式，参与社区公共卫生的治理。在合作治理模式中，政府不再被视为"权威"和"主导者"，而是将所有参与治理的主体视为平等的"行动者"，最终目的是更好地满足居民的公共卫生需求。参与社区公共卫生治理的主体主要通过协商的方式提供公共卫生服务。协商不是简单的利益叠加，而是要周全地思量、倾听其他主体的意见，在经过共同商议后对涉及社区公共卫生服务的事项达成共识。同时，这种治理既不是一种活动也不是一整套规则，而是一种过程，是以协调为基础的过程，是公共部门和私人部门之间的持续互动。在这种情况下，社区公共卫生治理的任何一个主体都基于平等的地位、拥有同等的权利和机会，将自己所掌握的信息和知识、所主张的诉求输入到社区公共卫生服务的过程中，任何参与者的意见和建议都能被充分地陈述和表达，并在不断地互动过程中，基于协商调和的方式处理和修正差异，从而达到一个能够充分包含和反映参与者集体利益又能维护公共利益的决策。[①]

(二)社区公共卫生分类治理理念

1. 分类治理

"分类治理"是将治理对象或事务按照不同的功能、属性、目标等进行分类，并运用不同的或者类似的方式进行治理。目的在于使社会治理具有更多的针对性，可以提高治理的质量和效率。但是分类治理不是对社区进行分门别类，而是要在巩固社区共同体的基础上，通过分类实行差异化治理，从而提升社区的整体治理效能，共享社区治理成果。分类治理首先强调治理理念是服务取向而非管控，需要注重"以人为本"，其次强调治理主体和治理方式的多元化。从单一的政府主体治理转向多元主体治理转变，从单一治理方式向多元主体协同合作治理方式转变。治理手段要根据不同的治理环境、治理问题及治理对象等的不同进行分类后采取不同的治理手段。同时还强调治理实践的精细化，在精细化的治理

[①] 于立生，韩晓轩，叶小兰. 合作治理视角的体育公共服务供给——基于X市智慧体育平台建设的案例分析[J]. 中共福建省委党校(福建行政学院)学报，2024，(03)：101-111.

理念的指导下，不照搬照抄其他地区的成功经验，而应结合当下情形与当地特点探索出符合自身发展规律的治理路径。从宏观上来看，社区分类治理是社区体制改革适应宏观体制改革的客观需要。宏观体制是由政治体制、经济体制、社会体制等子系统构成的结构性动态系统。我国宏观体制改革经历两个趋势：一是体制改革阶段从非均衡到均衡阶段的转变，由经济体制改革重点推进阶段转向经济体制、政治体制和社会体制配套改革阶段；二是体制改革重点由经济体制改革转向社会体制改革，政治体制改革重点从适应经济体制改革需要转向适应社会体制改革需要。从中观层面来看，社区分类治理是为了适应行政体制改革的需要，行政体制从小部门转向大部门制为社区分类治理提供了必要的体制环境和选择机会。从微观维度来看，实现社区事务分类治理需要以社区事务流程再造为途径。社区事务流程是指社区事务运行的内在机理，是业务、职能、组织、制度之间关系的结构，职能影响流程数量，职能分散则流程多，职能整合则流程精简，但业务决定职能，业务零碎导致职能分散甚至重叠，业务集成则导致职能整合；组织影响流程长度，纵向组织带来的流程长度多，横向组织带来的流程长度少；制度保障流程运行，有效的制度带来流程流畅，无效的制度或制度确实会带来流程阻塞。社区业务，是指将社区的人、财、物用于生产满足社区居民需求的公共产品和服务。根据业务、职能、组织、制度间结构关系的不同，社区结构可分为零碎式流程和集成式流程，零碎式流程指的是事务零碎、职能交叉、运行分割的单项流程；集成式流程指业务综合、职能整合、运行协调的综合性流程。社区流程再造是由零碎式流程转向集成式流程的过程。在这里主要指的是按照社区公共卫生服务内容的不同对其进行分类，以提高社区公共卫生服务的质量和效率，为社区居民提供个性化、精准化的公共卫生服务。

  社区公共卫生分类治理是一个动态化的过程，当社区公共卫生服务需求发生变化时，社区的治理要素也随之发生变化，相应的，治理模式也会有所不同。在社区公共卫生分类治理理念下，以提升社区公共卫生服务的质量和效率为目标，尽管各个社区的公共卫生服务内容、管理机制、人员构成等各有差异，但其目标都是更好地满足居民的公共卫生需求；以社区公共卫生需求为分类依据，由于各社区人口结构、居民的身体状况以及社区自身的情况等方面存在着差异，这就导致了社区公共卫生服务的需求也存在着差异，各社区应结合自身社区居民的年龄结构、身体健康状况、职业以及社区自身的基础设施、资金状况、医疗服务水平等因素提供相应的公共卫生服务；以差异化的服务内容和治理结构为表现形式，由于各社区的基础情况不同，其提供的公共卫生服务内容也会有一定的差别，而在治理结构方面，如果社区内符合提供公共卫生服务标准的主体较多，那么可以由公立与非公立的公共卫生机构一同提供公共卫生服务，并形成良性竞争关系，提高公共卫生服务质量。而针对主要由政府主办的公共卫生服务机构提供公共卫生服务的则应注重加强监督评价。在居民参与意识强的社区应该通过多种方式让居民参与到社区公共卫生服务中来，倾听居民的需求与意见，让居民对提供的服务进行评价，更好地满足居民的公共卫生服务需求。

2. 社区公共卫生分类治理

社区公共卫生分类治理首先要细分社区公共卫生事务的类型，界定好各职能主体的权力边界，将社区公共卫生服务中的行政事务和公共服务分开。社区公共权力的保障和"多中心"的治理秩序，要求在社区公共卫生服务管理中，社区的主体地位应得到保障。"多中心"的治理秩序不是将各治理主体简单地联结在一起，而是在保障各自独立的基础上相互嵌入，建立起相互合作的规范与共识、交涉与协作机制。这里的"多中心"体现在以下几个方面：首先是空间上的多中心，形成政府、市场和社会三部门共同治理公共事务的三维空间；其次是管理主体的多中心，无论是公共部门还是私人机构都能成为各个共同层面上的管理主体和权力中心；最后是权力向度上的多中心，不再是从前公共事务的自上而下的单项运作而是上下间的互动。在部分社区，由于不同组织的发育程度、资源状况存在差异，可能存在政府这一中心突出的情况，但是这并不代表政府将其他组织或者公民的治理吞没，而是以一种新的运行机制和治理模式服务社区。社区公共卫生分类治理的实现离不开多种治理机制的有机结合，社区公共卫生产品和服务可以采取购买与提供分离的方式，即由政府出资购买，但交由专业的政府组织、社会组织和私人组织共同提供公共卫生服务，主要思想是由多个具有竞争性的公共部门以及市场和非营利性组织提供公共卫生服务，核心在于促进社区公共卫生服务提供过程中的不同主体之间的竞争，以提高服务的效率和质量，降低供给成本。这种服务提供方式改变了原有政府单一主体提供的弊端，能够提供更具专业化、更符合居民需求的公共卫生服务。

(三) 社区公共卫生精细化治理理念

习近平总书记提出"城市管理应"以像绣花一样精细"，表明我国城市治理正在向着注重治理质量与深度的方向发展，精细化逐步成为城市治理的新趋势。党的十八届五中全会首次明确提出了精细化治理，提出"要加强和创新社会治理，推进社会治理精细化，构建全民共建共享的社会治理格局。"基层治理精细化是城市治理的基本和关键。党的十九届三中全会提出，"推动治理重心下移，尽可能把资源、服务、管理放到基层。"体现在社区公共卫生治理方面则应该是中央将更多的卫生资金、资源投入到社区层面，给社区公共卫生机构更多的管理权限。为此还应该提升社区公共卫生治理能力，更好地满足人民群众的需要。在超大型城市中可实行"工作下沉、沟通协调、征询意见、多元共治"的工作机制，要求包括社区政府、医院在内的多元主体共同治理，将工作任务下放到基层，注重征求群众意见、与群众及时沟通，为群众提供真正需要的公共卫生服务。还应实行扁平化管理，简化管理过程，拓宽管理幅度来摆脱低效的旧制，利用它科学、高效、灵活、富有创造性的特点提高效率。[①] 作为城市治理"最后一公里"的社区，更是推进城市精细化治理的关键。

精细化治理是指在精细化的理念下通过精巧的制度设计、细致的过程推进，以及创新的技术运用，实现治理过程由传统的一元化、一体化、整体化向多元化、个性化、差异化推进的过程。社区公共卫生治理精细化是指社区公共卫生治理的精准化和规范化，是社区公共卫生整体目标进行选择、分析、细化和实践的过程。将"精、准、细、严"的标准贯穿公共卫生服务的全过程："精"是比较和选择的过程，是对所有公共卫生的主体、治理过程、治理对象进行科学分析、系统整理的过程；"准"是在精准识别公共卫生服务对象的基础上提供其所需要的服务，强调精准化、个性化服务，与"粗放式"的服务供应有明显的区别；"细"是分工的专业化、具体化、细化的过程，对服务过程的各个环节进行细分，落实每个主体的职责，对居民的公共卫生需求进行汇总、落实的过程；"严"是指治理的标准化、专业化和信息化，强调制定科学合理的评价标准，由专业化的人才负责，并运用现代化的信息技术进行管理和服务。社区公共卫生治理精细化具有以下几个标准：首先是以人为本的治理理念，精细化的治理强调以人为本的价值取向。当前，公民的公共卫生服务需求呈现出多样化的特点，精细化治理强调从每个公民的实际需求出发，为居民提供个性化、精准化的服务，同时还将居民的满意度作为考量公共卫生服务中心（站）服务质量的重要因素。其次是多元化的治理主体，社区公共卫生精细化要求公共卫生服务不能再只依靠政府这一主体来提供，而需要多元主体的共同参与，由私人企业、社会组织、公民、政府部门等共同参与治理。专业化的公共卫生服务中心（站）凭借其专业能力可以提供更加专业化、标准化的服务，而且对相关服务的质量也能进行更好的评价，企业、组织、公民、政府等相关部门共同治理、各司其职，共同推进社区公共卫生治理的精细化和全面化。社区公共卫生治理精细化还离不开信息化的治理方式，利用信息技术建立本社区居民的信息资源库，搜集大量有关本社区居民的情况及公共卫生需求，有利于及时掌握本社区居民的相关信息和诉求，能够更好地为居民提供更加精准化、个性化的服务。

三、城镇社区公共卫生治理体系

（一）公共卫生治理体系

1. 公共卫生治理

国内外对于治理有诸多研究与记载。现代意义上的治理于20世纪，1989年世界银行首次在一份关于非洲社会经济发展的报告中使用了"治理危机"词汇，此后，治理成为各国学术界的一个重要术语，应用于多个学科领域，并且逐渐成为公共管理学科的核心概念。公共卫生治理可以理解为治理理念在公共卫生领域的应用，其是指通过一套有效的体制机

[①] 陈琳，唐佳颖．城市社区服务保障机制创新研究①——以苏南地区为例[J]．市场周刊，2019(07)：186－187．

制安排和一定的技术手段，充分发挥专业公共卫生机构、承担公共卫生医防融合法定责任的医疗机构和基层医疗卫生机构、政府卫生监管部门等公共卫生领域各主体的作用[①]，防范化解慢性疾病、传染性疾病等公共卫生风险，以实现守护和促进国民健康的目标。

公共卫生治理作为一个宏观概念，可以从其构成要素来进行理解。在治理主体要素方面，随着治理理念的兴起和市民社会的壮大，以政府为本位的单一治理模式开始转向以社会和公众为本位的多元治理模式，对于重大突发公共卫生事件的处理均表明，政府、专业公共卫生机构、基层医疗卫生机构、社会组织、社区甚至公民个体等都是公共卫生治理的重要力量源泉。多元主体共同参与、共同努力，有助于公共卫生治理的顺利开展。在治理内容要素方面，根据场景的不同，公共卫生治理可以分为公共卫生常态治理和公共卫生危机治理，其中公共卫生危机治理是指重大突发公共卫生事件的应急与救治等。公共卫生危机治理的预防阶段和准备阶段需要在常态治理场景下完成，常态治理的工作方案往往基于危机治理的经验教训。因此，它们并不是完全割裂的两部分，而是存在"你中有我，我中有你"的密切联系。在治理手段要素方面，公共卫生治理的手段必须科学化、数字化。公共卫生关系到人类的生命安全和健康安全，是一个需要严肃认真对待的问题，无论是日常生活中的公共卫生知识科普教育活动，还是危机爆发时的流调工作、人员转运隔离工作等，都必须建立在科学原则基础之上，不容有任何差错，否则会造成社会秩序的混乱。与此同时，在公共卫生治理过程中，借助AI、大数据等数字化技术，可以有效提高治理效能。在治理目标要素方面，公共卫生治理既服务于全体人群的各类卫生需求，也尊重不同群体的客观差异，就是为了能够有效防范各种公共卫生风险，创建一个人人享有健康的社会，维护并不断提高公众健康水平。

2. 公共卫生治理体系

公共卫生治理体系的内涵是指以提高人民群众健康水平为根本出发点，坚持预防为主、防治结合的卫生方针。坚持在党的领导下，按照公共卫生发展规律，通过体制机制建设，将目前人类已知的健康危险因素的知识全面地在人群中进行普及，并为公众控制这些危险因素提供指导和帮助，通过法律、行政、教育等各种途径，采用教育引导和强制相结合的方法，尽可能消除各种健康危险因素的不良影响，从根本上提高公众健康水平的工作体系和协作网络[②]。公共卫生治理体系是国家治理体系的重要组成部分，其现代化水平影响着国家治理体系和治理能力现代化的进程。新时代必须健全完善公共卫生治理体系，增强公共卫生发展基础。

我国一直重视公共卫生体系的建设，不断健全完善公共卫生治理的顶层设计和相关体

---

① 迟福林.以人民健康至上的理念推进公共卫生治理体系变革[J].行政管理改革，2020(4)：4-12.
② 张力文，郭术田.整体性治理视角下的公共卫生治理体系研究：运行逻辑与构建路径[J].四川行政学院学报，2020(6)：13-22.

制机制安排，逐步满足人民群众的卫生健康需求。目前，基本构建了以《基本医疗卫生与健康促进法》《传染病防治法》《食品安全法》《国境卫生检疫法》《艾滋病防治条例》《突发公共卫生事件应急条例》等法律法规为基础的公共卫生法治体系；基本建立了以疾病预防控制、应急救治、卫生监督等专业公共卫生机构为骨干，以各级各类医疗机构为依托，以基层医疗卫生机构为网底，以全部门管理、全社会参与为支撑，覆盖全民的公共卫生服务体系[①]。

(二)城镇社区公共卫生治理体系

城镇社区是城镇和国家的重要组成单元，城镇社区公共卫生治理体系是城镇公共卫生治理体系和国家公共卫生治理体系的重要组成部分，是"将健康融入所有政策"在基层的直接体现，其公共卫生治理能力将直接影响全体居民的生命健康安全水平。城镇社区在疫情防控等公共卫生治理过程中发挥着重要作用，得到了社区居民和社会各界的广泛关注和认同，同时也对城镇社区公共卫生治理寄予了更高的期望：希望建立健全城镇社区公共卫生治理体系，城镇社区公共卫生治理能力得到不断提高，基层社区居民能够享受到更多更优质的公共卫生服务。城镇社区公共卫生治理体系主要是指以疾病预防控制、社区居民健康维护与促进为共同目标，由基层政府主导，专业公共卫生机构、社区医疗卫生机构等多元主体共同参与的借助多样化治理方法和科学智能化治理手段的工作体系和协作网络。

第三节 现代化治理理论对建设城镇社区公共卫生治理体系的要求

西方治理理论的兴起，引起了更多国家的关注和重视，被广泛应用于政府政治实践领域、多学科理论研究领域等。治理理论的兴起是对西方国家政府失灵和市场失灵的纠偏，主要倡导去国家化、多中心、扁平化等理念，更多的适用于西方发达工业民主国家。对于其他国家特别是发展中国家而言，如果不与自身发展实际情况相结合，一味对西方治理理论照抄照搬，很可能造成治理失效，产生恶劣的负面影响。作为世界上最大的发展中国家，中国也受到了西方治理理论的影响，但是中国并没有照抄照搬，而是结合自身发展实际与发展特色，提出了适宜中国特色社会主义制度发展的现代化治理理论，即国家治理现代化理论。

现代化作为客观进程和主观作用的统一，要求人们用新的眼光和探索精神，把握历史发展的趋势，站在时代潮流的前列，做出无愧于时代的贡献[②]。现代化治理理论即国家治

---

① 中国青年网. 国家卫健委：我国基本建立了覆盖全民的公共卫生服务体系[EB/OL]. (2020-10-29)https://baijiahao.baidu.com/s?id=1681821099948929809&wfr=spider&for=pc.
② 姜鄢，彭站站. 城市社区治理现代化困境及路径探索[J]. 浙江万里学院学报，2024，37(01)：49—53.

第一章 社区公共卫生治理体系的起源与发展

理现代化理论是中国共产党认识现代化和治理的最新成果，是中国共产党治国理政的理论指南，指导着中国政治、经济、社会等领域的发展。现代化治理理论不断对城镇社区公共卫生治理体系建设提出新的要求，着力推进城镇社区公共卫生治理体系现代化。

一、现代化治理理论的内涵

(一)现代化治理理论的提出

2013年11月12日，在北京举行的中国共产党第十八届(以下简称《决定》)中央委员会第三次全体会议审议通过了《中共中央关于全面深化改革若干重大问题的决定》，《决定》中指出"全面深化改革的总目标是完善和发展中国特色社会主义制度，推进国家治理体系和治理能力现代化"。[①] 这是"国家治理现代化"首次在国家政治层面的明确提出，具有中国特色的现代化治理开启了全面转型升级。国家治理现代化包含国家治理体系现代化和国家治理能力现代化，这两者犹如鸟之两翼、车之两轮，相辅相成、缺一不可。在《切实把思想统一到党的十八届三中全会精神上来》一文中，习近平总书记就"国家治理体系"和"国家治理能力"做出了权威解释，指出"国家治理体系是在党领导下管理国家的制度体系，包括经济、政治、文化、社会、生态文明和党的建设等各领域体制机制、法律法规安排，也就是一整套紧密相连、相互协调的国家制度；国家治理能力则是运用国家制度管理社会各方面事务的能力，包括改革发展稳定、内政外交国防、治党治国治军等各个方面。"同时，对国家治理体系和治理能力现代化即国家治理现代化作出了重要阐释：现代化是要主动适应时代变化，国家治理体系现代化是"既改革不适应实践发展要求的体制机制、法律法规，又不断构建新的体制机制、法律法规，使各方面制度更加科学、更加完善，实现党、国家、社会各项事务治理制度化、规范化、程序化。"国家治理能力现代化是"要更加注重治理能力建设，增强按制度办事、依法办事意识，善于运用制度和法律治理国家，把各方面制度优势转化为管理国家的效能，提高党科学执政、民主执政、依法执政水平。"[②]2017年10月，中国共产党第十九次全国代表大会在北京召开，会议确定了实现国家治理现代化的阶段性目标，即到2035年"国家治理体系和治理能力现代化基本实现"，党的十九届四中全会提出，新中国成立一百年时要"全面实现国家治理体系和治理能力现代化"[③]。2019年10月，中国共产党第十九届中央委员会第四次全体会议通过了《中共中央关于坚持和完善中国特色社会主义制度 推进国家治理体系和治理能力现代化若干重大问题的决定》，明确指

---

① 中国共产党第十八届中央委员会第三次全体会议.中共中央关于全面深化改革若干重大问题的决定，2013年11月12日发布

② 习近平.切实把思想统一到党的十八届三中全会精神上来[N].人民日报，2014-01-01(002).

③ 钱坤，唐亚林.规划治国：一种中国特色的国家治理范式[J].学术界，2023，(04)：5-19.

出推进国家治理体系和治理能力现代化的重大意义和总体要求。①

中国现代化治理理论的提出是中国共产党基于对国内发展形势和世界形势变化的科学研判，具体可以从以下几个方面的现实因素进行分析。

1. 公共事务的复杂性。经济现代化的大力推进使得人们的物质财富日益增长，逐渐唤醒了人们的主体意识和权利意识，女性平等就业问题、老年人养老问题、失业人群再就业问题等公众需求呈几何倍数增长，政府亟须改革行政系统以应对错综复杂的公共事务和化解社会矛盾。一方面，现代国家所承担的国家职能日趋复杂艰巨，不仅包括经济领域、政治领域、环境领域，还包括安全领域、卫生领域、文化领域等，若是政治行政体系及其能力不能全面满足国家职能要求和回应民众需求，政府合法性就会受到质疑②。另一方面，我国的发展存在不平衡、不充分的问题，这会导致利益分配不均，加深甚至升级社会矛盾，表现为资源紧张、教育差异、贫富差距等，而社会矛盾的深化、升级对于解决主体、解决的手段方式以及制度体制等提出了更高的要求，呼唤一种全新的治理模式。因此，为了适应公共事务变化所带来的挑战，国家治理体系和治理能力应该适时进行再构与提升③，实现现代化转型。

2. 公民社会的兴起。公民社会是国家或政府系统、市场或企业系统之外的所有民间组织或民间关系的总和，它是官方政治领域和市场经济领域之外的民间公共领域，其组成要素是各种非政府和非企业的公民组织，包括社会团体、基金会、社区组织、行业协会、民办非企业单位等。改革开放以来，公民组织如雨后春笋般涌现，发展势头良好。从数量方面来看，截至2020年底，全国共有社会组织89.4万个，相比上一年增长了3.2%④。从活动范围方面来看，公民社会组织的活动领域不仅涉及文化艺术、慈善救助、生态环保，还涉及卫生健康、农业发展、未成年人保护等，截至2020年底，其吸纳社会各类人员就业1 061.9万人，相比上年增长5.2%⑤。这些组织以其服务类型丰富、灵活、平易近人等优势，为我国的公益事业发展、社会福利增加、解决部分人员就业等作出了重要贡献。公民社会的兴起，一方面为想要为社会可持续发展作出贡献的人们搭建了平台，团结了众多民间社会力量；另一方面，积极参与多个方面的公共事务治理，帮助国家治理分担了不少压力，逐渐成为国家治理的有益补充。可以说，公民社会的兴起促进了国家治理现

---

① 中共中央关于坚持和完善中国特色社会主义制度推进国家治理体系和治理能力现代化若干重大问题的决定[N].人民日报，2019-11-06(001).

② 张文喜.国家理性与国家治理：中国特色社会主义[J].山东社会科学，2023，(05)：54—62.

③ 刘镭.现代性视域下国家治理体系和治理能力现代化的标志[J].高校马克思主义理论研究，2024，10(01)：67—78.

④ 民政部.2020年民政事业发展统计公报.2021年9月1日发布.[EB/OL].(2021-09-10)[2022-02-15]. https：//www.mca.gov.cn/images3/www2017/file/202109/1631265147970.pdf.

⑤ 民政部.2020年民政事业发展统计公报.2021年9月1日发布.[EB/OL].(2021-09-10)[2022-02-15]. https：//www.mca.gov.cn/images3/www2017/file/202109/1631265147970.pdf.

代化的发展。

3. 全球治理的压力。全球治理是指通过具有约束力的国际规制解决环境污染、气候变化、跨国犯罪、人口爆炸等全球性问题,以维持正常的国际政治经济秩序。随着全球化的深入发展,世界各国因为生态、人口、卫生等领域的全球性问题而形成命运共同体,相互依存、相辅相成,全球治理的作用日益增强。而在参与全球治理过程中,每一个国家都不可避免地受到其他国家行为的影响,参与选择的结果和收益部分地取决于其他参与者的选择和行为。因此,一方面,从国际角度来看,如果没有先进的、科学的现代化治理体系和治理能力作为支撑,那么在国家或者国内社会组织等参与全球公共事务治理时,将会大大降低本国国际影响力,有很大可能只能作为服从者被动接受其他国家的决定,不能充分行使本国国际话语权,妨碍政治角色的发挥。另一方面,从国内角度来看,全球治理使得国家之间的交流日益深入和广泛,西方发达国家的主流、非主流价值观在国内被大肆传播,部分民众深受其影响,出现政治信仰动摇迹象。如何保证在全球化背景下国家的政治、经济、社会发展都能沿着中国特色社会主义道路正常进行,加强民族自信与国家自信,对于国家治理现代化提出了更高的要求。

(二)现代化治理的基本特征

1. 在治理的主体方面,坚持党的领导、政府主导与多元社会主体共同参与

中国共产党领导是中国特色社会主义最本质的特征和中国特色社会主义制度的最大优势,坚持党的领导是党和国家的根本所在、命脉所在,是推进国家治理体系和治理能力最根本的保证,必须将党的领导贯穿现代化治理的全过程[①]。当前,中国正处于并将长期处于社会主义初级阶段,整体发展仍然存在不平衡、不充分的问题,市场经济体制不尽完善,社会组织发育不足,政府必须在治理过程中发挥主导作用,最大限度减少治理失败可能引发的消极影响,实现有力治理。同时,党的十九届四中全会指出,要坚持和完善共建共治共享的社会治理制度,建设人人有责、人人尽责、人人享有的社会治理共同体,这体现出社会力量的重要性。社会组织、公民群众等社会力量也应当积极参与公共事务的治理,体现对公平正义的追求,实现有效治理。

2. 在治理的方式方面,坚持自治、法治与德治相统一

中国地域辽阔、人口众多,在推进治理现代化过程中特别注重多样化方式方法的使用,充分体现中国特色社会主义的制度优势。第一,以自治为基,增强治理活力。居民委员会和村民委员会是基层群众性自治组织,自治则是指居民、村民在一定地域范围内进行自我治理和自主治理,保障广大人民群众民主权利的直接行使,体现人民主体地位。第二,以法治为本,保障治理秩序。古语有云"无规矩不成方圆",现代国家的治理必须在法

[①] 许耀桐. 深化认识国家治理现代化理论[J]. 前进,2020(08):29—31.

律允许的范围内进行，依法治国是坚持和发展中国特色社会主义的本质要求和重要保障，是实现国家治理体系和治理能力现代化的必然要求。第三，以德治为魂，弘扬治理正气。中国作为礼仪之邦，具有深厚的文化底蕴、良好的道德基础，相比于具有强制约束性的法律而言，道德主要依靠舆论评价和内心自律来教化人心，起到规范社会行为、维护社会秩序的作用。

3. 在治理的价值引领方面，坚持社会主义核心价值观为指导

首先，社会主义核心价值观的基本内容是"富强、民主、文明、和谐、自由、平等、公正、法治、爱国、敬业、诚信、友善，"其中，"富强、民主、文明、和谐"是国家层面的价值目标，"自由、平等、公正、法治"是社会层面的价值取向，"爱国、敬业、诚信、友善"是公民层面的价值准则，分别从国家、社会和公民三个层面为国家治理现代化起到了定向导航作用。其次，社会主义核心价值观作为当代中国精神的集中体现，具有强大的凝心聚力功能，可以从思想认知上为治理碎片化提供公认的标准以及强大的精神动力。最后，国家治理现代化是一个动态发展的过程，并不是一成不变的，治理体系和治理能力在具体运行过程中难免会受到所处环境的影响，从而产生执行偏差，社会主义核心价值观作为公认的精神支柱、行动导向，能够对国家治理现代化起到调节规范的作用，使其不断程序化、规范化。

4. 在治理的目标方面，坚持阶段目标与长远目标相统一

2012年11月在参观《复兴之路》展览时，习近平总书记指出"实现中华民族伟大复兴，就是中华民族近代以来最伟大的梦想"[①]，在省部级主要领导干部"学习习近平总书记重要讲话精神，迎接党的二十大"专题研讨班的讲话中，习近平强调"必须坚持以中国式现代化推进中华民族伟大复兴，既不能走封闭僵化的老路，也不能走改旗易帜的邪路"[②]，现代化治理服务于中华民族伟大复兴的实现，必须一以贯之地实现中华民族伟大复兴这个长远目标。党的十九届四中全会通过了《中共中央关于坚持和完善中国特色社会主义制度 推进国家治理体系和治理能力现代化若干重大问题的决定》，细化了国家治理现代化的阶段性目标，到2035年，各方面制度更加完善，基本实现国家治理体系和治理能力现代化，到新中国成立一百年时，全面实现国家治理体系和治理能力现代化，使中国特色社会主义制度更加巩固、优越性充分展现[③]。阶段目标与长远目标统一于中国特色社会主义现代化建设之中，为实现中华民族伟大复兴而不懈奋斗。

---

① 习近平. 习近平谈治国理政 第一卷[M]. 北京：外文出版社. 2018：36.
② 刘光明. 坚守好我们党创新理论的魂和根——学习习主席在二十届中央政治局第六次集体学习时的重要讲话精神[J]. 理论导报，2023，(07)：10-12.
③ 倪君，李瑞，梁正. 中国特色国家创新体系的时代特征与治理逻辑[J]. 中国科技论坛，2023，(10)：1-10.

二、现代化治理理论对建设城镇社区公共卫生治理体系的要求

(一)优化多元治理格局,有效推进协同治理

"上面千条线,底下一根针",社区具有管辖上的区域性、功能上的综合性、治理上的自治性等特征[①],不仅承接着上级政府部门传达的众多工作,而且承担着所管辖区域的公共事务治理,直接对辖区居民的日常生活负责。如此繁多琐碎的治理事项,只依靠单一政府主体力量是不够的,必须积极动员多元主体力量才能有效提高治理效率,更好满足社区居民公共需求。新冠疫情的防控实践也表明,织密、织牢基层社区这第一道防线,必须要依靠多方合力。疫情发生后,基层党员干部、党员、社区工作者、社区志愿者等主体,深入实施网格化治理,对社区卫生风险隐患进行细致排查,积极宣传卫生健康知识、疫情防控要求,协调配送抗疫物资,辅导居民心理咨询等,对于清晰新冠患者病因线索来源、发现违规违纪问题、规范社区治理流程、增进社区居民团结友爱精神等发挥着重要作用。

当前,自然环境与社会环境复杂多变,各种卫生风险因素不断增加,类似新冠疫情的重大突发公共卫生事件在未来仍然会发生,因此现在应当不断健全完善多元主体协同的城镇社区公共卫生治理体系,筑牢社区公共卫生治理的力量基础。在纵向体系建设中,建立上下传导迅速、部门协作通畅、信息共享及时的治理系统,打破条块限制,建立多部门协同治理、联防联控机制[②],让社区和上级领导部门的沟通更加便捷、顺畅、高效,坚持党的全面领导推动政府依法尊行基层治理职能。在横向体系建设中,坚持人民主体地位,充分调动社会力量的积极性和能动性,发挥社区居民、社区社会组织、志愿者等主体的作用,使之成为意见表达与反馈的重要桥梁,形成人人有责、人人尽责、人人享有的社区公共卫生治理共同体。通过构筑纵向到底、横向到边的公共卫生治理体系,不断提升社区对于各种公共卫生问题的响应和处理速度。

(二)健全完善法治保障,逐步推进依法治理

法治是人类社会演化发展过程中形成的智慧结晶,在古今中外众多先贤的论断中,法治被视为社会发展、国家治理的最佳方式[③]。而社区公共卫生包括慢性病、传染病、心理疾病等的防治,涉及广大人民群众的身心健康安全,对其治理更需要遵循法治原则。社区公共卫生治理必须坚持在法治轨道上统筹社会力量、平衡社会利益、调节社会关系、规范社会行为、化解社会矛盾,以良法促发展、保善治,使尊法学法守法用法成为广大人民群

---

① 吴义龙. 提升基层公共卫生治理能力打造高质量社区公共卫生委员会[J]. 健康中国观察,2024,(02):55—56.

② 吴义龙. 提升基层公共卫生治理能力打造高质量社区公共卫生委员会[J]. 健康中国观察,2024,(02):55—56.

③ 钟南山,曾益康,陈伟伟. 我国公共卫生治理现代化的法治保障[J]. 法治社会,2022(02):15—25.

众的共同追求①。多年来,我国一直重视公共卫生领域的法律法规建设,已经颁布施行《中华人民共和国传染病防治法》《突发公共卫生事件应急条例》《中华人民共和国食品安全法》《中华人民共和国疫苗管理法》等,初步建立起我国公共卫生法律保障框架。然而,这些法律法规中并没有对社区公共卫生治理的权力、范围、内容等进行明确规定,如疫情初期全面封闭社区等做法没有明确的法律依据,基层职能部门的工作受阻较多,部分基层群众的法治素养不够,时常出现不严格遵守社区隔离政策私自外出导致疫情扩散、不积极响应社区核酸筛查导致疫情扩散等现象,不利于社区卫生治理防线的牢固构筑。

为了建设制度化、规范化、程序化的社区公共卫生治理体系,应当不断健全完善相关法治保障,树立社区治理权威。一是健全社区公共卫生治理法律规范体系。在现行公共卫生法律法规中补充完善有关社区的治理职责,适时修订《城市居民委员会组织法》,将社区的公共卫生治理责任进行明确规定。二是构建社区常态化管理和应急管理动态衔接机制。这是立足风险社会治理的迫切需要,能够增强社区的动态协调适应能力,打造韧性社区。三是塑造社区法治精神。加大社区法律法规宣传教育力度,提高社区公共卫生治理多方主体法治意识,涵养基层公众的公共精神、培育公共理性,使社区公共卫生治理主体都能依法办事。

(三)重视科技力量支撑,大力推进智能治理

从人类社会发展历史来看,科学技术始终是人类同各种疾病作斗争的锐利武器,人类战胜灾害、传染病疫情、慢性疾病等离不开科学发展和技术创新。2003年SARS疫情发生时,在疫情持续三个月后才被确认是一种新型病毒,其病原体鉴定和基因组测序的工作也主要是由国外的研究人员完成。而新冠疫情暴发以来,我国的科研人员及时响应、反应快速,始终坚持依靠科学技术,在一周之内就确定了新冠病毒的全基因序列并且分离得到病毒毒株,多种检测试剂产品迅速推出,有效治疗药物和方案不断更新,治理效率大大提高,为国内甚至全球迅速开展疫情防控赢得了宝贵的时间。疫苗研发技术有力、有效。除此之外,各种一线防控工具的科学技术水平也不断提升,越来越智能化。健康码、行程卡、智能巡防机器人、电子哨兵、热成像测温仪等充分运用了大数据、云计算、人工智能等现代技术,在疫情监测分析和可视化展现方面发挥重要作用。互联网医疗平台、社区团购平台、远程办公平台等的兴起大大降低了人员流动规模,促进无接触式经济的发展,加大了疫情防控强度,提高了疫情防控成果的有效性。

随着科学技术的飞速发展,在社区公共卫生治理中引入更多的现代技术,使社区更加"聪明"和更有张力,是推进社区公共卫生治理体系现代化的应有之举。当前,应当准确把握人工智能、物联网、云计算、大数据等现代技术快速发展的契机,加速推进城镇社区公

---

① 薛侃.风险社会下推进城市社区治理法治化的基本路径[J].中国党政干部论坛,2022(02):67-70.

共卫生治理的网络化、数字化建设,尽快实现智能化转型。建立统一的公共卫生事件风险监测与预测预警信息共享平台,加强复杂多元数据处理和数据建模分析能力,实现智能预测预警、趋势分析、评估优化等。

(四)培养人员卫生素养,稳步提升专业治理

随着人类经济水平的大幅度提升、社会文明的不断演进,社会分工越来越细化,依靠专业技术和专业人才队伍的优势,实行专业化治理,不仅是现代化治理的重要保证,而且是人类社会发展的必然要求[①]。同时,社区公共卫生涉及每一个人的健康安全和生命安全,是一个科学问题,需要严谨、规范地对待。因此,作为满足广大居民卫生健康需求的第一空间,城镇社区公共卫生治理体系的建设必须实现专业化:大力引进高质量公共卫生人才、着力提升现有公共卫生人员和社区居民的公共卫生素养,优化社区公共卫生治理队伍资源配置,强化社区公共卫生治理实效性。

可以采取如下措施:第一,加大优秀公共卫生人才的引进力度。有知识、有技术的公共卫生人员是实施社区公共卫生专业化治理的重要力量源泉。然而,由于基层工作者社会地位相对较低、收入水平相对较低、待遇保障相对不力等问题造成人才引进难、人才流失大,导致社区公共卫生治理专业化时常面临专业人才短缺、人手不够的瓶颈。这需要在进一步优化高等教育专业设置合理化、专业课程设置贴近社区基层实践的基础之上,结合社会经济形势变化,加强研究制定针对社区公共卫生工作人员的一揽子政策,从收入水平、待遇保障、职业发展前景等方面为他们追求梦想、实现人生价值提供良好的外在条件,鼓励支持医卫专业高校毕业生在选择就业岗位时主动到基层社区参加工作,为城镇社区公共卫生治理专业化水平的持续提升打下坚实的人才基础。第二,全面开展社区公共卫生治理专业化培训。自然环境和社会环境一直处于动态变化发展状态,各种卫生风险和新型疾病层出不穷,不断刷新人类认知。在这种情况下,亟须对现有社区公共卫生治理人员队伍开展全面的公共卫生专业培训,其中上至卫生主管部门领导、下至社区居民都应当定期接受培训,培训内容也需要根据社会实践发展需求不断进行动态更新,保证让各治理主体接收到前沿的理论知识和实践经验总结,不断提升社区公共卫生治理的专业化水平,最大限度满足社区现代化发展需要。

(五)关注多元差异需求,大力推进精细治理

党的十九大报告指出,我国社会主要矛盾已经转化为人民日益增长的美好生活需要和不平衡不充分的发展之间的矛盾。主要矛盾的转化标志着我国许多领域、许多方面产生了新变化、新诉求。从主体需要层面来看,人民美好生活需要日益广泛,不仅对物质文化生活有了更高的要求,而且对公平、正义、安全、环境、卫生等方面的要求也在日益增长,

---

① 李楠.中国社会治理现代化:内涵、成就与经验[J].国家治理,2023(20):16-23.

越来越关注生活品质和生活细节。新冠疫情的气球大流行,促进人们越来越重视公共卫生。注重从日常生活、从基层治理公共卫生,做细做实基层工作,才能不断推进我国公共卫生治理伟大事业的向前发展。

我国城镇化步伐不断加快,常住人口城镇化率已经达到60%以上,全国有超过九亿的常住人口居住在城镇社区之中,人口构成复杂、生活习惯等存在差异,在进行社区公共卫生治理时需要具体问题具体分析。从人群差异来看,以年龄为界限,老年人、中年人、青年人和儿童群体由于先天生理条件、年龄、工作经历等因素,在卫生风险和易患疾病等方面存在一定的差异;以性别为界限,男性群体和女性群体也会在卫生风险和易患疾病等方面存在差异,如有专家称新冠病毒对男性的打击更大[1],残障人士相较非残障人士的公共卫生需求也有所不同,对于自主自理能力的恢复、心理干预等的要求相对较高;从地域差异来看,中国地域辽阔,不论是南北还是东西的跨度都比较大,气候、水源等方面的自然环境存在差异,致使各地区人们的饮食习惯、生活习惯、卫生习惯等各有不同,所存在的卫生问题和卫生风险隐患也有一定的差异。

综上所述,城镇社区公共卫生治理体系的建设应当精准定位,了解和掌握不同城市、不同社区、不同群体的实际卫生需求,"对症下药",制定差异化的公共卫生治理目标和多样化的治理要求,而非一刀切式的统一目标和要求,并根据实际情况采取治理策略,逐步实现精细化治理,提高公共卫生治理的有效性。

(六)把人民健康放在优先发展的战略地位

准确地定位是对事物产生科学态度、提出进一步实践要求的前提和条件。党的十八大以来,以习近平同志为核心的党中央坚持"把人民健康放在优先发展的战略地位",这生动体现了党和政府对保障人民健康所树立的坚定立场,也标志着人民健康正式成为国家战略性发展内容的重要组成部分。

1. 人民健康是促进人的全面发展的必然要求

"把保障人民健康放在优先发展的战略位置,完善人民健康促进政策。"[2]习近平总书记这一重要论断言简意赅地阐明了人民健康与人的全面发展之间的逻辑关系,清晰明了地反映了健康对于人民群众实现自身全面发展的重大意义。人民健康问题是探讨一切个人更深层次发展的前提与基础。健康在现实生活中占据重要地位,其不仅是保障社会生产的前提,也是促进人的全面发展的必然要求。推进人的全面发展是我们党和国家一以贯之的价

---

[1] 北青网. 国家发改委:2020年底,常住人口城镇化率提高到60%以上[EB/OL]. (2021-04-19)[最后访问时间:2022年2月5日]https://www.360kuai.com/pc/9c3a04ff2eec93652? cota=3&kuai_so=1&tj_url=so_vip&sign=360_57c3bbd1&refer_scene=so_1

[2] 习近平. 高举中国特色社会主义伟大旗帜为全面建设社会主义现代化国家而团结奋斗[N]. 人民日报,2022-10-26(001).

值目标，习近平总书记指出："人，本质上就是文化的人，而不是'物化'的人；是能动的、全面的人，而不是僵化的、'单向度'的人。"①实现人的全面发展需要诸如生产力、生产关系、劳动者身体素质等各方面条件全面具备，而健康就是实现人自由而全面发展的一个基础性条件。因此，不断保障和改善民生，努力让发展成果惠及全体人民就成为助力人的全面发展的重要举措。

中国特色社会主义进入新时代，人民群众对健康的理解更加深入，与之相应的是其健康需求也呈现出多层次、多样化的特征。老百姓不仅希望能够看得上病、看得好病，更想要不得病、少得病。他们期待拥有更好的健康环境、拥有更全面的健康保障、拥有更加多元的健康服务，以此实现自身更健康的生活的目标。这些更为细致的需求为我国人民健康事业的发展提供了努力的方向。马克思指出："任何解放都是使人的世界即各种关系回归于人自身"。②从中可见，无论怎样改善健康制度、提升健康治理能力，最终都是以人为落脚点，以推进人自由而全面的发展为目标。健康不仅是人全面发展的主要内容，还是通过推进社会发展进而实现自身全面发展的重要途径。因此，把人民健康放在优先发展的战略地位是推动人自由而全面发展的重要保障，不断满足人民群众对健康更多元、更细致的需求，推动健康事业持续稳定发展是实现人自由而全面发展的重要前提。

2. 人民健康是经济社会协调发展的基础条件

人民健康为经济良性健康发展提供了前提，是经济社会协调发展的基础条件。生产力是社会发展的重要引擎，人是生产力各要素中最活跃的那一部分，因此人民群众的健康状况会对整个经济社会发展水平产生直接影响。经济社会协调发展需要劳动者从事社会生产活动，而健康的身心是劳动者能够开展工作的前提和基础。健康的身心素质提升了人才资本的经济价值，且在健康领域产生的新需求也将引起全社会各个领域供给与需求的变动，进而为经济社会的持续稳定发展注入源源不断的能量。2005年世界卫生组织发布了一篇名为《预防慢性病：一项至关重要的投资》的报告，报告指出："如果可以在今后十年内将慢性病死亡率在现有趋势基础上每年降低2%，将给中国带来360亿美元的累计经济效益。"③

新时代中国特色社会主义的建设发展离不开健康的劳动者，保障人民健康是推动社会发展进步的基础条件。习近平总书记指出："拥有健康的人民意味着拥有更强大的综合国力和可持续发展能力。"④人民的健康素质上去了，国家经济社会建设就有了坚实的人力资

---

① 习近平. 《干在实处走在前列——推进浙江新发展的思考与实践》[M]. 北京：中共中央党校出版社，2016：295.
② 马克思，恩格斯. 马克思恩格斯选集：第1卷[M]. 北京：人民出版社，2009：46.
③ 张璐，孔灵芝. 预防慢性病：一项至关重要的投资——世界卫生组织报告[J]. 中国慢性病预防与控制，2006，(01)：1-4.
④ 白剑峰. 让全民健康托起全面小康[N]. 人民日报，2016-08-19(001).

源保障。要统筹处理好维护人民健康权益和经济社会持续健康发展之展间的关系,任何情况下都绝不能以损害人民健康为代价来换取经济的一时发展。2016年中共中央通过了《"健康中国2030"规划纲要》,明确了健康中国建设的目标和任务,2019年《健康中国行动(2019—2030)》出台,为健康中国战略的实施描绘了路线图和施工图,以习近平同志为核心的党中央以实际行动为人民健康与经济社会的协调发展指明了方向。

3. 人民健康是民族昌盛和国家富强的重要标志

人民健康是立国之基,健康的人民是国家拥有强大综合实力的基础与前提。人民健康与国家发展之间相辅相成,人民的健康状况往往能够在一定程度上反映出一个国家的发展水平。"人口是国家的基本组成要素,人口素质的高低直接关乎国家的强弱,而其中人口健康素质是人口素质的重要基础。"①人口健康素质的提升不仅为国家建设提供人才,也为国家发展提供保障。人民健康水平同时也受到国家发展水平影响,国家实力强盛往往可以为维护人民健康权益提供更好的政策支持和物质保障,进而更有效地推动人民健康事业的发展。

保障人民健康是实现中华民族伟大复兴中国梦过程中不可动摇的价值指向。健康发展水平的高低不仅关系每个人的健康问题能否得到解决,更涉及人民对国家的认同和社会稳定的维系。中国共产党是一个为人民谋幸福的服务型政党,百年来始终将保障人民健康与实现人民解放紧密联系在一起。70多年前,旧中国经历百年磨难终重新焕发生机,在中国共产党的领导下,"东亚病夫"的标签被彻底打碎,中国人民开始走上了人人享有初级卫生保健的健康之路,人民健康获得感不断提升;40多年前,改革开放为中国打开崭新而宽广的天地,中国开启了社会主义现代化的伟大征程;进入新时代,以习近平同志为核心的党中央对所处历史方位进行深刻思考,将人民健康问题提升至国家战略层面予以考量,将人民健康融入党的初心与使命,为实现中华民族伟大复兴的中国梦打上了强力的助推剂。当前,中国已建立起世界上规模最大的全民医疗保障网,一代又一代人接续奋斗,正在努力使全体中国人民都能享有安全、有效、方便、价廉的医疗卫生服务,努力为实现中华民族伟大复兴的中国梦奠定扎实的健康基础。

(七)树立"大卫生、大健康"的发展理念

"大卫生"是相较于过去传统的狭义卫生观而言的,其强调的是卫生工作的社会性和协同性;"大健康"是指从宏观角度对人民健康进行全方位、全周期的保障,是对传统健康理念的拓展和升华。在过去相当长的一段时间里,人们对健康的认识普遍停留在疾病治疗的层面,形成一种不生病就是健康状态的错误认知,对全过程全方位的健康管理与服务没有给予足够的关注。"大卫生、大健康"从影响健康的各种因素出发,注重全方位全周期为人

---

① 王铁柱. 习近平总书记关于健康治理重要论述的六个维度[J]. 长江师范学院学报,2022,38(01)-21.

民提供健康保障和服务,是一种具有系统性、深刻性的健康发展理念。健康发展观念的转变意义与价值重大,不仅拓展了健康服务与保障的内容范围,更有力推动了全民参与、全面共享的健康生态格局的形成。"大卫生、大健康"理念的形成,体现了党中央对我国健康事业发展规律的准确认识和深刻理解。

1. 把以治病为中心转变为以人民健康为中心

保障人民健康权益,提高人民健康水平,不能只在治疗疾病方面花力气、下功夫,还应注重疾病的预防和日常的健康保健。"治未病"是中国传统医学的核心理念之一,习近平总书记曾在多个场合对中医药进行高度评价,不仅提出用老中医"既治已病,也治未病"的方法来治理长江的生态环境,还强调要通过注重预防和加强日常监督的方法推进全面从严治党。把以治病为中心转变为以人民健康为中心的大健康观,摒弃了以往以治病为中心的传统医疗观念,是对"治未病"理念的创造性转化和创新性发展。

党的十八大以来,习近平总书记始终强调,党和国家各项工作的开展都要坚持以人民为中心,而"以人民健康为中心"正是"以人民为中心"思想在健康领域的具体化实现。坚持以人民为中心,首先要做到的就是以人民健康为中心,关注广大人民群众的生命安全和身体健康。换句话说,党和政府开展各项工作要将保障人民生命和身体健康置于首要位置,经济社会的建设发展都应以服务人民健康为根本落脚点,绝不能以牺牲人民健康为代价换取利益。

人民健康具有价值优先性,坚持以人民健康为中心能够产生一定的引领效应,促使健康领域的一些关键制度建设取得新突破,促使整个社会产生联动效应,推动构建"全国一盘棋"的健康协调机制的形成。现阶段我国卫生与健康领域仍存在发展不平衡的问题,特别是偏远地区和低收入群众,健康需求得不到切实保障。坚持健康优先有利于整合国家医疗卫生资源,推动形成科学完备的健康治理格局,在全国形成各类健康资源合理流通、整体流通的良好局面。党中央始终坚持把人民群众生命安全和身体健康放在第一位,提供优质高效的医疗服务,全面深化医疗卫生体制改革,加强影响健康的环境问题治理,尽力消除可能影响人民健康的消极因素。

2. 为人民群众提供全方位全周期的健康服务

党的十九大报告指出:"要完善国民健康政策,为人民群众提供全方位全周期健康服务。"①这其中包含着空间与时间两个维度的具体要求。

从空间维度看,集中体现在以下三个层面。首先,健康服务涵盖的领域是全方位的。习健康事业不是只由卫生系统负责,要将健康融入所有政策,将健康内涵扩展至包含身体健康、心理健康、思想健康、环境健康、社会健康等更大范围的健康层次上。其次,健康

---

① 决胜全面建成小康社会夺取新时代中国特色社会主义伟大胜利[N]. 人民日报, 2017-10-19(002).

服务涉及的人口是全方位的。人民健康不是一个人的健康,不是部分人的健康,而是全体人民的健康。《"健康中国2030"规划纲要》明确指出:"将全民健康作为健康中国的根本目的",要确保任何人不因任何因素影响自身公平享受健康服务和健康保障的权利。最后,健康服务涵盖的区域是全方位的。各地区之间、城乡之间健康产业与健康服务应该协调平衡发展,着力推动城乡公共服务均等化,加快优质医疗资源扩容和区域均衡布局。

从时间维度看,具体体现在生命周期和疾病周期两个层面。从生命周期来看,一个人"从胎儿到死亡"的生命过程可以划分为不同的生命阶段,一方面各个生命阶段面临着不同健康问题和影响因素,应有针对性地确定各个生命阶段在健康层面的优先领域和干预措施;另一方面各生命阶段紧密相连、不可分割,只有为人民群众提供从孕育到死亡全生命周期的健康服务和健康保障,做好每一个生命阶段的健康保健工作,才能满足人民群众在全生命周期的健康需求,才能实现每个人的终身健康。从疾病周期方面来看,全周期的健康服务指从影响健康的因素入手,将健康服务扩展至预防、急病、慢性病、康复、养老等各个领域。

3. 构建五大健康重点融合共存的大健康范式

一是普及健康生活。从理论层面看,对人民群众的健康教育需要加强。当前,人民群众对健康知识的知晓率仍偏低,抽烟、酗酒、不合理饮食等非健康生活方式比较普遍,不良生活方式日益成为引发疾病的一大危险因素。所以要加强健康教育和科学知识普及,建立健全健康教育制度与体系,从小抓起,引导广大人民群众树立正确的健康观,养成文明健康绿色环保的生活方式,逐步提高全民健康素养。健康教育是一项专业性极强的工作,必须对其加以规范管理,要求报纸、广播、电视、互联网等传播媒介要对各自渠道把好关,严禁为兜售非法保健品等虚假健康教育活动提供传播渠道和平台,对于那些打着健康牌子骗财骗物的机构和个人要依法予以惩处。从实践层面看,人民群众身体健康素质有待提升。当前,我国体育事业正面临崭新的发展形势,国家聚焦重点领域和关键环节,不断加强改革创新,不断完善全民健身公共服务体系建设,努力开创我国体育事业发展新局面。其中,满足人民日益增涨的健康需求,统筹建设全面健身公共设施,加强全民健身组织网络建设,构建更高水平的全民健身公共服务体系是重要内容之一。

二是优化健康服务。卫生与健康服务在内容供给层面要坚持以质量为中心,以质取胜。过去我国卫生与健康资源严重不足,处于绝对短缺的尴尬状态,将数量摆在优先发展位置具有合理性和可行性。此时代背景下,应正确认识并把握健康服务质量与数量之间的辩证关系,及时调整二者发展的优先顺序,在继续提高质量的同时将质量问题放在优先考量位置,激发卫生与健康服务内容的高质量供给,淘汰不符合发展规律和人民需要的粗放的、低质量的供给服务,这对提升我国卫生与健康服务发展水平,增强人民群众健康幸福感、获得感有着十分重要的意义和作用。保障人民健康要切实加强健康领域人才培养,充分发挥广大医务工作人员在提供医疗卫生服务方面的主体作用。无德不成医，医疗卫生工作者的思想道德素质和业务能力素质的好坏直接关系着健康服务水平质量的高低。广大医务工作者要充分发挥自身积极性，除了勤于学习精进医术，更要树立良好的医德医风。

三是完善健康保障。社会保障体系的建设问题是人民健康事业现代化的关键性指标，完备合理的制度体系是提升国家健康治理能力的有效途径。推进人民健康事业的发展，在制度设计维度上要讲谋划讲布局，以科学得当的方式整体推进。当前，在疾病谱复杂化背景下，传统问题和现存挑战呈现叠加融合之势，极大地威胁着人民群众的健康。医疗卫生体制机制仍需加强探索和改革，相关政策措施仍要持续推进，推进医联体建设向着成熟、定型的运行模式方向前进。在习近平总书记关于人民健康重要论述的科学指导下，我国健康领域的制度体系不断完善，为维护人民健康权益提供了有力的制度保障。维护人民健康权益，要将医药卫生体制改革任务落到实处，深入把握和准确理解"保基本、强基层、建机制"的基本思路和总体要求是解决广大人民群众看病就医难的一项治本之策，要在具体推动和落实上花大力气、下大工夫。

四是建设健康环境。良好的生态环境是人类健康生活的前提和基础，是广大人民群众应该享有的健康权益。经济飞速增长下隐藏的粗放型发展模式对环境造成了极大的破坏，大气污染、水体污染、土壤污染、噪声污染、核辐射污染等无一不对人民健康产生着威胁。党的十八大以来生态文明建设取得了巨大成就，但在土壤污染、空气污染、水污染等方面仍存在显著问题，严重影响人民群众的健康生活。相关部门要切实解决影响人民群众健康的突出环境问题。不能以牺牲人民健康权益为代价换取经济社会的发展进步，要实施兼顾人民生活环境质量与生产力持续发展的新型发展模式，加强对污染性企业的管理，引导其改变生产方式，实施垃圾分类，开展厕所革命。

五是发展健康产业。人民健康的追求与渴望为健康产业的发展提供了内生动力，健康产业与健康服务二者关系密切，健康产业稳步发展能够为人民群众提供更加优质、更加高效的健康服务。虽然我国健康产业正在迅速发展，市场容量不断扩大，其在国民经济中所占比重不断提升，但当前我国健康产业还远远不能满足人民需求，健康行业增加值占GDP比重还低于许多发展中国家。我国健康产业发展较为落后，一方面是由于在健康产业中投入的资金技术不够多，健康产业的从业人员整体素质也有待提升；另一方面则是因为健康产业没有相关的标准作为行业发展的参照，缺少法律和制度的规范，从而导致行业发展混乱。因此，在建设社会主义现代化强国的新征程上，要加强健康产业的战略规划引领，从制度创新和政策完善上为健康产业提供路径选择。

(八)坚持走中国特色卫生与健康发展道路

习近平总书记基于对我国健康发展实际的科学判断，提出要坚持走中国特色卫生与健康发展道路。它强调要坚持党对健康工作的集中统一领导，坚持正确的卫生与健康工作方针,坚持公平公正公益的价值准则,是一条从根本上区别于其他国家、其他民族的健康事业发展道路。

1. 坚持党对健康工作的集中统一领导

一百多年来,党在领导中国革命、建设和改革的实践过程中始终与人民站在一起,一以贯之坚持人民立场,将人民利益放在首位。保障人民健康权益、满足人民健康需求是一个重大的时代课题,是一个系统的民生工程,这个课题关系着我国经济社会发展情况,这个工程关系着党的"两个一百年"奋斗目标的实现情况,是新时代党治国理政中肩负的一项重要使命。中国特色社会主义制度的最大优势是中国共产党的领导,坚持党对健康工作的集中统一领导是做好人民健康工作的条件保障。

中国共产党在推进健康事业发展过程中始终发挥着举旗定向、统筹规划、凝聚共识的重要作用,在健康治理过程中展现出自身不可比拟的效能优势。第一,党的思想理论优势能够引领人民健康工作沿着正确的发展方向前进。在推进健康事业发展的过程中,我们党不仅能够清醒地把握国际国内健康发展形势,以顺应中国健康发展实际、满足人民群众健康需求为根据就卫生与健康工作作出科学的决策部署;还推进健康教育的常态化、制度化,使人民健康思想不仅为党员干部所掌握,更为广大人民群众所熟悉,进而转变为推进健康中国建设的强大力量。第二,发挥党的组织优势必须坚持健全党的组织体系和完善党的组织方式,努力建设高素质干部队伍和人才队伍,切实做好抓基层,打基础工作,从组织上保持和发展党的先进性和纯洁性。党的严密的组织体系有利于构建全域覆盖的卫生网络,通过顶层设计贯通、强化基层执行能力以及统筹各部门协作发挥党的组织优势,提升党建引领卫生服务健康发展的内生动力。第三,党的制度优势在推进健康中国建设进程中发挥着集中力量办大事的治理效能。随着经济发展和社会进步,人民群众对健康的需求已经不仅局限于生理健康领域,新时代的人民健康要求身体、心理、社会、道德、环境等各方面都处于良好的状态。为此,健康工作也不再是卫生部门一家之职,而是要集聚各方力量协同开展,发挥中国特色社会主义制度集中力量办大事的显著优势,坚持党对健康工作的集中统一领导,构建政府负责、社会参与、全民共建的健康治理格局,把健康融入所有政策,凝聚起推进健康中国建设的磅礴力量。第四,党密切联系群众的优势使得卫生运动能够与群众运动相结合,为新时代健康工作的开展积累了如爱国卫生运动这样的宝贵经验。第五,党勇于自我革命的优势确保健康工作能够顺应人民群众的新期待新要求而开展和推进,在健康事业建设过程中充分发挥了固根基、扬优势、补短板、强弱项的治理效能。我们党没有自己的特殊利益,敢于面对一切批评,敢于纠正自己的偏差、错误。党的十八大以来,习近平总书记立足我国健康发展实际和群众健康需求,就医疗体制改革问题作出了重要部署,要求加快将医疗卫生体制改革任务落到实处,不断强化保障人民健康的制度建设。新冠疫情发生后,习近平总书记多次提出要"在做好疫情防控工作的同时,放眼长远，总结经验，吸取教训，针对疫情防控中暴露出来的问题和不足，抓紧补短板、堵漏洞、强弱项。"[1]如此种种，鲜明体现了我们党在推进健康事业发展过程中自我完善、自我革新、自我提高的治理能力，充分表征了党的自我革命优势在领导健康工作过程中所发挥的治理效能。

2. 坚持正确的卫生与健康工作方针

明确的工作方针能够有效规范具体的工作行为，卫生与健康工作方针是为解决当下卫生与健康事业所面临的矛盾和问题所提出的，必须要与当前人民最迫切最突出的健康需求相适应。习近平总书记将新形势下我国卫生与健康方针概括表述为："以基层为重点，以改革创新为动力，预防为主，中西医并重，将健康融入所有政策，人民共建共享。"[2]这一工作方针从坚持以人民为中心的发展思想为根本点，是在深入分析我国健康发展实际的基础上形成的，凸显了新时代我国卫生与健康工作的目标与本质要求。

以基层为重点，就是要将卫生与健康事业的工作重点扩展到城乡整个基层，不断增强基层的防病治病能力。习近平总书记在2016年全国卫生与健康大会上提出，要坚持正确的卫生与健康工作方针，以基层为重点；在2020年召开的专家学者座谈会上指出，要发挥基层的哨点作用。从"以农村为重点"到以"基层为重点"体现了习近平总书记对新时代我国城镇化快速进程和国家对城乡统筹发展新要求的深刻把握，彰显了我们党在卫生与健康工作中一以贯之倡导并坚持的大众化与公平正义原则。

以改革创新为动力，要从理论创新、制度创新、管理创新、技术创新四方面齐下手，加快将医药卫生体制改革任务落到实处，全力推进卫生与健康事业的接续发展，着力解决当前和长远的重大卫生健康问题。体制机制问题是衡量一项事业能够走多远的重要因素，在卫生与健康发展领域，改革开放后原有的不合时宜的旧体制逐渐被打破，但在构建新体制的过程中又出现了行动落后实践需要的问题。"要把促进社会公平正义、增进人民福祉作为一面镜子，审视我们各方面体制机制和政策规定，哪里有不符合促进社会公平正义的问题，哪里就需要改革；哪个领域哪个环节问题突出，哪个领域哪个环节就是改革的重点。"[3]在实践中，逐渐完善基本医疗卫生服务保障体系。坚持改革创新为动力要格外重视体制机制改革，科学合理的健康工作机制在满足人民群众健康需求、保障人民健康权益层面起关键作用，在一定程度上能够决定人民健康建设队伍的创造力和竞争力。

预防为主，中西医并重，是对以往卫生工作方针中经长期实践证明行之有效方法的继承与发展。"倡导健康文明生活方式，预防控制重大疾病。"[4]要注意重大疾病的防控问题，

---

[1] 习近平2020年6月2日在专家学者座谈会上的讲话
[2] 习近平. 把人民健康放在优先发展战略地位 努力全方位全周期保障人民健康[N]. 人民日报，2016-08-21.
[3] 习近平. 习近平关于社会主义社会建设论述摘编[M]. 北京：中央文献出版社，2017：29.
[4] 习近平. 决胜全面建成小康社会 夺取新时代中国特色社会主义伟大胜利[N]. 人民日报，2017-10-28.

一是对传统传染病，例如艾滋病、结核病。一方面要注意前期预防，切断传染源，另一方面要制定良好的救治方案。二是对突发传染病，如SARS、新冠病毒。要做好早期监测与预警工作。三是针对慢性病，要通过日常的查体早发现早治疗。坚持中西医并重就是要在卫生与健康事业发展过程中充分利用中西医各自的优势，呈现相互补充、协调发展的状态。中医药是中华文明的瑰宝，要继承和发扬中华优秀医学文化，发挥中医药在卫生与健康领域的独特优势，切实推进中医药现代化建设。一方面，要充分发挥中医药在推进健康事业发展中的重要作用，将中医药工作摆在突出位置。国家颁布《关于促进中医药传承创新发展的意见》助力中医药守正创新接续发展，实现中医药创造性转化、创新性发展。切实把中医药文化继承好、发展好、利用好。另一方面也要吸收和借鉴西方医学的经验和技术。振兴中医药事业发展，通过梳理和挖掘古典医籍精华学习中医药学经典理论知识，加强中医药的科学研究，推进中医药创新发展。

把健康融入所有政策强调从影响健康的社会决定因素出发，将维护和促进健康的理念融入各部门公共政策制定与实施的全过程，形成健康治理的多方合力，不断提高全人群的健康水平。"将健康融入所有政策"的工作方针不仅指明提高人民健康水平并非卫生系统一家之责，其他部门也应制定相应方针政策、采取切实措施为人民健康服务，这体现了我们党和国家在维护人民健康权益、实现全民健康方面的力度与决心。如在食品安全方面，要求建立食品安全责任制，加强食品安全监督；在生态环境方面，要求坚持绿色发展理念，保持良好的健康环境；在乡村振兴方面，坚持大，大健康理念，为建设安居乐业和美乡村、推进乡村全面振兴提供坚实健康保障。

人民共建共享与习近平总书记提出的共享发展理念相匹配，主要强调开展健康工作要坚持为了群众、依靠群众的基本准则，调动全社会参与健康中国建设的积极性、主动性和创造性。一方面，共建是共享的前提。健康是全体人民的共同追求，是人民群众对美好生活向往的共同需要，满足这一追求与需要离不开广大人民群众的共同努力。人人共享健康事业发展成果需要人人共建健康中国，否则共享就无从谈起，建设健康强国需要全体人民去参与、去创造、去实现。广大人民群众要在党的统一领导下，投身至健康中国建设的队伍之中，为人民健康水平的提升打下坚实的物质基础，凝聚起磅礴的精神力量。另一方面，共享是共建的内在要求。蛋糕既要能做大，也要能分好，享受公平可及、系统连续的健康服务是全体人民的共同诉求，也是广大人民群众的应有权利。当前，我国医疗卫生资源分布仍不均匀，城乡与地区差距仍较为显著，这就要求建立公开、透明、畅通的信息共享渠道，落实健康"守门人"制度，通过地区联动、上下联动推进健康事业的平衡充分发展，确保全民健康目标的最终实现。

3. 坚持公平性、公益性的价值准则

维护社会的公平正义，保证全体人民享受公平的健康保障和服务是我国作为社会主义国家的必然要求,也是我国走好共同富裕道路,实现国家社会主义健康现代化的重要保障。国家高度重视人民健康事业,要求建立起稳定发展、覆盖全面的基本医疗卫生体系,保证全体人民享受到公平可及、系统连续健康服务,努力实现公平性和公益性的价值追求。明确保障人民健康的价值准则,为新时代推进人民健康事业发展确立了实践导向。

首先,要坚持"公平性"的价值准则。公平不是与平等画等号,健康公平不是追求平均分配,而是要努力消除广大人民群众在健康状况、卫生服务和卫生筹资等方面存在的实际上可以避免的不公正待遇,减少不应存在的健康差异,为每一名社会成员争取到最基本的健康生存标准。健康公平是实现社会整体公平的有效内容之一,党和政府作为引领卫生与健康事业发展的领导和主导力量,要重点关注基本医疗卫生事业,积极推进基本公共卫生服务均等化,通过公立医院改革、药品监督监管等方式方法不断拓展提升健康保障和健康服务内容质量,要突出公平二字,使全体人民享受可及性、公平性、连续性的健康服务。

其次,要坚持"公益性"的价值准则,将公益性写在医疗卫生事业的旗帜上。我们党是为人民谋幸福的服务型政党,我们国家是尊重人民主体地位的社会主义国家,这就要求我国在卫生与健康领域必须要把握好公益性的价值导向。卫生与健康领域恪守公益性的价值导向是推动社会和谐发展的必然要求。习近平总书记曾指出:"无论社会发展到什么程度,我们都要毫不动摇把公益性写在医疗卫生事业的旗帜上,不能走全盘市场化、商业化的路子。"[1]坚持基本医疗卫生事业的公益性一方面要着力解决"看病难、看病贵"问题,继续深化公立医院改革。要健全现代医院管理制度,全面取消"以药养医"的逐利机制,建立公益性的新制度,以服务质量、群众口碑、健康评估制度等标准对医院进行评价,推动公立医院高质量发展。另一方面要坚持政府主导,强化政府对人民健康事业发展的领导、管理、监督,全面整治医药领域乱象,提升医疗卫生服务的可及性,最大程度保障人民健康权益。

(九)为全人类健康福祉作出中国贡献

病人之病,忧人之忧;每有患急,先人后己。中国始终不忘为全人类健康福祉贡献自己的智慧和力量。新冠疫情在世界范围内蔓延的事实迫使更多国家重新审视国与国之间的交流与合作,打造全球公共卫生治理新格局、构建人类卫生健康共同体逐渐成为全球共识。习近平总书记关于人民健康的重要论述顺应了时代潮流,符合世界健康发展新趋势,为全人类健康福祉作出了中国贡献。

1. 顺应潮流,积极参与全球健康治理

随着全球化深入发展,世界已然成为一个你中有我我中有你的地球村,在此基础上各

---

[1] 王克群. 加快推进健康中国建设的意义与对策——学习习近平总书记在全国卫生与健康大会上的讲话[J]. 前进, 2016, (10): 26-29.

国政治、经济、文化、社会、生态等方面的交流日益密切，但与此同时也为传染病在全球大规模的传播与暴发埋下了安全隐患。当前，随着全球范围内人口流动速度加快，一些公共卫生事件已然突破传统国界，在全球范围内出现蔓延或暴发的流行趋势，深入参与全球健康治理必然是大势所趋。2020年新冠炎疫情在全球暴发更加凸显了健康治理所面临的国际挑战，疫情来势汹汹，没有哪个国家能够独善其身。面对全球性的公共卫生事件，单一国家或地区的力量是渺小的。习近平总书记指出："人类是命运共同体，团结合作是战胜疫情最有力的武器。"①在以习近平同志为核心的党中央的领导下，中国在做好国内防控的同时坚持国际抗疫合作，同其他国家共享信息，加紧联防联控，为国际社会提供医疗救助和援助物资。同时，健康中国战略的持续推进加快了我国同其他国家在卫生与健康领域的交流合作，不仅为全球健康治理贡献了中国方案和中国智慧，也让健康中国发展的战略成果惠及全世界人民。

健康是人类的永恒追求，健康促进是国际社会的共同责任。联合国《2030年可持续发展议程》已经将健康确定为可持续发展的重要目标，全球健康治理体系正处于发展的关键时期。国务院新闻办发布《中国健康事业的发展与人才进步》白皮书书明确表示，中国将一如既往地积极参加健康相关领域的国际与活动，履行国际义务，密切同世界卫生组织和相关国家的友好合作，持续深入参与全球健康治理。在卫生与健康领域充分发挥中国优势，积极推动全球健康治理体系改革，不断增强全人类健康福祉。

2. 求同存异，加强全球健康对话合作

健康是全人类的基本需求，人类荣辱与共、命运相连。世界各国在健康治理理念、健康治理环境以及健康治理制度等方面的差异阻碍了全球健康治理的深度合作。世界各国要跨越分歧、包容差异，在相互尊重与平等的基础上加强国与国之间的对话交流，努力打破思想意识、制度环境、文化差异等合作壁垒，在全球健康领域实现国际社会的多方面联合与协作。习近平总书记指出："世界的命运必须由各国人民共同掌握，世界上的事情应该由各国政府和人民共同商量来办。"②推动全球健康治理不应该是一个国家的独唱，而应是世界所有国家的合唱。2016年习近平总书记提出"健康丝绸之路"倡议，这标志着健康正式成为"一带一路"的重要组成部分，我国卫生与健康工作正式吹响了"一带一路"号角，为全球公共卫生合作注入了新的活力。面对新冠疫情，习近平总书记审时度势，指出"搞政治操弄丝毫无助于本国抗疫，只会扰乱国际抗疫合作，给世界各国人民带来更大伤害。"③世界各国只有坚持同舟共济，加强对话合作，才能共克时艰。

世界百年之未有之大变局和世纪疫情的交织叠加放大了全球卫生与健康领域中不适

---

① 习近平. 团结合作战胜疫情 共同构建人类卫生健康共同体[N]. 人民日报，2020－05－19(1).
② 习近平. 弘扬和平共处五项原则，建设合作共赢美好世界[N]. 人民日报，2014－06－29.
③ 习近平. 携手共建人类卫生健康共同体——在全球健康峰会上的讲话[J]. 当代党员，2021，(11)：3－4.

应、不匹配的问题，一些现有的国际健康治理机制和规则已经无法适应快速变化的全球形势，难以有效应对全球健康治理过程中不断涌现的新挑战。在这样的形势下，选择团结还是分裂、合作还是对抗，考验着国际社会应对全球健康发展难题的智慧和勇气，求同存异，加强全球健康对话与合作必然是利人利己的最好选择。

3. 秉持理念，打造人类卫生健康共同体

卫生与健康事业的发展符合全球化的特点和趋势，人民健康不仅是影响国民生活和经济社会发展的重要议题，也是世界人民共同利益的集中体现。当今时代充满挑战但也充满希望，习近平总书记着眼于人类共同面临的健康问题，在秉持共商共建共享发展原则的基础上提出共建人类卫生健康共同体的合作倡议。

第四节 构建我国城镇社区现代化公共卫生治理体系的现实意义

随着国家经济发展水平的不断提高，人民群众的物质生活得到明显改善，在此背景之下，人民群众越来越希望卫生健康需求得到满足。不仅仅局限于自身慢性疾病的诊治，而是更加注重各种疾病的预防。俗语有云："基础不牢，地动山摇"，社区是国家治理的基本单元，在抗击新冠疫情行动中，社区发挥着重要阻击作用。但是也暴露出我国公共卫生体系的诸多问题与不足，亟须完善顶层设计和基础保障。因此，应当深刻剖析我国城镇社区公共卫生治理体系存在的问题及潜在的原因，推动现代化城镇社区公共卫生治理体系建设，提高国家公共卫生供给能力，满足人民卫生健康需求，提高人民健康水平，推动健康中国建设。

研究城镇社区公共卫生治理体系建设，从社区居民自身来看，有利于了解广大居民的卫生健康需求，引导社区居民增强健康管理意识，提升居民卫生辨别能力以及维权意识，培养居民科学健康观念；从国家角度来看，有利于缓解"看病难、看病贵"问题，提升社会福利待遇，让广大群众共享改革发展的成果；从社区医疗卫生机构角度来看，有助于提升社区医疗卫生机构的社会地位，增强其服务能力和应急管理能力，有效应对公共卫生危机，充分发挥战斗堡垒作用；从健康老龄化角度来看，有利于应对人口老龄化挑战，增强老年人口体质健康，提升老年人群晚年生活质量；从国际视角来看，有助于树立全球公共卫生治理标杆，巩固拓展公共卫生外交关系，提升公共卫生领域的国际话语权，增强国际影响力和竞争力。

一、有利于促进社区居民健康

(一)引导社区居民增强健康管理意识

进入21世纪以来,随着经济条件和教育条件的不断改善,人民群众开始关注健康问题。然而与此同时,伴随着工业化、城镇化、人口老龄化进程的加快,居民生活方式、食品安全问题等对居民自身健康的影响逐渐显现。国家卫生健康委员会发布的《中国居民营养与慢性病状况报告(2015)》(以下简称《报告》)中指出,在膳食结构方面,我国居民的脂肪摄入量过多,平均膳食脂肪供能比超过30%,城市居民膳食中谷类食物的供给比为47%,低于推荐量的下限60%[1]。居民膳食中奶类、水果的摄入量与推荐量相比还有很大差距,大豆类食物消费量依然较低,饮食用盐水平有所下降但是仍然处于较高位置。这就使得我国的超重肥胖问题凸显,全国18岁及以上成人超重率为30.1%,肥胖率为11.9%,6~17岁儿童青少年超重率为9.6%,肥胖率为6.4%[2]。除了高盐、高脂等不健康饮食,我国许多居民还存在吸烟、过量饮酒、身体活动不足等现象。数据显示,全国吸烟人数超过3亿,15岁以上人群吸烟率为28.1%,其中男性吸烟率高达52.9%,非吸烟者中暴露于二手烟环境的比例为72.4%;2012年全国18岁及以上成人的人均年酒精摄入量为3升,饮酒者中有害饮酒率为9.3%,其中男性为11.1%;全国成人经常锻炼率为18.7%[3]。以上都是我国居民慢性病发生和发展的主要行为危险因素。《报告》中指出,我国60%的癌症具有明确病因,与吸烟有关的癌症占22%,同时,居民的高血压、糖尿病和癌症患病率与2002年相比呈上升趋势,高血压患病率水平达到25.2%,居民慢性病死亡率达到86.6%,其中心脑血管病、癌症和慢性呼吸系统疾病为主要死因[4]。在2019年,身体素质较差、免疫力较低的人群容易被传染病毒,引发并发症。为此众多专家始终强调居民需要进行科学合理的体育健身、规律作息与饮食,保持积极稳定的心态,增强自身免疫力,提高抵御病毒的能力。

因此,应通过加强基层社区卫生健康宣传教育、开展公共卫生知识系列讲堂及实践活动等措施,引导更多的城镇社区居民了解公共卫生、了解公共卫生所包含的各种公共服务以及公共卫生的重要性,引导社区居民融入社区治理过程、积极参与城镇社区现代化公共卫生治理,培养积极主动管理健康意识、充分发挥主体力量。通过分析目前城镇社区公共卫生治理存在的问题,有针对性地改进社区公共卫生服务,构建起现代化的社区公共卫生治理体系,提高社区公共卫生服务供给的多样性和利民性,使社区居民增强健康管理意

---

[1] 国家统计局. 中国统计年鉴2022[M]. 北京:中国统计出版社,2022.
[2] 国家统计局. 中国统计年鉴2022[M]. 北京:中国统计出版社,2022.
[3] 国家统计局. 中国统计年鉴2022[M]. 北京:中国统计出版社,2022.
[4] 国家统计局. 中国统计年鉴2022[M]. 北京:中国统计出版社,2022.

(二)提升社区居民辨别以及维权意识

当前我国正处于数字化社会转型时期,现代化城镇社区公共卫生治理体系构建中数字技术支撑必不可少。与传统信息渠道相比,互联网信息渠道成本低,而且可供居民查询各种信息的时间和空间自由度更大。随时随地都可以查询、了解各种相关的卫生健康信息,使社区居民获取卫生健康信息更加快速便捷,同时也助推数字技术的发展。然而,随着数字技术的不断发展,互联网信息平台出现了一些不规范现象,网络医疗卫生纠纷事件频频发生,虚假宣传、违法广告等成为网络平台投诉的重灾区。对于社区居民而言,由于他们大部分没有医学背景、医疗卫生知识比较匮乏,难以辨别正确医疗卫生信息,容易上当受骗。而且,网络的虚拟性会加剧医患关系之间的信息不对称,部分受骗居民甚至都不知道如何维护自己的合法权益,使广大居民通常处于不利地位。然而面对网络信息渠道的种种乱象,我国并没有专门的居民健康权益保护法律。因此,应通过研究构建城镇社区现代化公共卫生治理体系中社区居民健康辨别信息及权益保护问题,通过普及相关法律法规知识和完善我国关于医疗卫生广告宣传的相关法律法规,规范网络信息平台,提升广大社区居民的健康辨别意识和健康维权意识。研究我国城镇社区现代化公共卫生治理体系建设存在的诸多问题,通过加强宣传教育、大力普及公共卫生健康知识,增强社区居民辨别健康信息真假的能力,减少居民受骗事件的发生,为社区居民安心就医保驾护航。

二、现代化治理理论对建设城镇社区公共卫生治理体系的要求

习近平总书记到湖南省瑶族村服务中心、卫生室了解基本医疗保障情况,他强调,要把村为民服务中心作为基层治理体系的重要阵地建设好。[1] 加强城市社区卫生机构建设、健全公共卫生和疾病预防控制体系是聚焦解决"看病难、看病贵"问题的途径之一。随着现代化进程的不断加快,基层社区的潜力被逐步释放,城镇社区卫生治理的机遇与挑战并存,应抓住战略发展机遇,做好城镇社区公共卫生治理体系各方面的合理规划,包括搭建社区智慧卫生服务平台、完善专项法律法规、强化多元主体协同、加强卫生人员队伍建设等,为社区居民提供更便捷、优质的公共卫生服务,实现从"以治病为中心"到"以人民健康为中心"的转变,加强疾病预防治理,降低居民得大病、重病的风险,缓解人民群众看病治病困难和看病治病价格昂贵问题。

(一)缓解"看病难"问题,提升卫生服务便捷性

人们普遍认为大医院的先进设备多、医生多、专家多,医术高超,一旦出现身体不适

---

[1] 人民网. 在推动高质量发展上闯出新路子 谱写新时代中国特色社会主义湖南新篇章.[EB/OL](2020.09.19)[2022-02-02]http://politics.people.com.cn/n1/2020/0919/c1024-31867484.html.

第一时间就是去大医院就诊,于是出现了医院人满为患的局面。"十三五"规划期间,北京协和医院的平均日门诊量达到1.3万人次,其中外地患者就诊人数达到六成。郑州大学第一附属医院多年都来春节后会迎来看病小高峰,日门诊量均过万人,2022年春节后上班的第一天接诊更是达到了4.2万人次,其中除了郑州本地人还有许多人是特意从外地赶来看病治病的。许多人因为担心挂不到门诊号,会提前三天甚至更久就在手机上盯着号源,有的人则会到医院大厅排队好几天才能挂到号。"一号难求"是广大患者及家属的真实写照,不仅医院里面拥挤不堪,患者及家人也要承受病痛和看病困难的双重折磨。而社区公共卫生治理体系的构建可以有效缓解这一难题。世界卫生组织的一项研究显示,一个人的健康和寿命,60%取决于个人生活习惯。社区医疗卫生服务机构设立在人群居住地,距离近,近些年来一直在不断完善相关治理体系、改进各项措施,通过有针对性地提供预防、保健、康复、健康教育等多方面的卫生服务,在潜移默化中提高社区居民的卫生科学素养,使社区居民养成良好的卫生习惯和生活方式,减少患上重病、大病以及传染病的可能性。全国各地都在积极打造15分钟社区卫生服务圈或者15分钟健康圈,基层卫生服务网络日益完善,城镇居民步行15分钟就可到达标准化的社区卫生服务机构,显著提升社区居民获取基本卫生健康服务的便利性,在不耽误病情的情况下鼓励居民积极主动选择社区医疗卫生服务机构进行首诊,从而优化卫生资源配置和患者分流,减少卫生资源浪费,缓解人们日常看病治病困难问题,让广大居民能够更加高效便捷地享受到基础卫生健康服务。

(二)缓解"看病贵"问题,增强生活幸福感

2018年8月,中国发展研究基金会发布的《公共卫生领域的创新研究报告》显示,中国疾病图谱的两个最新特点之一是慢性非传染性疾病威胁上升,成为中国发展进程中的重大公共卫生问题。死亡率最高的主要是心脑血管疾病、恶性肿瘤、慢性呼吸系统疾病和糖尿病等慢性非传染性疾病,心脑血管疾病目前是我国居民第一位死亡原因,截至2019年全国有高血压患者2.7亿、脑卒中患者1 300万、冠心病患者1 100万。[①] 恶性肿瘤等慢性病的治疗费用巨大治疗过程复杂,使许多普通、贫穷的家庭因病致贫甚至负债累累,严重影响人民群众生活幸福感的获得。因此,在防治策略方面,需要切实落实"以基层为重点、以预防为主"的卫生方针,从基层社区开始做好健康行为规范和健康环境条件的营造,逐渐提高广大居民的卫生健康认知,培养健康科学的生活方式,从点滴做起,不断增强居民的身体健康水平和心理健康水平并将这种状态长期化,降低人们患病的几率以及患大病重病的几率,从而减少个人卫生支出和家庭卫生支出,缓解一直存在的看病治病价格贵的问

---

① 中国政府网. 我国对四类重大慢性病发起"攻坚战"[EB/OL]. (2019-07-15)[2022-02-02]https://www.gov.cn/zhengce/2019-07-15/content_5409735.htm.

题,切实增强人民群众的获得感、幸福感。

三、有助于增强社区医疗卫生机构能力

(一)提升社区医疗卫生机构服务能力

从医疗卫生机构数量来看,2020年全国共有基层医疗卫生机构97.1万个。其中社区卫生服务中心(站)3.5万个,与2019年比较,社区卫生服务中心(站)减少13个;从医疗卫生服务情况来看,2019年我国基层医疗卫生机构诊疗人次45.31亿人次,比2018年提高2.8%,其中社区卫生服务中心(站)8.59亿人次,同比提高7.5%;从公共卫生医疗机构病床使用率来看,2019年社区卫生服务中心为49.2%,同比降低2.2个百分点[1]。社区卫生服务中心诊疗人次数的增多意味着社区医疗卫生服务能力的增强,而社区公共卫生服务水平的提升离不开完善的公共卫生治理体系的构建。因此,研究推进城镇社区公共卫生治理体系建设,分析社区公共卫生治理存在的问题,提出相应对策加以改善,有助于提升社区医疗卫生机构的整体服务能力,更快更好地为社区居民提供卫生健康服务。

(二)增强社区公共卫生机构应急管理能力

社区居委会、卫生服务站、卫生服务中心、社区服务中心站和社区服务站等基层组织和机构在应对公共卫生危机过程中承担着重要责任,疾病预防控制中心和卫生监督所在我国公共卫生治理体系中承担疾病预防和卫生监督的重任。在重大公共卫生事件中社区工作人员负责统计所管辖区内人口健康情况、保障居民正常生产生活,社区卫生服务中心要发挥家庭医生团队优势配合社区工作。2022年,全国医疗卫生机构总诊疗人次84.2亿,与上年基本持平。全国中医类医疗卫生机构总数80 319个,比上年增加2 983个,总诊疗人次12.3亿,比上年增加0.2亿人次。2022年末,全国已设立社区卫生服务中心(站)36 448个,其中:社区卫生服务中心10 353个,社区卫生服务站26 095个。与上年相比,社区卫生服务中心增加231个,社区卫生服务站增加57个。社区卫生服务中心人员58.8万人,平均每个中心57人;社区卫生服务站人员12.9万人,平均每站5人。社区卫生服务中心(站)人员数比上年增加3.4万人,增长5.0%。[2] 因此,加快推进城镇社区现代化公共卫生治理体系建设,应着重增强社区公共卫生机构应急管理能力,完善社区公共卫生应急管理体系、健全公共卫生质量监督体系,推动城镇社区现代化治理发展进程,高效精准应对各类突发公共卫生事件,保障基层经济与社会的和谐稳定。

---

[1] 《2020年我国卫生健康事业发展统计公报》
[2] 中国政府网. 2022年我国卫生健康事业发展统计公报[EB/OL](2022-10-12)[2022-11-01]https://www.gov.cn/lianbo/bumen/202310/P020231012649046990925.pdf.

四、有利于促进健康老龄化，提供老年群体晚年生活质量

根据第七次全国人口普查数据，我国60岁及以上人口为2.64亿，占比18.70%，其中65岁及以上人口为1.91亿，占比13.50%，与第六次全国人口普查数据相比，分别上升了5.44%和4.63%。从地区分布来说，大陆31个省、自治区、直辖市中除西藏外，其余30个省份65岁及以上老年人口比重均超过7%，其中，包括天津、辽宁、吉林、黑龙江、上海、江苏、安徽、山东、湖北、湖南、重庆、四川在内的12个省份65岁及以上老年人口比重均超过14%[1]。目前，我国是世界上老年人口规模最大的国家，也是人口老龄化速度最快的国家之一。"十四五"时期，我国60岁及以上人口规模预计将突破3亿，占比超过20%，从轻度老龄化迈入中度老龄化社会[2]。

由于外界环境、多年工作劳累积累以及机体机能的自然退化等原因，老年人的健康状况不容乐观。相关数据显示，我国78%以上的老年人至少患有一种慢性病[3]，全国失能、半失能老年人约4 000万人，患阿尔茨海默病者约1 500万人[4]。老年人"长寿不健康"问题愈发凸显，推进健康老龄化迫在眉睫。

我国仍存在"重治轻防"观念，当前的公共卫生体系预防性不足，不能满足老年群体日益增长的卫生健康需要，国家的供给保障与老年人需求之间存在较大差距。因此，通过研究我国城镇社区现代化公共卫生治理体系构建，从不同角度分析我国社区公共卫生治理体系所存在的问题，并提出合理的对策建议，着重强调老年人群卫生健康保障针对措施，有利于增强老年人体质，提升老年人群晚年生活质量。

---

[1] 环球网. 第七次全国人口普查结果公布！全国人口共141178万人[EB/OL]. (2021-05-11)[2022-02-02] https://china.huanqiu.com/article/434lwtaDfbV

[2] 中国政府网. 关于印发"十四五"健康老龄化规划的通知[EB/OL](2022-02-07)[2022-05-06]https://www.gov.cn/zhengce/zhengceku/2022-03/01/content_5676342.htm.

[3] 中国政府网. 关于印发"十四五"健康老龄化规划的通知[EB/OL](2022-02-07)[2022-05-06]https://www.gov.cn/zhengce/zhengceku/2022-03/01/content_5676342.htm.

[4] 新华网. "预防、治疗、照护"一个都不能少——《"十四五"国家老龄事业发展和养老服务体系规划》勾勒老年健康支撑体系蓝图[EB/OL]. (2022-02-22)http://www.news.cn/2022-02/22/c_1128406557.htm.

第二章　我国社区公共卫生治理体系建设取得的成效

第一节　社区公共卫生资源配置合理

2022年国务院办公厅印发的《"十四五"中医药发展规划》中提出，到2025年社区卫生服务中心实现3个全覆盖，即社区卫生服务中心实现全覆盖，鼓励有条件的地方对15%的社区卫生服务中心完成服务内涵建设；基层中医药服务提供基本实现全覆盖，100%社区卫生服务中心能够规范开展10项以上中医药适宜技术；基层中医药人才配备基本实现全覆盖，社区卫生服务中心中医类别医师占同类机构医师总数比例超过25%。[①] 社区公共卫生作为我国基层基本医疗卫生保障体系的重要组成部分，对于预防疾病、提高社区居民健康水平和改善健康公平具有重要价值。整理研究发现，我国社区公共卫生资源，即人力资源、卫生经费、卫生设施、信息资源总体呈现出健康稳步发展的趋势，取得了一定的成效。以城市社区为例，从人力资源、卫生经费、卫生设施、信息技术这四个方面简要分析我国社区公共卫生资源配置总体情况。

一、社区公共卫生资源配置总体情况

（一）医疗卫生机构数量呈上升趋势

从医疗机构数量来看，2018—2022年，我国医疗卫生机构数量呈现上升趋势，由2018年的997 433个上升至2022年的1 032 918个。其中医院总数呈上升趋势，由2018年的33 009个上升至2022年的36 976个；基层医疗卫生机构总数同样呈现逐年上升趋势，由2018年的943 639个上升至2022年的979 768个；专业公共卫生机构数和专科疾

---

① "十四五"中医药发展规划[J]. 中国现代中药，2022，24(04)：744.

病防治院(所/站)呈现逐年下降趋势,分别由2018年的18033个和1161个下降至2022年的12 436个和856个;疾病预防控制中心数量由2018年的3 443下降至2022年的3 386个;妇幼保健院(所/站)数由2018年的3 080个下降至2022年的3 031个;卫生监督所(中心)数量由2018年的2 949个下降至2022年的2 944个(见表2-1-1)。①

表2-1-1　2018—2022年中国医疗卫生机构数(个)

年份	合计	医院总数	基层医疗卫生机构总数	专业公共卫生机构数	疾病预防控制中心	专科疾病防治院(所/站)	妇幼保健院(所/站)	卫生监督所(中心)
2018	997 433	33 009	943 639	18 033	3 443	1 161	3 080	2 949
2019	1 007 579	34 354	954 390	15 958	3 403	1 128	3 071	2 869
2020	1 022 922	35 394	970 036	14 492	3 384	1 048	3 052	2 934
2021	1 030 935	36 570	977 790	13 276	3 376	932	3 032	3 010
2022	1 032 918	36 976	979 768	12 436	3 386	856	3 031	2 944

注：数据来源2023年《中国统计年鉴》

医院按等级分为三级医院、二级医院和一级医院。其中,三级医院由2018年的2 548个上升至2021年的3 275个,二级医院由2018年的9017上升至2021年的10 848个,一级医院由2018年的10 831个上升至2021年的12 649个(见表2-1-2)。②

表2-1-2　2018—2021年中国医院数(按等级分)(个)

年份	三级医院	二级医院	一级医院
2018	2 548	9 017	10 831
2019	2 749	9 687	11 264
2020	2 996	10 404	12 252
2021	3 275	10 848	12 649

注：数据来源2022年《中国卫生健康统计年鉴》

(二)基层医疗卫生机构东部地区数量较为充足

从东、中、西部地区来看,东部地区三级医院占比最高,三级医院占总医院的比例为

---

① 国家统计局.2023年中国统计年鉴.[EB/OL](2024-01-15)[2024-04-20]. https：//www.stats.gov.cn/sj/ndsj/2023/indexch.htm.
② 中国政府网.2022年中国卫生健康统计年鉴[EB/OL].(2023-05-17)[2023-7-20]. http：//www.nhc.gov.cn/mohwsbwstjxxzx/tjtjnj/202305/6ef68aac6bd14c1eb9375e01a0faa1fb.shtml.

9.86%，而中部地区占比为7.94%，西部地区占比为8.81%。西部地区二级医院占比最高，二级医院数量占总医院数量的比例为32.78%，东部地区二级医院的占比最低，比例为26.02%；西部地区一级医院占比最高，比例为36.33%，中部地区一级医院占比最低，比例为33.25%（见表2-1-3）。[①]

表2-1-3　2021年各地区医院等级情况统计（个）

地区	合计	三级医院数量	二级医院数量	一级医院数量	未定级医院数量
总计	36 570	3 275	10 848	12 649	9 798
东部	14 252	1 405	3 709	4 880	4 258
中部	11 009	874	3 432	3 660	3 043
西部	11 309	996	3 707	4 109	2 497

注：数据来源2022年《中国卫生健康统计年鉴》

从北京市、上海市和广东省三个发达地区来看，2021年北京市拥有三级医院数量为116家，二级医院149家，一级医院348家。2021年上海市拥有三级医院数量为53家，二级医院93家，一级医院的数量为10家。2021年广东省拥有三级医院数量为254家，二级医院624家，一级医院的数量为464家。由此可见，三级医院数量仍需增加（见表2-1-4）。

在我国所有的省级行政区划中，三级医院数量最多的省级行政区划是四川省，共有三级医院299家，三级医院数量最少的省级行政区划是西藏自治区，数量为17家。三级医院数量最多的省级行政区划比数量最少的省级行政区划多出282家。二级医院数量最多的省级行政区划是四川省，共拥有二级医院751家；二级医院数量最少的省级行政区划是西藏自治区，共有二级医院60家。二级医院数量最多的省级行政区划比二级医院数量最少的省级行政区划多出691家。一级医院数量最多的省级行政区划是河南省，拥有一级医院的数量为1 269家；一级医院数量最少的省级行政区划是上海市，拥有一级医院的数量为10家。一级医院数量最多的省级行政区划比一级医院数量最少的省级行政区划多出1 259家（见表2-1-4）。[②]

[①] 中国政府网.2022年中国卫生健康统计年鉴[EB/OL].(2023-05-17)[2023-7-20].http：//www.nhc.gov.cn/mohwsbwstjxxzx/tjtjnj/202305/6ef68aac6bd14c1eb9375e01a0faa1fb.shtml.

[②] 中国政府网.2022年中国卫生健康统计年鉴[EB/OL].(2023-05-17)[2023-7-20].http：//www.nhc.gov.cn/mohwsbwstjxxzx/tjtjnj/202305/6ef68aac6bd14c1eb9375e01a0faa1fb.shtml.

表 2-1-4　2021年各省级行政区划医院等级情况统计(个)

地区	2021年医院总数				
	合计	三级医院数量	二级医院数量	一级医院数量	未定级医院数量
总计	36 570	3 275	10 848	12 649	9 798
北京	644	116	149	348	31
天津	432	49	87	188	108
河北	2 395	100	621	1 316	358
山西	1427	62	411	276	678
内蒙古	806	91	331	272	112
辽宁	1444	161	360	473	450
吉林	825	68	274	173	310
黑龙江	1 187	109	364	354	360
上海	426	53	93	10	270
江苏	2030	203	463	713	651
浙江	1485	144	219	48	1 074
安徽	1 338	111	496	506	225
福建	711	93	285	240	93
江西	939	98	280	256	305
山东	2 654	196	740	997	721
河南	2410	141	633	1 269	367
湖北	1167	161	395	305	306
湖南	1 716	124	579	521	492
广东	1 762	254	624	464	420
广西	803	94	342	266	101
海南	269	36	68	83	82
重庆	858	65	267	345	181
四川	2 481	299	751	932	499
贵州	1 449	79	420	727	223
云南	1405	107	488	508	302
西藏	179	17	60	47	55
陕西	1 270	82	443	365	380
甘肃	699	62	194	64	379
青海	222	25	99	14	84
宁夏	213	19	86	73	35
新疆	924	56	226	496	146

注：数据来源2022年《中国卫生健康统计年鉴》

(三)社区卫生服务中心(站)床位数东部地区数量充足

从东中西部地区社区卫生服务中心(站)医疗服务情况来看，以2021年为例，2021年社区卫生服务中心（站）东部床位数为 525 396 张，入院人数 875 万人；中部床位数为 615 697 张，入院人数为 1274 万人，西部床位数 558 683 张，入院人数为 1 443 万人，明显看出西部的床位更紧张；全国诊疗人次数为 425 024 万人次，其中东部为 206 349 万人次，中部 118 225 万人次，西部 100 449 万人次，呈现出东部＞中部＞西部。（见表 2-1-5）。[①]

表 2-1-5　中国 2021 年各地区基层医疗卫生机构工作情况统计

地区	机构数(个)	床位数(张)	人员数(人)	诊疗人次数(万人次)	入院人次数(万人次)
总计	977 790	1 699 776	4 431 546	425 024	3 592
东部	373 823	525 396	1 893 807	206 349	875
中部	308 224	615 697	1 278 992	118 225	1 274
西部	295 743	558 683	1 258 747	100 449	1 443

注：数据来源 2022 年《中国卫生健康统计年鉴》

从社区卫生服务机构床位来看，2016—2021 年间，我国医疗卫生机构床位数从 2016 年的 202 689 张上升至 2021 年的 251 720 张；从卫生技术人员看，从 2016 年的 446 176 人增加至 2021 年的 592 061 人；注册护士由 2016 年的 162 132 人增加至 2021 年的 237 441 人（见表 2-1-6）[②]。

表 2-1-6　2016—2021 年社区卫生服务机构、床位、人员数

分类	2016	2017	2018	2019	2020	2021
床位数合计(张)	202 689	218 358	231 274	237 445	238 343	251 720
社区卫生服务中心	182 191	198 586	209 024	214 559	225 539	239 139
社区卫生服务站	20 498	19 772	22 250	22 886	12 804	12 581
人员数合计(人)	521 974	554 694	582 852	610 345	647 875	682 912
卫生技术人员	446 176	474 010	499 296	524 709	558 404	592 061
执业(助理)医师	187 699	198 203	209 392	220 271	233 761	245 328
注册护士	162 132	175 984	189 207	202 408	219 574	237 441
其他技术人员	21 569	23 752	24 680	25 756	27 263	33 310
管理人员	21 350	22 749	23 455	23 918	24 457	17 082
工勤技能人员	32 879	34 183	35 421	35 962	37 751	40 459

注：数据来源 2022 年《中国卫生健康统计年鉴》

---

① 中国政府网. 2022 年中国卫生健康统计年鉴[EB/OL]. (2023-05-17)[2023-7-20]. http：//www. nhc. gov. cn/mohwsbwstjxxzx/tjtjnj/202305/6ef68aac6bd14c1eb9375e01a0faa1fb. shtml.

② 中国政府网. 2022 年中国卫生健康统计年鉴[EB/OL]. (2023-05-17)[2023-7-20]. http：//www. nhc. gov. cn/mohwsbwstjxxzx/tjtjnj/202305/6ef68aac6bd14c1eb9375e01a0faa1fb. shtml.

二、公共医疗卫生人才现状

人力资源包括卫生技术人员(执业助理医师、医师、注册护士、药师、技师)、其他技术人员(包括见习医(药、护、技)师(士)等卫生专业人员,不包括药剂员、检验员、护理员等)、管理人员和工勤技能人员等。

(一)社区卫生服务中心(站)公共卫生人员配置较为充足

我国城市社区人力资源无论是从整体人数来看,还是岗位设置来看都呈上升趋势。从社区卫生人员发展总量来看,各地区社区卫生服务中心(站)总人数不断增加。截至2020年,各地区城市社区卫生服务中心(站)总人员数为7 030 095人。其中卫生技术人员5 854 980人,包括执业(助理)医师人员为2 173 709人,注册护士2 761 481人,药师266 659人,技师302 446人,其他350 685人。全国社区卫生服务中心人员总数量在2016—2020年间,从5 487 317增加到7 030 095,共增加1 542 778人,其中卫生技术人员增加了1 327 272人,其他技术人员增加了65 575人,管理人员增加了72 421人(见表2-1-7)。[①]

表2-1-7 2016—2020年各地区城市社区卫生服务中心(站)人员数

年份	合计(人)	卫生技术人员	执业(助理)医师	注册护士	药师(士)	技师(士)	其他	其他技术人员	管理人员	工勤技能人员
2016	5 487 317	4 527 708	1 647 676	2 063 019	228 161	241 749	347 103	234 224	287 296	438 089
2017	5 892 116	4 871 918	1 778 114	2 244 366	238 210	258 520	352 708	251 234	311 991	456 973
2018	6 263 898	5 190 988	1 907 404	2 417 653	246 709	271 105	348 117	268 118	328 090	476 702
2019	6 665 163	5 538 282	2 045 670	2 603 260	257 706	288 207	343 439	285 922	344256	496 703
2020	7 030 095	5 854 980	2 173 709	2 761 481	266 659	302 446	350 685	299 799	359 717	514 356

注:数据来源2022年《中国卫生健康统计年鉴》

二是专业技术资格和学历构成来看,我国社区卫生人员整体上呈现出专业性的特征。一方面,从专业技术资格来看,截至2021年,我国社区卫生技术人员中,正高级占比0.8%,副高级占比6.2%,中级26.7%,助理占比32.8%,士级占比27.9%,不详5.6%。其他技术人员中正高级占比0.1%,副高级占比1.0%,中级占比12.2%,助理占比21.8%,士级占比39.7%,不详25.2%。管理人员中正高级1.0%,副高级占比5.3%,中级占比14.1%,助理占比14.4%,士级占比16.3%,不详占比48.8%。另一方面,从学历构成来看,截至2021年我国社区卫生技术人员研究生占比1.9%,大学本科占比

[①] 中国政府网.2021年中国卫生健康统计年鉴[EB/OL].(2022-04-25)[2022-6-08]. https://www.stats.gov.cn/sj/ndsj/2021/indexch.htm.

42.1%，大专占比 38.1%，中专占比 16.6%，高中及以下占比 1.3%。其他技术人员研究生占比 0.7%，大学本科占比 39.8%，大专占比 37.1%，中专占比 16.0%，高中及以下占比 6.5%。管理人员中研究生占比 2.1%，大学本科占比 45.0%，大专占比 36.4%，中专占比 11.8%，高中及以下占比 4.6%（见图 2-1-8）。[1]

三是年龄和性别方面，从年龄结构来看，截至 2021 年，社区卫生服务中心（站）卫生人员中 25 岁以下卫生技术人员占比 5.8%，其他技术人员占比 4.6%，管理人员占比 2.3%；25—34 岁卫生技术人员占比 33.2%，其他技术人员占比 34%，管理人员占比 23.1%；35—44 岁卫生技术人员占比 30.6%，其他技术人员占比 33.2%，管理人员占比 31.2%；45—54 岁卫生技术人员占比 21.5%，其他技术人员占比 21.5%，管理人员占比 30.5%；55—59 岁卫生技术人员占比 4.6%，其他技术人员占比 4.0%，管理人员占比 8.2%；60 岁及以上卫生技术人员占比 4.4%，其他技术人员占比 2.7%，管理人员占比 4.8%。（见表 2-1-8）。[2]

表 2-1-8　中国 2021 年社区卫生服务中心人员性别、年龄、学历及职称构成统计(%)

分类	卫生技术人员 合计	执业（助理）医师	执业医师	注册护士	药师（士）	技师（士）	其他	其他技术人员	管理人员
总计	100.0		100.0	100.0	100/0	100.0	100.0	100.0	100.0
按性别分									
男	23.7	42.0	41.7	1.0	24.2	30.0	36.6	27.5	39.0
女	76.3	58.0	58.3	99.0	75.8	70.0	63.4	72.5	61.0
按年龄分									
25 岁以下	5.8	0.9	0.1	8.8	4.1	7.6	15.5	4.6	2.3
25—34 岁	33.2	21.8	20.7	41.9	35.0	40.2	40.4	34	23.1
35—44 岁	30.6	34.0	35.0	28.9	33.2	27.8	21.8	33.2	31.2
45—54 岁	21.5	29.0	28.8	16.7	18.4	16.3	14.2	21.5	30.5
55—59 岁	4.6	6.7	7.0	2.6	5.3	3.9	3.2	4.0	8.2

---

[1] 中国政府网. 2022 年中国卫生健康统计年鉴[EB/OL]. (2023-05-17)[2023-7-20]. http://www.nhc.gov.cn/mohwsbwstjxxzx/tjtjnj/202305/6ef68aac6bd14c1eb9375e01a0faa1fb.shtml.

[2] 中国政府网. 2022 年中国卫生健康统计年鉴[EB/OL]. (2023-05-17)[2023-7-20]. http://www.nhc.gov.cn/mohwsbwstjxxzx/tjtjnj/202305/6ef68aac6bd14c1eb9375e01a0faa1fb.shtml.

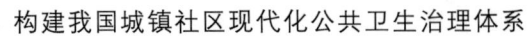

续表

分类	卫生技术人员 合计	执业（助理）医师	执业医师	注册护士	药师（士）	技师（士）	其他	其他技术人员	管理人员
60 岁及以上	4.4	7.6	8.4	1.1	4.0	4.3	4.8	2.7	4.8
按工作年限分									
5 年以下	18.3	12.4	10.7	20.7	14.4	22.7	35.4	20.5	12.7
5—9 年	19.2	15.8	15.6	22.0	18.8	21.7	21.2	20.9	14.2
10—19 年	27.3	26.2	27.3	29.3	32.3	24.6	20.4	28.0	25.1
20—29 年	20.6	26.2	26.2	17.2	19.3	18.0	13.1	18.7	24.7
30 年及以上	14.7	19.5	20.3	10.9	15.2	13.0	10.0	11.8	23.2
按学历分									
研究生	1.9	4.4	5.3	0.1	0.9	0.4	0.7	0.7	2.1
大学本科	42.1	53.1	59.9	33	44.0	41.9	30.7	39.8	45.0
大专	38.1	30.2	25.4	45.3	35.3	41.5	42.3	37.1	36.4
中专	16.6	11.2	8.5	21.1	16.4	15.0	22.5	16.0	11.8
高中及以下	1.3	1.2	0.9	0.5	3.4	1.3	3.8	6.5	4.6
按专业技术资格分									
正高	0.8	1.8	2.2	0.2	0.2	0.3	0.1	0.1	1.0
副高	6.2	11.4	13.9	3.3	2.7	3.2	0.6	1.0	5.3
中级	26.7	34.4	41.6	25.3	22.1	21.9	4.3	12.2	14.1
师级/助理	32.8	37.9	37.9	29.7	38.1	33.4	18.2	21.8	14.4
士级	27.9	11.5	1.7	38.1	31.2	35.1	49.9	39.7	16.3
不详	5.6	3.0	2.7	3.3	5.6	6.2	26.9	25.2	48.8
按聘任技术职务分									
正高	0.8	1.7	2.1	0.2	0.2	0.2	0.0	0.1	1.6
副高	6.2	11.4	13.9	3.2	2.7	3.1	0.6	0.9	8.3
中级	26.8	34.7	41.9	25.0	22.6	22.8	4.8	11.5	22
师级/助理	33.8	39.0	38.2	31.3	38.8	33.6	16.9	23.5	24
士级	26.0	11.1	2.2	36.2	29.9	33.2	40.6	35.2	23.8
待聘	6.4	2.1	1.7	4.1	5.7	7.1	37.0	28.9	20.4

资料来源：2022 年《中国卫生健康统计年鉴》

从东中西部地区社区卫生服务中心(站)卫生技术人员数量来看,近五年的数据呈现出"东部＞中部＋西部"的特征。如表格所示,中西部地区的社区卫生服务中心(站)的卫生技术人员数量逐年增加。中部地区由2016年的107 168人增加至2021年的162 890人;西部地区由2016年的87 380人增加至2021年的144 483人(见表2-1-9)。[1]

表2-1-9　2016—2021年东中西部社区卫生服务中心(站)卫生技术人员数

年份	2016	2017	2018	2019	2020	2021
东部	251 628	268 893	284 438	295 846	309 471	375 539
中部	107 168	111 716	115 491	120 882	131 893	162 890
西部	87 380	93 401	99 367	107 981	117 040	144 483
总计	446 176	474 010	499 296	524 709	558 404	682 912

资料来源:2022年《中国卫生健康统计年鉴》

社区公共卫生人员规模不足,但有逐年上升的趋势。医护配比方面,《社区医院基本标准(试行)》中明确社区医院基本标准为医护比达到1:1.5,但从2016—2021年医护配比分别为1:0.82、1:0.73、1:0.76、1:0.79、1:0.81和1:0.97。虽然社区卫生服务中心(站)卫生技术人员,医护比整体呈现出上升的趋势,但既没有达到每名执业医师至少配备1名注册护士的要求,也远远低于国家医护比标准(见表2-1-10)。[2]

表2-1-10　2016—2021年社区卫生服务中心(站)医护比情况(人)

分类	2016	2017	2018	2019	2020	2021
执业(助理)医师	334 857	421 899	470 825	518 231	568 258	245 328
注册护士	271 894	309 632	358 385	410 804	462 879	237 441
医护比(%)	0.82	0.73	0.76	0.79	0.81	0.97

注:数据来源2022年《中国卫生健康统计年鉴》

(二)全科医生人员配置数量逐年上升

在全科医生数量(全科医生数=注册为全科医学专业的人数+取得全科医生培训合格证的执业(助理)之和)上,2021年我国全科医生数为434 868人,2016年为209 083人,六年来增长了225 785人。其中,社区全科医生人数由2016年的78 337人,增加到2021

---

[1] 中国政府网.2022年中国卫生健康统计年鉴[EB/OL].(2023-05-17)[2023-7-20]. http://www.nhc.gov.cn/mohwsbwstjxxzx/tjtjnj/202305/6ef68aac6bd14c1eb9375e01a0faa1fb.shtml.

[2] 中国政府网.2022年中国卫生健康统计年鉴[EB/OL].(2023-05-17)[2023-7-20]. http://www.nhc.gov.cn/mohwsbwstjxxzx/tjtjnj/202305/6ef68aac6bd14c1eb9375e01a0faa1fb.shtml.

年的107 871人，五年增加了29 534人；同时2021年乡镇卫生院的全科医生人数为176 432人，较2016年的80 974人，增加了95 458人。每万人全科医生数由2016年的1.51人增加到2021年的3.08人(见表2-1-11)。①

表2-1-11 2016—2021年我国全科医生数(人)

年份	全科医生				每万人全科医生数
	总计	医院	社区	乡镇卫生院	
2016	209 083	34 654	78 337	80 974	1.51
2017	252 717	49 400	83 933	110 900	1.82
2018	308 740	51 071	95 603	134 538	2.22
2019	365 082	60 499	103 841	161 658	2.61
2020	408 820	72 090	110 190	179 411	2.90
2021	434 868	54 115	107 871	176 432	3.08

注：数据来源2022年《中国卫生与健康统计年鉴》

三、信息资源状况不断完善

随着信息技术在医疗卫生领域的推广应用，社区卫生服务模式也随之发生了转变。社区卫生服务信息化是指通过现代信息技术，对诊疗信息以及与诊疗相关的卫生信息进行科学的分析和处理，实现信息的科学管理和信息数据资源的共享，其核心就是居民电子健康档案的建立与信息共享。做好社区卫生服务中心档案现代化管理工作，是保证社区卫生服务中心各项医疗服务工作开展的基本前提，是我国医疗体制改革对社区卫生服务中心各项工作的重点要求。换句话说，社区卫生服务信息系统中的健康档案储存的是全部社区人口的身体健康信息。根据国家卫生健康委员会统计数据显示，截至2015年底，全国居民电子健康档案建档率达76.4%。个别省份建档率较高。2021年部分地区(如省级平台)建档率达90%以上。②

---

① 中国政府网. 2022年中国卫生健康统计年鉴[EB/OL]. (2023-05-17)[2023-7-20]. http://www.nhc.gov.cn/mohwsbwstjxxzx/tjtjnj/202305/6ef68aac6bd14c1eb9375e01a0faa1fb.shtml.

② HIT专家网. 近半数省级居民电子健康档案库建档率达90%以上[EB/OL](2021-11-25)[2022-02-23]https://www.hit180.com/54388.html.

第二节 公共卫生财政保障支持基本全覆盖

一、卫生经费资源较为充足

从卫生经费来看，社区卫生经费指直接投入卫生部门的各种经费支出，我国城市社区卫生服务形式以复合式为主，主要依靠财政拨款、医疗收入和药品收入为其资金重要来源等。根据《中国卫生健康统计年鉴2022》显示的收入与支出：社区卫生服务中心（站）的总收入为 25 385 354 万元，其中，财政拨款为 9 444 684 万元，事业收入 14 540 926 万元，医疗收入为 14 074 961 万元；总支出为 24 524 226 万元，其中业务活动费用和单位管理费用为 23 394 101 万元，总费用中，人员经费为 9 098 960 万元（见表2-2-1）。[1]

表2-2-1 中国2021年各类医疗卫生机构收入与支出统计（万元）

机构分类	总收入（万元）	财政拨款收入	事业收入	医疗收入	总费用总支出（万元）	业务活动费用和单位管理费用	财政拨款费用	总费用中：人员经费（万元）
总计	54 824 0159	91 341 438	427 234 371	417 717 653	516 462 334	482 985 931	21 155 247	189 370 716
医院	409 045 588	43 266 273	354 693 866	352 492 242	391 441 191	381 147 201	13 090 704	137 895 523
基层医疗卫生机构	89 001 701	26 745 899	53 149 693	51 457 746	78 955 029	59 497 730	1 439	34 087 726
社区卫生服务中心（站）	25 385 354	9 444 684	14 540 926	14 074 961	24 524 226	23 394 101		9 098 960
社区卫生服务中心	22 863 801	8 583 589	13 000 249	12 701 456	21 958 482	21 287 838		8 322 326
社区卫生服务站	2 521 553	861 096	1 540 677	1 373 505	2 565 744	2 106 263		776 635
诊所.卫生所.医务室.护理站	9 444 767	5 891	7 192 776	7 192 610	5 663 610	226 057	1 439	3 057 358

注：数据来源2022年《中国卫生与健康统计年鉴》

---

[1] 中国政府网．2022年中国卫生健康统计年鉴[EB/OL]．(2023-05-17)[2023-7-20]．http：//www．nhc．gov．cn/mohwsbwstjxxzx/tjtjnj/202305/6ef68aac6bd14c1eb9375e01a0faa1fb．shtml．

二、公共卫生财政保障支持体系不断完善

（一）卫生财政支出总量不断加大，支出结构持续优化。

2016—2022年，我国政府卫生支出快速增加，占财政支出和GDP比例总体呈现上升趋势。我国政府卫生支出从2016年的13 910.31亿元上升至2022年的24 040.89亿元；政府卫生支出占财政支出的比例在波动中呈现梯次上升趋势，2016—2019年在8%以内波动，2020年首次超过8%，达8.41%。政府卫生支出占卫生总费用的比例在2016—2019年呈现下降趋势，在2020年达到30%以上，为30.40%。政府卫生支出占GDP的比例呈现先下降，后上升的趋势，2017年略有下降，2020年止跌回升，首次突破2%，达2.17%（见表2-2-2）。[1]

表2-2-2 中国2016—2022年政府卫生支出所占比重统计

年份	政府卫生支出（亿元）	占财政支出比重（%）	占卫生总费用比重（%）	占国内生产总值比重（%）
2016	13 910.31	7.41	30.01	1.86
2 017	15 205.87	7.49	28.91	1.83
2 018	16 399.13	7.42	27.74	1.78
2 019	18 016.95	7.54	27.36	1.83
2 020	21 941.90	8.41	30.40	2.17
2 021	20 676.06	8.35	26.91	1.81
2 022	24 040.89		28.17	

注：数据来源2022年《中国卫生与健康统计年鉴》、2023年《中国统计年鉴》[2]

随着医改进程的推进，我国政府卫生支出方式也发生重大变化，逐渐从补供方为主向补需方为主转变。2016—2021年，政府卫生支出中，医疗卫生服务支出（补供方）总体呈现上升趋势，从2016年的5 867.38亿元上升至2021年的9 564.18亿元；2016—2021年，我国医疗保障支出（补需方）由6 497.20亿元上升到9 416.78亿元，且持续超过补供方（见

---

[1] 中国政府网. 2022年中国卫生健康统计年鉴[EB/OL]. (2023-05-17)[2023-7-20]. http://www.nhc.gov.cn/mohwsbwstjxxzx/tjtjnj/202305/6ef68aac6bd14c1eb9375e01a0faa1fb.shtml.

[2] 国家统计局. 2023年中国统计年鉴. [EB/OL](2024-01-15)[2024-04-20]. https://www.stats.gov.cn/sj/ndsj/2023/indexch.htm.

表 2-2-3）。①

表 2-2-3 2016—2021 年政府卫生支出流向变化情况

年份	政府卫生支出（亿元）				
	合计	医疗卫生服务支出	医疗保障支出	行政管理事务支出	人口与计划生育事务支出
2016	13 910.31	5 867.38	6 497.20	804.31	741.42
2017	15 205.87	6 550.45	7 007.51	933.82	714.10
2018	16 399.13	6 908.05	7 795.57	1 005.79	689.72
2019	18 016.95	7 986.42	8 459.16	883.77	687.61
2020	21 941.90	11 415.83	8 844.93	1 021.15	660.00
2021	20 676.06	9 564.18	9 416.78	1 048.13	646.97

注：数据来源 2022 年《中国卫生与健康统计年鉴》

我国卫生总费用的支出是呈逐年递增的趋势，2021 年我国卫生总费用达到 76 844.99 亿元，卫生总费用占 GDP 比例为 6.72%。我国的政府支出卫生总费用、社会支出卫生总费用和个人支出卫生总费用都呈逐年递增的趋势，2021 年我国政府卫生支出总费用、社会卫生支出总费用和个人卫生支出总费用分别为 20 676.06 亿元、34 963.26 亿元和 21 205.67 亿元（见表 2-2-4）。②

表 2-2-4 中国 2017—2021 卫生总费用统计

年份	卫生总费用（亿元）				卫生总费用构成（%）			城乡卫生费用（亿元）		人均卫生费用（元）			卫生总费用占GDP%
	合计	政府卫生支出	社会卫生支出	个人卫生支出	政府卫生支出	社会卫生支出	个人卫生支出	城市	农村	合计	城市	农村	
2017	52 598.28	15 205.87	22 258.81	15 133.60			28.77						6.32
2018	59 121.91	16 399.13	25 810.78	1 691 199			28.61						6.43
2019	65 841.39	18 016.95	29 150.57	18 673.87			28.36						6.67
2020	72 175.00	21 941.90	30 273.67	19 959.43			27.65						7.12
2021	76 844.99	20 676.06	34 963.26	21 205.67			27.60						6.72

注：数据来源 2022 年《中国卫生与健康统计年鉴》

---

① 中国政府网. 2022 年中国卫生健康统计年鉴[EB/OL].（2023-05-17）[2023-7-20]. http：//www. nhc. gov. cn/mohwsbwstjxxzx/tjtjnj/202305/6ef68aac6bd14c1eb9375e01a0faa1fb. shtml.

② 中国政府网. 2022 年中国卫生健康统计年鉴[EB/OL].（2023-05-17）[2023-7-20]. http：//www. nhc. gov. cn/mohwsbwstjxxzx/tjtjnj/202305/6ef68aac6bd14c1eb9375e01a0faa1fb. shtml.

我国政府卫生支出逐年增加,由 2017 年 15 205.87 亿元增加到 2021 年的 20 676.06 亿元。其中,医疗卫生服务支出逐年增加,由 2017 年的 6 550.45 亿元增加到 2021 年的 9 564.18 亿元。医疗保障支出逐年增加,由 2017 年的 7 007.51 亿元增加到 2021 年的 9 416.78 亿元。行政管理事务支出逐年增加,由 2017 年的 933.82 亿元增加到 2021 年的 1 048.13 亿元。人口与计划生育事务支出逐年减少,由 2017 年的 714.10 亿元减少到 2021 年的 646.97 亿元(见表 2-2-5)。①

表 2-2-5 2017 年—2021 年政府卫生支出统计(亿元)

年份	政府卫生支出(亿元)				
	合计	医疗卫生服务支出	医疗保障支出	行政管理事务支出	人口与计划生育事务支出
2017	15 205.87	6 550.45	7 007.51	933.82	714.10
2018	16 399.13	6 908.05	7 795.57	1 005.79	689.72
2019	18 016.95	7 986.42	8 459.16	883.77	687.61
2020	21 941.90	11 415.83	8 844.93	1 021.15	660.00
2021	20 676.06	9 564.18	9 416.78	1 048.13	6 46.97

注:数据来源 2022 年《中国卫生健康统计年鉴》

(二)医疗卫生服务支出总量持续增加,支出结构发生深刻变化

政府医疗卫生支出从 2017 年的 52 598.28 亿元上升至 2022 年的 85 327.49 亿元,流向结构与医改重心和疫情防控政策调整同步。政府卫生支出占卫生总费用的比重 2017—2019 年期间始终保持在 26% 以上,总体呈向上趋势,其中 2022 年达到 28.17%。卫生总费用于 GDP 之比也呈上升趋势(见表 2-2-6)。②

---

① 中国政府网.2022 年中国卫生健康统计年鉴[EB/OL].(2023-05-17)[2023-7-20].http://www.nhc.gov.cn/mohwsbwstjxxzx/tjtjnj/202305/6ef68aac6bd14c1eb9375e01a0faa1fb.shtml.
② 中国政府网.2022 年中国卫生健康统计年鉴[EB/OL].(2023-05-17)[2023-7-20].http://www.nhc.gov.cn/mohwsbwstjxxzx/tjtjnj/202305/6ef68aac6bd14c1eb9375e01a0faa1fb.shtml.

表 2-2-6　中国主要年份卫生总费用统计 2(2017—2022)

年份	卫生总费用(亿元)	政府卫生支出 绝对数(亿元)	政府卫生支出 占卫生总费用比重(%)	社会卫生支出 绝对数(亿元)	社会卫生支出 占卫生总费用比重(%)	个人卫生支出 绝对数(亿元)	个人卫生支出 占卫生总费用比重(%)	人均卫生总费用(元)	卫生总费用与GDP之比(%)
2017	52 598.28	15 205.87	28.91	22 258.81	42.32	15 133.60	28.77	3 756.72	6.32
2018	59 121.91	16 399.13	27.74	25 810.78	43.66	16 911.99	28.61	4 206.74	6.43
2019	65 841.39	18 016.95	27.36	29 150.57	44.27	18 673.87	28.36	4 669.34	6.67
2020	72 175.00	21 941.90	30.40	30 273.67	41.94	19 959.43	27.65	5 112.34	7.10
2021	76 844.99	20 676.06	26.91	34 963.26	45.50	21 205.67	27.60	5 439.97	6.69
2022	85 327.49	24 040.89	28.17	38 345.67	44.94	22 940.94	26.89	6 044.09	7.05

注：数据来源 2022 年《中国卫生与健康统计年鉴》

(三)医疗保障支出稳步提升

财政对医疗保障的投入主要包括对基本医疗保险基金的投入、对医疗救助基金的投入和其他医疗保障支出(含行政单位的医疗支出、对事业单位的医疗补助、对公务员的医疗补助和对优抚对象的医疗补助等支出)。从流向结构看，财政补助流向城乡居民基本医疗保险的比例最高,2017—2020 年呈现下降趋势，但一直保持在 65% 以上,2020 年为 65.56%；流向城镇职工基本医疗保险基金的比例较低，一直不到财政医疗保障支出的 3%,2020 年为 2.21%；流向医疗救助基金的比例增速较不稳定,2016—2018 年间在 4%～7% 间波动,但一直保持在 4% 以上(见表 2-2-7)。[①]

表 2-2-7　2016—2020 年我国财政补助流向医疗保障基金的比例变化(%)

年份	基本医保 合计	基本医保 职工医保	基本医保 城乡居民医保	医疗救助	其他医疗保障支出
2016	73.95	2.97	70.98	4.11	21.94
2017	71.70	2.65	67.83	5.38	22.93
2018	70.33	2.40	66.68	6.71	22.96
2019	69.32	1.89	66.28	6.12	24.56
2020	68.59	2.21	65.56	6.40	25.01

数据来源：2020 年《中国财政年鉴》

---

① 中华人民共和国财政部.中国财政年鉴 2020 年卷[M].北京:中国财政出版社,2021:12-15.

从财政补助占医保基金的比例看,2016—2020年期间,财政补助占职工医保基金的比例一直不到2%,且呈现逐年下降的趋势,由2016年的1.88%下降至2020年的1.24%;财政补助占居民医保基金的比例同样呈下降趋势,由2016年的75.66%下降至2020年的63.62%(见表2-2-8)。[1]

表2-2-8　2016—2020年我国财政补助占基本医疗保险基金的比例

年份	职工医保基金（亿元）	财政补助比例（%）	城乡居民医保基金（亿元）	财政补助比例（%）
2016	10 274	1.88	6 094.60	75.66
2017	12 278	1.51	6 653.12	71.44
2018	13 538	1.38	7 846.00	66.25
2019	15 119.77	1.06	8 575.47	65.38
2020	15 731.58	1.24	9 114.54	63.62

数据来源:2021年《中国统计年鉴》

从财政对参保人员的补助金额看,财政对职工医保的人均补助额度在2016—2019年间呈现逐年下降趋势,由2016年65.52元下降至2019年的48.69元,2020年有所回升,提升至56.72元;[2]对居民医保的人均补助逐年上升,从2016年的432.60元上升至2020年的570.15元对比来看,财政对居民医保的补助远高于对职工医保的补助,这体现了政府公共财政的差异化补助,有利于促进基本医保筹资的公平发展和更好发挥基本医疗保险制度的二次分配作用(见表2-2-9)。[3]

表2-2-9　2016—2020年我国财政对基本医疗保险制度覆盖人员的补助比较

年份	参保人数/亿人 职工医保	参保人数/亿人 城乡居民医保	人均财政补助/元 职工医保	人均财政补助/元 城乡居民医保
2016	2.95	10.66	65.52	432.60
2017	3.03	10.54	61.33	450.97
2018	3.17	10.27	59.03	506.16
2019	3.29	10.25	48.69	546.99
2020	3.45	10.17	56.72	570.15

数据来源:2021年《中国劳动统计年鉴》《中国财政年鉴》

---

[1] 付凌晖,刘爱华.中国统计年鉴—2021[M].北京:中国统计出版社,2021:4-5.
[2] 中华人民共和国财政部.中国财政年鉴2020年卷[M].北京:中国财政出版社,2021:12-15.
[3] 夏萍.中国劳动统计年鉴—2020[M].北京:中国统计出版社,2020:4-5.

(四)财政支出责任划分日益清晰

根据医疗卫生发展面临的新形势和各级各类医疗卫生机构特点,我国逐渐形成政府主导、多渠道筹措医疗卫生经费的体制机制,中央与地方医疗卫生领域财政事权和支出责任得到合理规划。地方政府对医疗卫生事业发展改革承担主要投入责任,中央政府按照基本公共服务均等化要求加大对困难地区的转移支付力度。现阶段党和政府鼓励多渠道筹集医疗卫生资金,在基本医疗卫生服务领域坚持政府主导,在非基本医疗卫生服务领域激发市场活力,充分调动社会办医积极性,支持社会力量提供多层次多样化医疗服务。2016—2018年,中央财政支出比例持续保持在28%左右,地方财政支出保持在72%左右;2019年起,中央财政的支出责任有所强化。2019年,中央财政支出占比首次超过30%,2020年中央和地方卫生财政支出占比分别为30.97%和69.03%(见表2-2-10)。[1]

表 2-2-10 2016—2020年我国中央和地方卫生财政支出比例变化(%)

年份	中央卫生财政支出占比	地方卫生财政支出占比
2016	28.22	71.78
2017	27.22	72.78
2018	28.62	71.38
2019	31.97	68.03
2020	30.97	69.03

数据来源:2020年中国财政年鉴

(五)财政投入推动医改不断深化,人民健康获得感不断增强

个人卫生支出占卫生总费用比重由2016年的28.78%下降到2021年的27.60%,为近6年来最低水平。政府卫生支出占卫生总费用比重在27%—31%间波动,2016年为30.01%,2021年为26.91%(见表2-2-11)。[2]

---

[1] 中华人民共和国财政部.中国财政年鉴2020年卷[M].北京:中国财政出版社,2021:12-15.
[2] 中国政府网《中国卫生健康统计年鉴》[EB/OL].http://www.nhc.gov.cn/mohwsbwstjxxzx/tjtjnj/202305/6ef68aac6bd14c1eb9375e01a0faa1fb.shtml

表 2-2-11 中国主要年份卫生总费用统计(2016—2021)

年份	卫生总费用(亿元) 合计	政府卫生支出	社会卫生支出	个人卫生支出	卫生总费用构成(%) 政府卫生支出	社会卫生支出	个人卫生支出	卫生总费用占GDP%
2016	46 344.88	13 910.31	19 096.68	13 337.9	30.01	41.21	28.78	6.21
2017	52 598.28	15 205.87	22 258.81	15 133.6	28.91	42.32	28.77	6.32
2018	59 121.91	16 399.13	25 810.78	16 911.99	27.74	43.66	28.61	6.43
2019	65 841.39	18 016.95	29 150.57	18 673.87	27.36	44.27	28.36	6.67
2020	72 175.00	21 941.90	30 273.67	19 959.43	30.4	41.94	27.65	7.1
2021	76 844.99	20 676.06	34 963.26	21 205.67	26.91	45.50	27.60	6.72

注:数据来源 2022 年《中国卫生与健康统计年鉴》

第三节 我国政府购买公共卫生服务初见成效

政府购买社区公共卫生服务是指政府向有资质的公共卫生服务机构购买服务,根据提供服务的数量和质量,支付相应的费用。我国政府购买社区公共卫生服务经历了三个阶段。

一、我国政府购买社区公共卫生服务的实践

第一阶段:政府购买社区公共卫生服务制度的初步形成

2002 年,卫生部等部门发布《关于发展城市社区卫生服务的意见》,明确指出"社区预防保健等公共卫生服务,可按照有关规定由政府举办的社区卫生服务机构提供,也可采取政府购买服务的方式,由其他社区卫生服务机构提供。"自此我国开启了政府购买社区公共卫生服务的实践[1] 2006 年《国务院关于发展城市社区卫生服务的指导意见》提出,要发展社区卫生服务,改变当前资源过分集中于大医院的现状。地方政府要根据本地区的人口及原有的公共卫生资源购买相应的公共卫生服务,坚持社区卫生服务以政府为主导、鼓励社会参与、多渠道发展。在中央政策的指导下,我国开启了政府购买社区公共卫生服务的试点。选取苏州市、潍坊市、合肥市、深圳市等城市政府购买社区公共卫生服务的实践进行分析。[2] 可见

---

[1] 储亚萍.政府购买社区公共卫生服务的现状与对策——基于合肥市的调查[J].安徽大学学报(哲学社会科学版),2013,37(02):145-149.

[2] 储亚萍.政府购买社区公共卫生服务的合肥模式研究[D]厦门:厦门大学,2012

这些地区政府购买公共卫生服务还处于实践阶段,主要依靠政府委托财政部门向公立医院购买服务,购买、服务内容的确定、绩效考评等各个阶段都有政府的参与(见表2-3-1)。

表2-3-1 第一阶段各地政府购买社区公共卫生服务的实践

项目	苏州	潍坊	合肥	深圳
资金来源及使用	政府财政拨付专项资金,2006年人均费用12元,预计未来10年按照每年2元的速度增长	政府邀请第三方机构测算,按照每人每年10元的标准购买服务	建立了社区公共卫生服务专项经费补助制度,市、区财政按照常住人口每人每年5元(市、区按2:3比例分担)的标准来筹集	2005年首先在劳务工群体中进行试点。劳务工参保人员每人每月需缴纳8元,单位缴纳4元,并提出了社区首诊的要求。2008年出台了《深圳市社会医疗保险办法》,将服务对象扩展到社区居民,要求居民到社区首诊[①]
购买方式	合同购买制,政府部门与服务机构签订购买合同	委托市政府采购中心公开招标,各个审查通过后签订合同	采取政府审批制的方式选择提供服务的机构	采用政府补助一级服务券等方式
购买内容	设计预防、保健、健康教育、康复、计划生育指导等。涵盖了慢性病管理、免疫接种、传染病管理、母婴保健、残疾人康复等多种医疗服务	将十大类公共卫生服务纳入政府购买范围,并且大医院与社区诊所进行合作	建立居民健康档案,预防接种、传染病报告与处理、儿童保健、孕产妇保健、老人保健、高血压健康管理、糖尿病健康管理、精神疾病健康管理、卫生监督协管等[②]	建立健康档案、慢性病患者健康管理、残疾人康复、健康讲座、机关免疫、产后访视、特殊老人管理等
绩效考评	根据工作数量和质量,采用年度考核与日常抽查相结合的考核方式,其中工作质量要结合群众意见和资料审查进行考核	采取市、区两级考评的方式,并且充分考虑居民的意见,对于考评不合格者取消其定点服务资格	考核服务的数量、质量、居民的满意程度,考核结果与经费拨付挂钩	区政府及卫生和财政等部门对服务质量、数量等进行综合考评,既包括客观指标也包括主管指标(群众满意度)

第二阶段:政府购买社区公共卫生服务制度的发展。2009年国务院颁布《关于深化医

---

① 徐恬,王彤.《深圳市社会医疗保险办法》解读[N].深圳商报,2008-02-25(A06).
② 储亚萍.政府购买社区公共卫生服务的现状与对策——基于合肥市的调查[J].安徽大学学报(哲学社会科学版),2013,37(02):145-149.

药卫生体制改革的意见》，将社会办社区卫生服务机构纳入购买对象行列中。① 2013年《国务院办公厅关于政府向社会力量购买服务的指导意见》明确规定了将医疗卫生服务纳入政府向社会力量购买服务的内容之中，并对购买主体、资金来源、购买方式等作了进一步的规范。选取北京市、柳州市、呼和浩特市、重庆市的实践进行分析，这一阶段主要通过公开招标、竞争性谈判、单一来源采购等方式确定提供服务的主体，特别将购买服务的主体扩大到了符合资质的医疗机构，不再局限于公立医院，购买方式、费用核算也更具多样性。②（见表2-3-2）

表 2-3-2　第二阶段各地政府购买社区公共卫生服务的实践

项目	北京	柳州	呼和浩特	重庆
资金来源及使用	区财政按照社区公共卫生服务中心的收支规模按时拨付资金，并实行收支两条线的管理模式	市政府每年拨付5 000万元给社区公共卫生服务机构，按照每人每年不低于15元的标准安排补助经费	市财政投入基本公共卫生经费（按照每年人均2元的标准进行补贴），经费由同级财政部门根据提供服务的数量和质量拨付	采取区财政拨款购买的方式，对于考核不合格者须等到合格后才发放相应的经费
购买方式	通过公开招标的方式，与竞标成功的机构签订购买合同	通过与服务机构签订协议的方式购买社区公共卫生服务	采取公开招标、邀请招标、竞争性谈判、竞争性磋商、单一来源等方式确定承接主体，采取购买、委托、租赁、特许经营、战略合作等各种合同方式	采取公开招标、竞争新谈判、单一来源等方式采购
购买内容	包含20大类95项公共卫生服务，对每一项进行了内容的细化，共开展具体的社区公共卫生工作154项。服务内容涵盖医疗门诊、健康档案管理、健康教育、预防免疫、中医药服务和功能社区等	城市居民免费享受11项社区公共卫生服务项目	居民健康档案管理及健康教育、老年人及慢性病健康管理、计划生育指导服务、社区服务一体化	计划免疫和产后访视有明确的定价，开展得很好。其他基本公共卫生服务如健康教育、慢性病患者的管理、老年保健、儿童保健等由于没有明确的定价，开展不尽如人意

---

① 中共中央办公厅国务院办公厅转发《国务院深化医药卫生体制改革领导小组关于进一步推广深化医药卫生体制改革经验的若干意见》[J]. 中华人民共和国国务院公报, 2016, (33): 10-15.

② 国务院办公厅关于政府向社会力量购买服务的指导意见[J]. 中国社会组织, 2013, (10): 36-38.

第二章 我国社区公共卫生治理体系建设取得的成效

续表

项目	北京	柳州	呼和浩特	重庆
绩效考评	出台详细的指标对相关服务进行评价，采取直接考核与绩效管理平台复核相结合的评价方式	按照绩效考核标准，根据考核结果的不同支付不同金额的补助[①]	以平衡记分卡的方式对社区公共卫生机构提供的基本服务进行量化	由专家评估服务的数量和质量，以此为根据发放补助，但各区标准不同，参差不齐[②]

第三阶段：政府购买社区公共卫生服务制度的完善国务院办公厅印发了《深化医药卫生体制改革 2016 年重点工作任务》，明确提出加快推进分级诊疗制度，家庭医生制度也在全国范围内广泛推广开来。[③] 2020 年国家卫健委发布《基层医疗卫生机构绩效考核指标体系（试行）》，这一指标体系规范了各基层医疗卫生机构的考核标准。这一时期的购买主体为各级国家机关，购买对象为符合资质的能够提供社区公共卫生服务的机构，购买社区公共卫生服务的资金有相应的预算安排，并按照相应预算拨付款项。提出扩大家庭医生签约服务，形成社区首诊、分级诊疗、双向转诊的就医模式。选取南昌市、上海市、哈尔滨市和天津市的实践进行分析，这一阶段的政府购买资金有相应的预算安排，并按照预算拨付款项；绩效考核标准更加完善，引入了第三方评价机构进行绩效考核；在服务方面引入了家庭医生签约服务。（见表2-3-3）。[④]

---

① 赵云，潘小炎. 广西政府购买社区公共卫生服务的调查报告——柳州市政府购买服务的启示[J]. 中国卫生事业管理，2010，27(5)：302-304.
② 任然，蒲川. 重庆市政府购买公共卫生服务现状与发展[J]. 卫生经济研究，2018(5)：25-27.
③ 国务院办公厅关于印发深化医药卫生体制改革 2016 年重点工作任务的通知[J]. 中华人民共和国国务院公报，2016，(14)：28-37.
④ 基层卫生健康司. 关于加强基层医疗卫生机构绩效考核的指导意见（试行）[EB/OL].（2020-08-13）[2021-02-03]http://www.nhc.gov.cn/jws/s7882/202008/0ad3357cf1c747e0af8e5e145698d571.shtml.

表 2-3-3　第三阶段各地政府购买社区公共卫生服务的实践

项目	南昌	上海	哈尔滨	天津
资金来源及使用	按照服务项目拨付资金，政府购买服务所需资金从既有预算中统筹考虑。财政补助每人每年79元。家庭医生签约服务每人补助18元	根据提供的服务进行财政拨款。按每人每月10元的补助标准向家庭医生支付费用	政府根据提供的服务核定相关补助标准，2017年为每人补助45.5元	主要来自天津市财政专项资金
购买方式	对符合政府采购竞争性条件的，通过公开招标、邀请招标、竞争性谈判、询价方式确定承接主体；对具有特殊性、不符合竞争性条件的，通过单一来源采购和财政部门认定的其他采购方式确定承接主体	由各区政府负责与服务提供方签订购买合同	政府采取对外公布招标的方式，与中标方服务签订购买合同	市政府和卫计委为主向医疗机构购买公共卫生服务，但以向公立医院购买为主
购买内容	提供预防接种、居民健康档案教育、健康教育、计划生育、艾滋病检查治疗等基本公共卫生服务，儿童、孕产妇、老年人、慢性病患者、严重精神障碍患者健康管理和妇女"两癌"筛查	包括门诊服务、住院服务、康复服务、公共卫生服务、护理与居家服务、健康管理服务、中医药服务。构建了以家庭医生签约服务为基础的分级诊疗制度	包括预防、健康教育、保健、康复、计生指导等服务，形成了全方位服务模式	主要集中于基本公共服务项目，除此之外还涉及技术性服务的内容，并依据自身情况，购买检验检疫检测
绩效考评	成立专门的评价小组，使用多种手段进行评价。对政府购买服务工作的全过程也绩效监管，探索建立由购买主体、服务对象及第三方组成的综合性评价机制，对资金使用、购买服务的数量和质量等进行考核评价。并将绩效评价结果作为政府资金安排的重要参考依据。	量化考核指标，并将考核结果与拨付资金挂钩	购买主体会同财政等相关部门，从政府购买的程序、承接主体的服务质量等多方面制定考核标准。鼓励引入第三方评价机构，将考核结果向社会公布，并将考核结果作为购买服务的参考	主要根据提供服务的数量和质量、被服务者的满意程度等指标进行考核评价

二、取得的成效

1. 社区公共卫生服务体系不断完善。通过对2005年、2010年、2015年和2019年4个不同年份相关数据的整理,可以看出社区卫生服务中心(站)数量、社区卫生服务中心诊疗人次、医疗卫生机构床位数都在不断增加。这也表明了我国对社区公共卫生服务的重视程度越来越高,社区卫生服务体系不断完善(见表2-3-4)。①

表2-3-4 不同年份公共卫生服务能力数据统计

类别	2005	2010	2015	2019
社区卫生服务中心(站)(个)	17 128	32 739	34 321	35 013
社区卫生服务中心诊疗人次(万人次)	5 938.5	34 740.4	55 902.6	69 110.7
社区卫生服务中心(站)床位数(万张)	2.50	16.88	20.10	23.74

数据来源于2022年中国卫生健康与统计年鉴

家庭医生制度逐渐推广。2016年家庭医生制度在我国广泛推广,自推广以来全科医生的数量不断增加,我国全科医生的数量由2015年的68 364人增加到了2019年的210 622人。社区公共卫生服务中心的全科医生数量从2015年的33 169人增加到2019年的68 001人,也从侧面反映出家庭医生的储备力量在不断增强。② 家庭医生采用团队签约服务的形式,由全科医生及医疗卫生人员组成的医疗服务团队与居民进行签约,签约期限一般为一年,居民可自由选择是否续约。签约成功后,家庭医生会为居民制定个性化的医疗卫生服务,并且设立家庭医生与专科医生间的绿色转诊通道。家庭医生制度的广泛推广大大推进了我国"社区首诊、分级转诊"的实施,促进了合理利用医疗资源,有效提高了就医效率。

3. 鼓励社会力量为社区提供公共卫生服务。我国"十四五"规划中明确提出了鼓励社会力量通过政府购买的方式参与提供公共服务通过政府购买的方式,吸引更多社会机构参与到社区公共卫生服务中,提高社区公共卫生服务的质量,满足居民的公共卫生服务需求。③

---

① 中国政府网. 2022年中国卫生健康统计年鉴[EB/OL]. (2023-05-17)[2023-7-20]. http://www.nhc.gov.cn/mohwsbwstjxxzx/tjtjnj/202305/6ef68aac6bd14c1eb9375e01a0faa1fb.shtml.
② 中国政府网. 关于推进家庭医生签约服务的指导意见[EB/OL]. (2016-06-06)[2022-04-13]. http://www.nhc.gov.cn/cms-search/xxgk/get Manuscript Xxgk.htm?id=e3e7d2670a8b4163b1fe8e409c7887af.
③ 习近平. 关于《中共中央关于制定国民经济和社会发展第十四个五年规划和二〇三五年远景目标的建议》的说明[J]. 经济, 2020, (12): 16-20.

第四节 社区公共卫生服务基本完善

社区公共卫生服务是落实"预防为主、防治结合"的基层公共卫生理念,保障人民身心健康、促进社会和谐持续发展的重要基本公共服务类型。党的十九届四中全会提出"强化提高人民健康水平的制度保障"的要求,将加强公共卫生服务体系建设、及时稳妥处置重大新发突发传染病作为治理体系和治理能力现代化的重要目标和任务;强调预防为主,加强公共卫生防疫和重大传染病防控,稳步发展公共卫生服务体系。在实现"两个一百年"奋斗目标的历史进程中,发展基层卫生健康事业始终处于基础性地位,同国家整体战略紧密衔接,发挥着重要支撑作用。

一、社区卫生服务中心(站)接诊人数也不断增加

与此同时,社区卫生服务中心(站)接诊人数也不断增加。2022年社区卫生服务中心(站)诊疗人次数达69 330.3万人次,比上年减少266.3万人次。2016—2020年期间,医疗卫生机构入院人次数呈现先下降后上升趋势,由2016年的313.7万人次下降至2020年的292.7万人次,2022年上升至333.8万人次,比2020年增加41.1万人次;2022年全国医疗卫生机构平均住院日为9.9日,比2020年减少0.4日(见表2-4-1)。[①]

表2-4-1 社区卫生服务中心(站)医疗卫生服务情况

年份	社区卫生服务中心 诊疗人次数(万人次)	入院人次数(万人次)	病床使用率(%)	平均住院日(日)	医师日均担负诊疗人次(人次)	社区卫生服务站 诊疗人次数(万人次)	医师日均担负诊疗人次(人次)
2016	56 327.0	313.7	54.6	9.7	15.9	15 561.9	14.5
2017	60 743.2	344.2	54.8	9.5	16.2	15 982.4	14.1
2018	63 897.9	339.5	52.0	9.9	16.1	16011.5	13.7
2019	69110.7	339.5	49.7	9.7	16.5	16 805.7	14.0
2020	62 068.4	292.7	42.8	10.3	13.9	13 403.7	10.8
2021	69 596.6	319.3	43.2	9.8	14.6	14005.9	11.0
2022	69 330.3	333.8	41.1	9.9	13.9	13919.9	11.0

注:数据来源2022年《中国卫生健康统计年鉴》

[①] 中国政府网.2022年中国卫生健康统计年鉴[EB/OL].(2023-05-17)[2023-7-20].http://www.nhc.gov.cn/mohwsbwstjxxzx/tjtjnj/202305/6ef68aac6bd14c1eb9375e01a0faa1fb.shtml.

二、社区公共卫生服务内容越来越完善

公共卫生服务项目要根据国家的发展,来提供综合效益好的基本公共卫生服务项目,而且还针对严重威胁儿童、妇女、老年人等特殊群体和某些地区的地方病、传染病等重大疾病和主要健康危险因素,设立和实施重大公共卫生服务项目。

(一)国家基本公共卫生服务项目

国家基本公共卫生服务项目包括29项内容,其中包括原有国家基本公共卫生服务12项:建立居民健康档案、健康教育、预防接种、0－6岁儿童健康管理、孕产妇健康管理、老年人健康管理、慢性病患者健康管理(高血压和2型糖尿病)、严重精神障碍患者管理、肺结核患者健康管理、中医药健康管理(辖区内65岁及以上常住居民和0～36个月儿童)、传染病及突发公共卫生事件报告和处理、卫生计生监督协管,以及2018年和2019年从重大公共卫生划入基本公共卫生服务的项目17项:基本避孕服务项目管理、健康素养促进行动、地方病防治、职业病防治、重大疾病与健康危害因素监测、人禽流感和SARS防控项目管理、鼠疫防治项目管理、国家卫生应急队伍运维保障管理、农村妇女"两癌"免费检查项目管理、增补叶酸预防神经管缺陷项目管理、国家免费孕前优生健康检查项目管理、地中海贫血防控项目管理、食品安全标准跟踪评价、国家随机监督抽查管理、老年健康与医养结合服务管理、人口监测、卫生健康项目监督管理。

(二)地方主要公共卫生服务项目

根据国家规定不同省市可根据各省市具体情况增加国家基本公共卫生服务的项目内容。2021年,北京市将健康教育和健康素养促进行动合为"健康教育与健康素养促进",新增社区易感染艾滋病高危行为人群干预服务项目。为推动基本公共卫生项目老年人健康管理服务提升质量,将原"老年人健康管理率"指标变更为"65岁及以上老年人城乡社区规范健康管理服务率(%)"(65岁及以上老年人城乡社区规范健康管理服务率＝65岁及以上老年人城乡社区规范健康管理服务人数/辖区内65岁及以上常住居民数×100%)。人均基本公共卫生服务经费补助标准也提高到了105元。此外,北京市海制定基本公共卫生服务绩效目标,如7岁以下儿童健康管理率≥90%,老年人、儿童中医药健康管理率分别≥65%,65岁及以上老年人城乡社区规范健康服务率≥60%,传染病和突发公共卫生事件报告率≥95%,社区在册居家严重精神障碍患者健康管理率≥90%等。[①]

自2007年开始,天津市在城市地区启动实施由政府购买、基层医疗卫生服务机构为

---

① 北京市卫生健康委员会.北京市卫生健康委员会关于做好北京市2021年老年人基本公共卫生服务项目工作的通知.[EB/OL](2021-09-24)[2022-02-03] https://wjw.beijing.gov.cn/zwgk_20040/ylws/202109/t20210924_2500968.html.

居民无偿提供的基本公共卫生服务项目，2008年实现城乡全覆盖。服务内容包括家庭医生签约服务、残疾人康复服务、妇女儿童健康提升计划、适龄儿童窝沟封闭、大肠癌筛查、心脑血管疾病筛查等，调整了子项目和受益面。截至2021年，天津市基本公共卫生服务项目总体知晓率为98.87%，总体满意度为98.05%，总体便利度为97.66%，总体受益率为96.28%。累计建立电子健康档案1 267.51万份，电子健康档案建档率为91.41%。广州市的居民除了可享受29类基本公共卫生服务外，凡是在广州市居住半年以上的65岁及以上的老年人，无论户籍和非户籍，都能免费享受每年1次免费健康管理服务，具体包括：生活方式和健康状况评估、体格检查、辅助检查、发放体检报告并进行专业健康指导、预约下一次健康体检等。[①] 2021年广州市基本公共卫生服务项目从9大类扩增至29大类，原12大类基本公共卫生服务人均补助标准从2017年的50元提高到2021年的79元。[②]

(三)社区公共卫生服务特点及完成情况

一是健康性，社区公共卫生服务的出发点和落脚点是促进社区人群身心健康，做好疾病预防工作，推动健康事业发展。二是针对性，社区公共卫生服务在开展的过程中，往往都是针对区域内部的特殊群体，如社区儿童、孕妇、老年人等。三是区域性，社区公共卫生服务都是以家庭为单位来开展。四是综合性，社区公共卫生服务并不是单一的，而是多部门参与，涉及多方面的问题。

根据2021年《全民健康信息化调查报告》，省、市、县三级平台居民电子健康档案库建档率多数达70%以上，其中44.8%的省级平台建档率达90%以上。[③] 2022年，婚前医学检查率为74.8%，比2021年提高3.9个百分点；孕产妇系统管理率和产前筛查率分别为93.6%和88.7%，分别提高0.7个和3.0个百分点；孕产妇住院分娩率继续保持在99.9%的水平；产后访视率为96.5%，提高0.5个百分点。[④] 由此可见，建立健康档案、妇幼保健、健康教育这些传统项目开展相对较好。

---

① 健康中国网. 2022年天津基本公共卫生服务项目总体满意度达97.10%. [EB/OL](2023-12-24)[2024-01-02] http://health.china.com.cn/2023-11/24/content_42607391.htm.
② 广州市发展改革委员会. 广州市发展和改革委员会等21部门关于印发广州市基本公共服务标准(2021年版)的通知. [EB/OL](2022-06-02)[2022-04-07]https://fgw.gz.gov.cn/tzgg/content/post_8319630.html.
③ 国家卫生健康委统计信息中心. 全民健康信息化调查报告[M]. 人民卫生出版社，202106. 270.
④ 国家政府网. 2022年《中国妇女发展纲要(2021—2030年)》统计监测报告. [EB/OL](2023-12-31)[2024-02-02] https://www.stats.gov.cn/sj/zxfb/202312/t20231229_1946062.html.

第五节 卫生法治稳步发展

2019年,《基本医疗卫生与健康促进法》出台,这是我国卫生与健康领域发布的第一部基础性、综合性法律,其不仅生动体现了我国医疗卫生健康理念已从"以治病为中心"转变为"以人民健康中心"的发展状态,更为推进我国公共卫生事业的发展提供了坚实的法治保障。当前,我国卫生法治总体发展态势良好,由宪法相关条款、法律法规、规章文件、标准指南等共同组成的卫生法律制度体系已基本形成。

在健康中国战略背景下,中国卫生法治快速发展,框架体系基本健全,内容不断丰富,在规范机构管理、保障人员权益、健全法律体系、推进执法监督药品、诊疗服务、卫生保障、政务服务、执法监管、纠纷化解等方面均取得很大进展,为更好保障人民健康提供了重要支撑。

医院分级管理日益科学化,分级诊疗制度改革逐渐落实。为促进医院高质量发展,国家卫生主管部门于2020年修订出台了《三级医院评审标准(2020年版)》,废除了之前的《卫生部关于印发〈三级综合医院评审标准(2011年版)〉的通知》(卫医管发〔2011〕33号)、《卫生部关于印发心血管病等三级专科医院评审标准(2011年版)的通知》(卫医管发〔2011〕79号)、《卫生部关于印发传染病等三级专科医院评审标准(2011年版)的通知》(卫医管发〔2012〕16号)。

一、医护人员权益保障及行为规范管理不断加强

一方面,医护人员基本权益得到保障。2017年,国务院批复将每年8月19日设立为"中国医师节",激励广大卫生与健康工作者弘扬敬佑生命、救死扶伤、甘于奉献、大爱无疆的崇高职业精神,为在全社会形成尊医重卫的良好氛围提供了强大助推力。2021年8月20日,《中华人民共和国医师法》(以下简称《医师法》)由第十三届全国人民代表大会常务委员会第三十次会议表决通过,于2022年3月1日起施行,并同时废止《执业医师法》,此法基于《执业医师法》实施以来存在的立法缺陷和短板进行了全面的补充和修改,共计七章六十七条,新增"保障措施"章节和十九个条例,明确医师依法执业,受法律保护,医师的人格尊严、人身安全不受侵犯。《医师法》是一部规范医师行为的单行法,与我国现行的其他卫生法律并无冲突之处,作为规范医师行为的单行法,与其他法律没有冲突之处,与同属行政法领域的《基本医疗卫生与健康促进法》《中医药法》《药品管理法》《传染病防治法》中的相关内容相互补充,为医疗卫生服务体系的持续稳定发展提供了法律保障。另一方

面,对医护人员的行为规范不断加强。2019年3月,《国务院关于取消和下放一批行政许可事项的决定》明确,护士的注册改为所在医疗机构的登记机关办理即可,并要求全面落实护士执业的电子化注册和网上办理。2020年3月修订的《护士条例》,确认了权力下放的成果。《国家药监局人力资源社会保障部关于印发执业药师职业资格制度规定和执业药师职业资格考试实施办法的通知》明确了药学技术人员的职业准入管理。2021年,《执业药师注册管理办法》印发出台,废止了之前多个关于执业药师的规范性文件。

二、医疗保障法律体系不断健全

医疗保障既不仅是社会保障制度的重要组成部分,也是医疗卫生制度中不可或缺的组成因素,其内容包括基本医疗保险、医疗救助、补充医疗保险、医疗互助等。2016—2020年间,我国医疗保障制度改革持续推进,法治化建设水平有所提升。2018年国家医疗保障局成立,在充分听取各方意见的基础上,编制《国家医疗保障局立法规划(2018～2022年)》和《国家医疗保障局立法工作管理办法(试行)》,先后出台《医疗机构医疗保障定点管理暂行办法》《零售药店医疗保障定点管理暂行办法》等一系列规章文件。2020年,中共中央、国务院出台《关于深化医疗保障制度改革的意见》,2021年1月国务院行政法规《医疗保障基金使用监督管理条例》正式公布。卫生执法监管稳步推进明确基金使用相关主体职责,构建行政监管、社会监督、行业自律的监管格局,医保、卫生、中医药、市场监管、财政、审计、公安等部门的监管合作机制,以保障医疗保障基金安全,促进有效使用。

三、卫生执法监管稳步推进

在卫生法律规范立改废释的同时,党和国家高度需高度重视卫生执法和监管工作。近年来,我国公共卫生执法监管工作持续推进,医疗卫生机构监督管理呈现规范化发展态势,传统的"重医疗轻法治"观念得到初步扭转。

2016—2020年,我国医疗卫生机构运行监管力度不断加强,卫生法治相关机构建设更加健全,医疗卫生行业综合监管制度逐步建立。2016年,《医疗质量管理办法》出台实施,建立起国家医疗质量管理与控制制度、医疗机构医疗质量管理评估制度、医疗机构医疗安全与风险管理制度、医疗质量安全核心制度体系,明确各级卫生主管行政部门的医疗质量监管责任。2018年,国家卫生健康委员会、国家医疗保障局以及国家市场监督管理总局、国家药品监督管理局等组建成立,同时国家发展和改革委员会、民政部、海关总署、生态环境部等部门也相应承担相关卫生责任。2018年,国务院办公厅出台《关于改革完善医疗卫生行业综合监管制度的指导意见》(国办发〔2018〕63号),要求强化政府主导责任，明确部门职责，"谁审批、谁监管，谁主管、谁监管"。[①] 所有医疗卫生机构不论所有制、投资主体、隶属关系和经营性质，均由所在地政府卫生健康行政部门(含中医药管理部门)实行统一监管。经过多年努力，机构自治、行业自律、政府监管、社会监督相结合的多元综合监管体系初步形成，一支专业高效、统一规范、文明公正的卫生健康执法监督队伍已初见规模。2020年，各级卫生主管部门依法对医疗机构或医务人员作出卫生行政处罚3.4万件，行政处罚无证行医1.6万件，查处传染病防治案件6.0万件。[②]

四、卫生领域"放管服"持续推进

近年来，我国医疗卫生领域行政审批制度改革加速推进，医疗卫生机构、从业人员、医疗技术、药品、医疗器械等准入机制不断优化。从总体来看，我国医疗卫生相关行政审批权限有所下放。2017年起，国家开始原料药、药用辅料、药包材与制剂一并审评审批。2019年7月国家药品监督管理局发布公告，进一步推进药品关联审评审批改革，减少了审评审批事项，在减少辅料和包材企业负担的同时，给予药品生产企业更多的原辅包选择权。2021年8月，国家卫健委发布《关于印发医疗领域"证照分离"改革措施的通知》(国卫办医发〔2021〕15号)，将开办诊所、诊所职业登记改为备案管理。[③] 2019年3月，《国务院关于取消和下放一批行政许可事项的决定》明确取消国产药品注册初审，下放护士执业注册审批层级。同时，我国"救命药"优先审评审批政策逐步完善。[④] 2017年，中共中央办公厅、国务院办公厅印发《关于深化审评审批制度改革鼓励药品医疗器械创新的意见》，从改革临床试验管理，加快上市审评审批，促进药品创新和仿制药发展，加强药品医疗器械全生命周期管理，提升技术支撑能力等方面深化审评审批制度改革。[⑤] 2020年2月，国家药品监督管理局还开辟了药品医疗器械应急审批的绿色通道，以满足疫情防控所需。

五、医患纠纷化解向法治化迈进

医患纠纷是我国卫生与健康领域的一项突出矛盾，为正确处理医疗纠纷、保护医患双方的合法权益、维护医疗秩序，我国国家卫生主管部门就医疗事故的技术鉴定、分级标准、病历封存等问题，出台了一系列的规范、批复等。2018年7月，国务院出台行政法规

[①] 国务院办公厅关于改革完善医疗卫生行业综合监管制度的指导意见[J]. 中国卫生监督杂志，2018，25(05)：414-418.

[②] 卫健委. 2020年中国卫生健康事业发展统计[EB/OL]. (2021-07-16)[2022-02-02]https://www.199it.com/archives/1279606.html.

[③] 国家卫生健康委办公厅关于印发医疗领域"证照分离"改革措施的通知[J]. 中华人民共和国国家卫生健康委员会公报，2021，(07)：17-20.

[④] 国务院关于取消一批行政许可事项的决定[J]. 中华人民共和国国务院公报，2017，(29)：52-62.

[⑤] 中共中央办公厅国务院办公厅印发《关于深化审评审批制度改革鼓励药品医疗器械创新的意见》[J]. 中国食品药品监管，2017，(10)：9-13.

《医疗纠纷预防和处理条例》，构成医疗纠纷化解的关键性制度依据。在理念上平衡医患双方的权利义务，维护双方合法权益；加强医疗质量安全管理，畅通医患沟通渠道，从源头预防和减少纠纷；倡导柔性方式，发挥调解的主渠道作用，减少医患对抗。最高人民法院就药品相关纠纷出台多个司法解释和文件。[①] 同时，2020年《最高人民法院关于审理食品药品纠纷案件适用法律若干问题的规定》正式修正，对药品的购买者、消费者通过举证责任、连带责任等方面进行规则完善，倾斜保护力度较强。特别是明确，生产者、销售者以购买者明知药品存在质量问题而仍然购买进行抗辩，以消费者未对赠品支付对价为由进行免责抗辩的，人民法院不予支持。[②]

[①] 医疗纠纷预防和处理条例[J]. 中华人民共和国国务院公报，2018，(26)：10-16.
[②] 最高人民法院关于审理食品药品惩罚性赔偿纠纷案件适用法律若干问题的解释[N]. 人民法院报，2024-08-22(004). DOI：10.28650/n.cnki.nrmfy.2024.002047.

第三章 我国社区公共卫生治理体系建设的主要短板

城市社区公共卫生治理关系到社区公民的身体健康。《"十四五"优质高效医疗卫生服务体系建设实施方案》中提出:"坚持新时代卫生与健康工作方针,以人民健康为中心,加快提高卫生健康供给质量和服务水平,更加注重早期预防和医防协同。"[①]2020年的新冠疫情给城镇社区公共卫生治理带来了挑战,疫情凸显了我国城镇社区公共卫生治理体系建设存在的短板,主要包括公共医疗卫生资源配置有待进一步优化、社区医疗卫生机构政府财政投入不足、社区医疗卫生机构公共卫生服务供给能力不足、公共卫生执法监督力度有待加强、应急管理体系不完善、社区公共卫生治理评估体系不完善、居民公共卫生管理意识薄弱、多元主体公共卫生治理协同机制不健全八个方面。详细分析我国城镇社区公共卫生治理体系建设存在的问题对进一步优化我国公共卫生治理体系,提升社区公共卫生治理能力具有重要的意义。

第一节 公共医疗卫生资源配置有待进一步优化

习近平总书记指出:"促进优质医疗资源扩容和区域均衡布局,坚持预防为主,加强重大慢性病健康管理,提高基层防病治病和健康管理能力。"[②]公共医疗卫生资源的配置是指在一定的社会经济条件下,政府部门通过相应的政策,使社会以最优的方式向公共卫生部门分配人力、物力和财力,从而来解决医疗问题,预防疾病,促进、保护和恢复健康的行动。医疗卫生资源配置主要包括卫生人员、卫生设备设施、卫生经费等的配备。公共医

[①] 国家中医药管理局.关于印发《"十四五"优质高效医疗卫生服务体系建设实施方案》的通知[EB/OL].(2021-07-02)[2022-11-19] http://gcs.satcm.gov.cn/zhengcewenjian/2021-07-02/22204.html.

[②] 习近平.高举中国特色社会主义伟大旗帜为全面建设社会主义现代化国家而团结奋斗——中国共产党第二十次全国代表大会上的报告[M].北京:人民出版社,2022.

疗卫生资源应尽量均衡配置，满足各地区医疗卫生服务的需要。目前，我国公共医疗卫生资源的配置存在短板，如公共医疗机构数量不足、各地区和各城市配置不均衡、公共医疗卫生资源数量不足、公共卫生医疗人才短缺等问题。

一、公共医疗机构数量不足

公共医疗卫生机构是提供公共卫生服务最主要的部门，它关系着人民群众的身体健康、疾病的预防、感染的控制。我国公共医疗卫生机构主要包括各级医院、基层医疗卫生机构和专业医疗卫生机构，但是目前我国这三大类医疗卫生机构都存在着数量不足的问题。

(一) 我国各级医院数量不均衡

习近平总书记指出："深化以公益性为导向的公立医院改革，规范民营医院发展。"[①]"要把保障人民健康放在优先发展的战略位置，织牢公共卫生防护网，推动公立医院高质量发展。要慎终如始做好'外防输入、内防反弹'的工作。"[②]从登记注册类型来看，2021年我国有公立医院11 804个，有民营医院24 766个，民营医院比公立医院多出12 962个。我国公立医院的数量逐年递减，由2015年的13069个下降到2021年的11 804个；而我国的民营医院的数量是逐年增加的，民营医院由2015年的14 518个增加到2021年的24 766个。政府办的公共医疗卫生机构数远远少于社会办的公共医疗卫生机构和个人办的公共医疗卫生机构数（见表4-1-1）。个人办的医院数达到380 920个，而政府办的医院数只有9758个；基层医疗卫生机构中由社会的和个人办的数量达到842 924个，而政府办的基层医疗卫生机构仅有127 112个（见表4-1-2）。我国的三级医院、二级医院和一级医院的数量虽然都在逐年增加，但是我国的三级医院的数量相较于二级医院和一级医院少，2021年我国有二级医院10 848个，是三级医院数量的3.5倍；2021年我国拥有一级医院12 649个，是三级医院数量的3.9倍（见表3-1-1）。我国在大力发展民营医院的同时也要加强公立医院的发展。

按照机构类别来分，我国的综合医院的数量最多，在2021年达到20 307个，以专科医院为例，2021年我国的专科医院只有9 699个；综合医院的数量是专科医院数量的2.09倍（见表3-1-1）。我国在大力发展综合医院的过程中，也要注重加强专科医院等专业型医

[①] 习近平.高举中国特色社会主义伟大旗帜为全面建设社会主义现代化国家而团结奋斗——中国共产党第二十次全国代表大会上的报告[M].北京：人民出版社，2022.

[②] 中国共产党新闻网.习近平在福建考察时强调 在服务和融入新发展格局上展现更大作为 奋力谱写全面建设社会主义现代化国家福建篇章[EB/OL].(2021-03-25)[2022-11-19] http://cpc.people.com.cn/n1/2021/0325/c64094-32060807.html

院的发展，有效预防突发的公共卫生安全事件。①

表 3-1-1 中国主要年份医院数统计(2015—2021)

（按登记注册类型/主办单位/管理类别/等级/机构类别分）（个）

医院分类	2015	2017	2018	2019	2020	2021
总计	27 587	31 056	33 009	34 354	35 394	36 570
按登记注册类型分						
公立医院	13 069	12 297	12 032	11 930	11 870	11 804
民营医院	14 518	18 759	20 977	22 424	23 524	24 766
按主办单位分						
政府办	9 651	9 595	9 649	9 701	9 758	9 824
社会办	6 570	7 103	7 386	7 731	7 947	8 322
个人办	11 366	14 358	15 974	16 922	17 689	18 424
按管理类别分						
非营利性	18 518	19 752	20 451	20 603	20 666	20 660
营利性	9 069	11 304	12 558	13 751	14 728	15 910
按医院等级分						
三级医院	2 123	2 340	2 548	2 749	2 996	3 275
二级医院	7 494	8 422	9 017	9 687	10 404	10 848
一级医院	8 759	10 050	10 831	11 264	12 252	12 649
按机构类别分						
综合医院	17 430	18 921	19 693	19 963	20 133	20 307
中医医院	3 267	3 695	3 977	4 221	4 426	4 630
中西医结合医院	446	587	650	699	732	756
民族医院	253	284	312	312	324	329
专科医院	6 023	7 220	7 900	8 531	9 021	9 699
护理院(中心)	168	349	477	628	758	849

注：数据来源2022年《中国卫生健康统计年鉴》

2020年我国有三级医院2996家，二级医院10404家，一级医院12252家，未定级医

---

① 中国政府网. 2022年中国卫生健康统计年鉴[EB/OL]. (2023-05-17)[2023-7-20]. http://www.nhc.gov.cn/mohwsbwstjxxzx/tjtjnj/202305/6ef68aac6bd14c1eb9375e01a0faa1fb.shtml.

院9 742家，医院总数35 394家。其中一级医院数量最多，占总医院数量的比例为34.62%，三级医院的数量最少，占总医院数量的8.46%（见表3-1-1）。①

（二）社区医疗卫生机构数量短缺

我国基层医疗卫生机构中农村的基层医疗卫生机构总数多于城市基层医疗卫生机构总数。2021年我国城市拥有基层医疗卫生机构总数为198 669个个，拥有农村基层医疗卫生机构总数为771 367个，农村基层医疗卫生机构总数是城市基层医疗卫生机构总数的3.88倍。在基层医疗卫生机构中城市拥有的数量比农村拥有的数量多的基层医疗卫生机构包括社区卫生服务中心、社区卫生服务站、门诊部、诊所、卫生所、医务室和护理站。2021年我国公立的基层医疗卫生机构数量是非公立的医疗卫生机构数量的1.11倍；基层医疗卫生机构按主办单位来划分，社会办的基层医疗卫生机构的数量最多达到462 004个，其次是个人办的基层医疗卫生机构的数量达到380 920个，而政府办的基层医疗卫生机构的数量最少为127 112个（见表3-1-2）。②

表3-1-2 中国2021年各类医疗卫生机构数统计（个）

机构分类	合计	按城乡分		按登记注册类型分		按主办单位分		
		城市	农村	公立	非公立	政府办	社会办	个人办
基层医疗卫生机构	970 036	198 669	771 367	510 889	459 147	127 112	462 004	380 920
社区卫生服务中心	9 826	7 370	2 456	8 872	954	6 848	2 393	585
社区卫生服务站	25 539	18 965	6 574	16 067	9 472	10 482	6 155	8 902
卫生院	36 301	168	36 133	36 118	183	35 756	383	162
街道卫生院	539	168	371	528	11	497	31	11
乡镇卫生院	35 762		35 762	35 590	172	35 259	352	151
中心卫生院	10 476		10 476	10 459	17	10 397	67	12
乡卫生院	25 286		25 286	25 131	155	24 862	285	139
村卫生室	608 828		608 828	424 914	183 914	71 858	411 467	125 503
门诊部	29 709	23 944	5 765	2 161	27 548	202	8 049	21 458
诊所、卫生所、医务室、护理站	259 833	148 222	111 611	22 757	237 076	1 966	33 557	224 310

注：数据来源2021年《中国卫生健康统计年鉴》

---

① 中国政府网. 2022年中国卫生健康统计年鉴[EB/OL]. （2023-05-17）[2023-7-20]. http：//www. nhc. gov. cn/mohwsbwstjxxzx/tjtjnj/202305/6ef68aac6bd14c1eb9375e01a0faa1fb. shtml.

② 中国政府网. 2022年中国卫生健康统计年鉴[EB/OL]. （2023-05-17）[2023-7-20]. http：//www. nhc. gov. cn/mohwsbwstjxxzx/tjtjnj/202305/6ef68aac6bd14c1eb9375e01a0faa1fb. shtml.

在全国各级医疗卫生机构总数中，基层机构占比远超各级医院的总数，均超过95%。基层卫生防控能力是我国防控体系的基础，我们要严格做好"第一道防线"。[1] 基层医疗卫生机构在我国整个医疗卫生体系中处于重要的部分。我国基层医疗卫生机构总数处于逐年上升的趋势，由2015年的920 770个增加到2021年的977 790个，年增长率为1.1%，而我国的医院总数由2015年的27 587个增加到2021年的36 570个，年增长率4.8%，与医院的增长趋势相比，基层医疗机构的增长速度较缓。社区卫生服务中心数量由2015年的34 321个增加到2021年的36 160个，年增长率只有0.87%；门诊部（所）数量由2015年的208 572个增加到2021年的271 056个，年增长率只有3.17%；诊所（医务室）的数量由2015年的195 290个增加到2021年的235 279个，年增长率为6.61；卫生院的数量逐年减少，由2015年的37 341个减少到2021年的35 455个，年减少率为0.85%；（见表3-1-3）。[2]

表3-1-3 2015—2021年基层医疗卫生机构数量（个）

年份	医疗卫生机构合计	医院总数	基层医疗卫生机构总数	社区卫生服务中心（站）	门诊部（所）	卫生院	街道卫生院	诊所（医务室）
2015	983 528	27 587	920 770	34 321	208 572	37 341	524	195 290
2016	983 394	29 140	926 518	34 327	216 187	37 241	446	201 408
2017	986 649	31 056	933 024	34 652	229 221	37094	543	211 572
2018	997 433	33 009	943 639	34 997	249 654	36 987	526	228 019
2019	1 007 579	34 354	954 390	35 013	266 659	36 624	512	240 993
2020	1 022 922	35 394	970 036	35 365	289 542	36 301	539	259 833
2021	1 030 935	36 570	977 790	36 160	271 056	35 455	512	235 279

注：数据来源2022年《中国卫生健康统计年鉴》

我国社会办的基层医疗卫生机构呈逐年下降趋势，由2015年的472631个下降到466 933个；我国非营利的基层医疗卫生机构也呈逐年下降趋势，由2015年的691 375个下降到2021年的664 717个。虽然我国的公立基层医疗卫生机构和政府办的基层医疗卫生机构呈逐年上升的趋势，但增长速度缓慢；公立医疗卫生机构由2015年的495 986个增长到2021年的509 128个，年增长率为0.60%；政府办的基层医疗卫生机构由2015年的117 503个增长到2021年的122 213个，年增长率为1.63%；与医院数量的年增长率5.6%相

---

[1] 方迎风，周辰雨，张芬，何伟. 公共卫生体系、政府治理能力与新冠肺炎疫情防控[J/OL]. 经济评论：1—18.
[2] 中国政府网. 2022年中国卫生健康统计年鉴[EB/OL]. （2023-05-17）[2023-7-20]. http://www.nhc.gov.cn/mohwsbwstjxxzx/tjtjnj/202305/6ef68aac6bd14c1eb9375e01a0faa1fb.shtml.

比，公立和政府办的基层医疗卫生机构的增长速度较缓(见3-1-4)。①

表3-1-4　2015—2021中国基层医疗卫生机构数量统计(个)

机构分类	2015	2016	2017	2018	2019	2020	2021
总计	920 770	926 518	933 024	943 639	954 390	970 036	977 790
按登记注册类型分							
公立	495 986	502 619	505 247	506 003	507 140	510 889	509 128
非公立	424 784	423 899	427 777	437 636	447 250	459 147	468 662
按主办单位分							
政府办	117 503	117 421	120 444	121 918	124 753	127 112	122 213
社会办	472 631	471 008	465 831	460 221	460 467	462 004	466 933
个人办	330 636	338 089	346 749	361 500	369 170	380 920	388 644
按管理类别分							
非营利性	691 375	691 119	686 104	680 521	675 634	672 280	664 717
营利性	229 395	235 399	246 920	263 118	278 756	297 753	313 073

注：数据来源2022年《中国卫生健康统计年鉴》

(三)我国专业性医疗卫生机构总数不足

医疗机构注重治病，卫生服务机构注重预防，防治分离，没有建立起"防、治、管"三位一体的公共卫生防控模式。由此出现了这样一种现象，我国的医疗机构数量不断增多，但是专业性的医疗卫生机构逐渐萎缩。2003年暴发的非典疫情，引起了中国对于公共卫生的短暂重视，但是不久以后我国的医疗疾控人员数量开始下降。2003年国内已有疾控中心达到3 584个，到2021年我国的疾病预防控制中心的数量下降到3 376个，比2003年减少了208个；2003年我国拥有专科疾病防治院1 749个，到2021年下降为932个。妇幼保健院由2015年的3 078个下降到2021年的3 032个，卫生监督所由2015年的2 986个下降到2021年的3 010个，专业公共卫生机构数从2016年的24 866减少到了13 276个。然而，与疾控机构数量下降形成鲜明对比的是我国的医院和基层医疗卫生机构总数在稳步上升，医院总数由2003年的17 764个上升到36 570个，基层医疗卫生机构总数由774 693个上升到977 790个。2021年末，全国医疗卫生机构总数达1 030 935个，比2015年的983 528个增加了47 407个(见表3-1-5、3-1-6)。②对于一个社会来说，妇幼保

---

① 中国政府网. 2022年中国卫生健康统计年鉴[EB/OL]. (2023-05-17)[2023-7-20]. http://www.nhc.gov.cn/mohwsbwstjxxzx/tjtjnj/202305/6ef68aac6bd14c1eb9375e01a0faa1fb.shtml.

② 中国政府网. 2022年中国卫生健康统计年鉴[EB/OL]. (2023-05-17)[2023-7-20]. http://www.nhc.gov.cn/mohwsbwstjxxzx/tjtjnj/202305/6ef68aac6bd14c1eb9375e01a0faa1fb.shtml.

健中心等组成的专业公共卫生机构的萎缩，医疗机构中疾病防控部门的偏废，这意味着公共卫生体系越来越弱，相应地对于公共卫生条件的改善、生活环境、饮水饮食环境的优化，以及传染病的防控和国民健康教育等方面的重视越来越弱。

表 3-1-5　2003—2021 年中国医疗卫生机构数(个)

年份	合计	医院总数	基层医疗卫生机构总数	专业公共卫生机构数	疾病预防控制中心	专科疾病防治院(所/站)	妇幼保健院(所/站)	卫生监督所(中心)
2003	806 243	17 764	774 693	10 792	3 584	1 749	3 033	838
2015	983 528	27 587	920 770	31 927	3 478	1 234	3 078	2 986
2016	983 394	29 140	926 518	24 866	3 481	1 213	3 063	2 986
2017	986 649	31 056	933 024	19 896	3 456	1 200	3 077	2 992
2018	997 433	33 009	943 639	18 033	3 443	1 161	3 080	2 949
2019	1 007 579	34 354	954 390	15 958	3 403	1 128	3 071	2 869
2020	1 022 922	35 394	970 036	14 492	3 384	1 048	3 052	2 934
2021	1 030 935	36 570	977 790	13 276	3 376	932	3 032	3 010

注：数据来源 2022 年《中国卫生健康统计年鉴》

2021 年我国拥有健康教育所(站)184 个，急救中心(站)526 个，采供血机构 628 个，计划生育技术服务机构 1 588 个。从 2015 年至 2020 年，健康教育所(站)的数量先增加后减少，2019 年健康教育所(站)的数量达到近六年峰值 179 所，到 2021 年开始减少到 184 所。急救中心(站)的数量处于逐年增长的趋势，从 2015 年的 345 所增加到 2021 年 526 所，平均每年增幅为 6.71%。采供血机构数量处于逐年增长的趋势，由 2015 年 548 个增加到 2020 年 628 个，平均每年增长幅度为 1.76%。计划生育技术服务机构的数量逐年减少，由 2015 年 20 092 个减少到 2021 年 1 588 个，平均每年减少幅度为 14.33%。[①]

表 3-1-6　2015—2021 年专业性医疗卫生机构数(个)

年份	健康教育所(站)	急救中心(站)	采供血机构	计划生育技术服务机构
2015	166	345	548	20 092
2016	163	355	552	13 053
2017	165	361	557	8 088

---

① 中国政府网. 2022 年中国卫生健康统计年鉴[EB/OL]. (2023-05-17)[2023-7-20]. http：//www.nhc.gov.cn/mohwsbwstjxxzx/tjtjnj/202305/6ef68aac6bd14c1eb9375e01a0faa1fb.shtml.

续表

年份	健康教育所(站)	急救中心(站)	采供血机构	计划生育技术服务机构
2018	177	384	563	6 276
2019	179	448	594	4 275
2020	174	484	606	2 810
2021	184	526	628	1 588

注：数据来源2022年《中国卫生健康统计年鉴》

(四)科室不全且硬件设施配置不足

2021年城市社区卫生服务中心(站)万元以上设备为350 090台，房屋建筑面积为39 498 939平方米，业务用房为25 782 528平方米，其中政府办房屋建筑面积为25 896 917平方米，占房屋建筑面积的65.6%，业务用房为18 651 441平方米，占总业务用房的72.3%，每床占用业务用房面积为86.96平方米。①

社区医院至少设置全科医疗科、康复医学科、中医科，应当设置内科、外科、妇科、儿科、口腔科、眼科、耳鼻喉科、精神(心理)科、安宁疗护(临终关怀)科、血液净化室等专业科室中的5个科室(见表3-1-7)。社区需要结合具体发展情况和人们需求准备足够的医疗设备，比如理疗设备、心电图及康复设备等。但是，一部分地区的社区服务中心依然出现科室不全，许多地方的社区卫生服务中心(站)直接成为预防接种门诊，更别提设置精神(心理)科、安宁疗护(临终关怀)科、血液净化室等专业科室，也缺少进行CT检查、胃肠镜检查等的设备。

表3-1-7　2020年社区卫生服务中心分科床位、门急诊人次、出院人数及构成

科室分类	床位 床位数(张)	床位 构成(%)	门急诊 人次数(万人次)	门急诊 构成(%)	出院 人次数(万人次)	出院 构成(%)
总计	239 139	100.0	65 188.7	100.0	318.3	100.0
预防保健科	3 511	1.5	6 880.7	10.6	0.9	0.3
全科医疗科	81 181	33.9	33 533.3	51.4	81.4	25.6
内科	68 336	28.6	7 445.9	11.4	123.1	38.7
外科	20 729	8.7	2 028.4	3.1	31.2	9.8
儿科	5 647	2.4	1 536.9	2.4	8.7	2.7

① 中国政府网. 2022年中国卫生健康统计年鉴[EB/OL]. (2023-05-17)[2023-7-20]. http://www.nhc.gov.cn/mohwsbwstjxxzx/tjtjnj/202305/6ef68aac6bd14c1eb9375e01a0faa1fb.shtml.

续表

科室分类	床位		门急诊		出院	
	床位数(张)	构成(%)	人次数(万人次)	构成(%)	人次数(万人次)	构成(%)
妇产科	9 194	3.8	1 477.9	2.3	11.4	3.6
中医科	17 785	7.4	6 878.6	10.6	24.9	7.8
其他	32 756	13.7	5 407	8.3	36.8	11.5

注：数据来源2022年《中国卫生健康统计年鉴》

二、公共医疗卫生机构各地区各城市配置不均衡

2022年政府工作报告中指出："推动优质医疗资源向市县延伸，提升基层防病治病能力，使群众就近得到更好的医疗服务。"由于我国各个地区经济发展的差异，我国各地区各城市公共医疗卫生机构的资源配置不均衡，东部地区的医疗卫生机构总数多于中部地区和西部地区。不均衡的资源配置导致各个地区医疗卫生事业的发展存在较大的差异。

（一）东中部地区公共医疗卫生机构分布不均衡

我国医疗卫生机构地区之间分布不均衡。医疗卫生机构数量东部地区相较于西部地区和中部地区充沛。2021年东部地区共有医疗卫生机构394 513个，占全国医疗卫生机构总数的38.27%，中部地区拥有医疗卫生机构323 989个，占全国医疗卫生机构总数的31.43%；西部地区拥有医疗卫生机构312 433个，占全国医疗卫生机构总数的30.31%（见表3-1-8）。[①]

表3-1-8　2021年各地区医疗卫生机构数(个)

地区	医疗卫生机构总数	医院总数小计	基层医疗卫生机构小计	专业公共卫生机构小计	其他医疗卫生机构小计
总计	1 030 935	36 570	977 790	13 276	3 299
东部	394 513	14 252	373 823	4 555	1 883
中部	323 989	11 009	308 224	4 032	724
西部	312 433	11 309	295 743	4 689	692

注：数据来源2022年《中国卫生健康统计年鉴》

我国基层医疗卫生机构分布不均衡，总体来看我国东部地区基层医疗卫生机构数量最多，在2021年东部地区的基层医疗卫生机构达到373 823个，比中部地区医疗卫生机构总

[①] 中国政府网.2022年中国卫生健康统计年鉴[EB/OL].(2023-05-17)[2023-7-20].http：//www.nhc.gov.cn/mohwsbwstjxxzx/tjtjnj/202305/6ef68aac6bd14c1eb9375e01a0faa1fb.shtml.

数多出 65 599 个，比西部地区基层医疗卫生机构总数多出 78 080 个。社区卫生服务中心、社区卫生服务站、村卫生室、门诊部数量最多的地区为东部地区，分别达到 4 746 个、15 421 个、206 251 个、21 009 个。街道卫生院数量最多的地区为中部地区数量达到 307 个。(见表 3-1-9)。基层医疗卫生机构的数量不足以及分布不均衡导致基层医疗卫生机构公共卫生服务供给能力低。[①]

表 3-1-9　中国 2021 年各地区医疗卫生机构数统计(个)

地区	基层医疗卫生机构	社区卫生服务中心	社区卫生服务站	街道卫生院	乡镇卫生院	村卫生室	门诊部
总计	977 790	10 122	26 038	512	34 943	599 292	35 827
东部	373 823	4 746	15 421	94	8 964	206 251	21 009
中部	308 224	2 811	5 455	307	11 192	207 292	9 506
西部	295 743	2 565	5 162	111	14 787	185 749	5 312

注：数据来源 2022 年《中国卫生健康统计年鉴》

(二)各省级行政区划公共医疗卫生机构分布不均衡

从我国各省级行政区划公共卫生医疗机构的数量来看，医疗卫生机构数量最多的省级行政区划是河北省，共有医疗卫生机构 88 162 个，医疗卫生机构数量最少的省级行政区划是宁夏回族自治区，共有医疗卫生机构 4 571 个；医疗卫生机构数量最多的省级行政区划比医疗卫生机构数量最少的省级行政区划多出 82 365 所。医疗卫生机构总数排前五的省级行政区划是河北省、山东省、四川省、河南省、湖南省，医疗卫生机构数量分别为 88 162 个、85 715 个、80 249 个、74 644 个、56 042 个。医疗卫生机构总数排名后五位的省级行政区划为青海省、海南省、上海市、天津市、宁夏回族自治区，医疗卫生机构数量分别为 6 408 个、6 277 个、6 308 个、6 076 个、4 571 个(见表 3-1-10)。

从我国各省级行政区划医院的数量来看，医院数量最多的省级行政区划是山东省，医院的数量为 2 654 个，医院数量最少的省级行政区划是西藏自治区 179 个。山东省的医院数量是西藏自治区数量的 15.35 倍。医院数量排名前五的省级行政区划分别为山东省、四川省、河北省、河南省、江苏省，拥有医院的数量分别为 2 654 个、80 249 个、2 395 个、2 410 个、2 030 个。医院数量排名后五位的省级行政区划分别为上海市、海南省、宁夏回族自治区、青海省、西藏自治区，医院数量分别为 426 个、269 个、213 个、222 个、179 个(见表 3-1-10)。

---

① 中国政府网. 2022 年中国卫生健康统计年鉴[EB/OL]. (2023-05-17)[2023-7-20]. http://www.nhc.gov.cn/mohwsbwstjxxzx/tjtjnj/202305/6ef68aac6bd14c1eb9375e01a0faa1fb.shtml.

第三章　我国社区公共卫生治理体系建设的主要短板

从我国省级行政区划基层医疗卫生机构的数量来看，基层医疗卫生机构数量最多的省级行政区划是河北省，数量为 85 029 个；基层医疗卫生机构数量最少的省级行政区划为宁夏回族自治区，数量为 4 242 个。基层医疗卫生机构数量最多的省级行政区划比基层医疗卫生机构数量最少的行政区划多 79 725 个。基层医疗卫生机构数量前五的省级行政区划是河北省、山东省、四川省、河南省、湖南省，基层医疗卫生机构的数量分别为 85 029 个、82 062 个、76 875 个、75 174 个、53 354 个。基层医疗卫生机构数量后五位的省级行政区划为青海省、海南省、上海市、天津市、宁夏回族自治区，数量分别为 6 011 个、5 881 个、5 656 个、5 489 个、4 242 个（见表 3-1-10）。

从专业公共卫生机构来看，专业公共卫生机构数量最多的省级行政区划是广西壮族自治区，数量为 599 个；专业公共卫生机构数量少的省级行政区划是天津市，数量为 87 个。专业公共卫生机构数量最多的省级行政区划比专业公共卫生机构数量最少的省级行政区划多出 855 个。专业公共卫生机构数量前五的省级行政区划分别为广西壮族自治区、河南省、广东省、山东省、甘肃省，数量分别为 599 个、791 个、788 个、779 个、652 个。专业公共卫生机构数量后五位的省级行政区划分别为上海市、海南省、北京市、宁夏回族自治区、天津市，数量分别为 103 个、111 个、101 个、95 个、73 个（见表 4-1-10）。

从其他医疗卫生机构来看，其他医疗卫生机构数量最多的省级行政区划是江苏省，数量为 412 个；其他医疗卫生机构数量最少的省级行政区划是西藏壮族自治区，数量为 1 个。其他医疗卫生机构数量最多的省级行政区划比其他医疗卫生机构数量最少的省级行政区划多出 411 个。其他医疗卫生机构数量前五的省级行政区划是江苏省、广东省、山东省、浙江省、河南省，数量分别为 412 个、275 个、220 个、208 个、161 个。其他医疗卫生机构数量后五位的省级行政区划是宁夏回族自治区、新疆维吾尔自治区、海南省、青海省、西藏自治区，数量分别为 21 个、19 个、16 个、2 个、1 个（见表 3-1-10）。[1]

表 3-1-10　2021 年中国各地区医疗卫生机构数统计（个）

地区	合计	医院	基层医疗卫生机构	专业公共卫生机构	其他医疗卫生机构
总计	1 030 935	36 570	977 790	13 276	3 299
东部	394 513	14 252	373 823	4 555	1 883
中部	323 989	11 009	308 224	4 032	724
西部	312 433	11 309	295 743	4 689	692
北京	10 699	644	9 777	101	177

---

[1] 中国政府网. 2022 年中国卫生健康统计年鉴[EB/OL]. (2023-05-17)[2023-7-20]. http://www.nhc.gov.cn/mohwsbwstjxxzx/tjtjnj/202305/6ef68aac6bd14c1eb9375e01a0faa1fb.shtml.

续表

地区	合计	医院	基层医疗卫生机构	专业公共卫生机构	其他医疗卫生机构
天津	6 076	432	5 489	73	82
河北	88 162	2 395	85 029	644	94
山西	41 007	1 427	39 101	431	48
内蒙古	24 948	806	23 684	400	58
辽宁	33 051	1 444	30 919	539	149
吉林	25 344	825	24 155	285	79
黑龙江	20 578	1187	18 772	548	71
上海	6 308	426	5 656	103	123
江苏	36 448	2 030	33 387	619	412
浙江	35 120	1 485	33 021	406	208
安徽	29 554	1 338	27 629	466	121
福建	28 693	711	27 463	392	127
江西	36 764	939	35 216	513	96
山东	85 715	2654	82 062	779	220
河南	78 536	2 410	75 174	791	161
湖北	36 529	1 167	34 823	459	80
湖南	55 677	1 716	53 354	539	68
广东	57 964	1 762	55 139	788	275
广西	34 112	803	32 643	599	67
海南	6277	269	5 881	111	16
重庆	21 361	858	20 268	154	81
四川	80 249	2 481	76 875	703	190
贵州	29 292	1 449	27 465	328	50
云南	26 885	1 405	24 869	544	67
西藏	6 907	179	6 600	127	1
陕西	34 971	1 270	33 185	415	101
甘肃	25 759	699	24 373	652	35
青海	6 408	222	6 011	173	2
宁夏	4 571	213	4 242	95	21
新疆	16 970	924	15 528	499	19

注：数据来源2022年《中国卫生健康统计年鉴》

(三)发达地区公共医疗卫生机构分布不均衡

从中国的发达地区来看,2021年北京市拥有医院数量644个,基层医疗卫生机构9 777个,专业公共卫生机构101个;上海市拥有医院426个,基层医疗卫生机构5 656个,专业公共卫生机构103个;广东省拥有医院1 762个,基层医疗卫生机构55 139个,专业公共卫生机构788个(见表3-1-11)。北京、上海、广东三个发达地区专业公共卫生机构的数量相比于医院和基层医疗卫生机构的数量严重短缺,由此可以推出二三线地区的医疗卫生机构的资源的配置也存在着"重治疗,轻预防"的现象。[①]

表3-1-11　2021年北京市、上海市和广东省医疗卫生机构数量(个)

地区	合计	医院	基层医疗卫生机构	专业公共卫生机构	其他医疗卫生机构
总计	1 030 935	36 570	977 790	13 276	3 299
东部	394 513	14 252	373 823	4 555	1 883
中部	323 989	11 009	308 224	4 032	724
西部	312 433	11 309	295 743	4 689	692
北京	10 699	644	9777	101	177
上海	6 308	426	5 656	103	123
广东	57 964	1 762	55 139	788	275

注:数据来源2022年《中国卫生健康统计年鉴》

三、公共医疗卫生资源数量不足

习近平总书记指出:"要继续深化医药卫生体制改革,均衡布局优质医疗资源,改善基层基础设施条件,为人民健康提供可靠保障。"[②]社区医疗卫生机构应该具备日常的接诊功能和应急时的储备功能。在发生突发公共卫生事件时社区医疗卫生机构应当可以迅速改造为门诊,承担起医疗防护的责任。但是当前社区公共医疗卫生机构存在着床位数量不足、缺少万元以上设备、房屋建筑面积不足、收支不平衡等问题。

(一)公共医疗卫生机构床位数量不足

我国公共医疗卫生机构床位数量各地区分布不平衡。我国医疗卫生机构床位数东部地区比中部地区和西部地区数量多。2021年东部地区拥有医疗卫生机构床位数3 605 380

[①] 中国政府网. 2022年中国卫生健康统计年鉴[EB/OL]. (2023-05-17)[2023-7-20]. http://www.nhc.gov.cn/mohwsbwstjxxzx/tjtjnj/202305/6ef68aac6bd14c1eb9375e01a0faa1fb.shtml.

[②] 中国共产党新闻网. 习近平在福建考察时强调 在服务和融入新发展格局上展现更大作为 奋力谱写全面建设社会主义现代化国家福建篇章[EB/OL]. (2021-03-25)[2022-11-19] http://cpc.people.com.cn/n1/2021/0325/c64094-32060807.html

张,比中部地区多出 544 948 张,比西部地区多出 815 748 张。2021 年东部地区城市拥有医疗卫生机构床位数比农村拥有的卫生机构床位数多出 642 983 张。中部地区农村医疗卫生机构床位总数比城市医疗卫生机构床位总数多出 351 947 张,西部地区农村医疗卫生机构床位总数比城市医疗卫生机构床位总数多出 386 678 张。虽然从医疗卫生机构床位总数来看,东部地区的医疗卫生机构床位数比中部地区和西部地区医疗卫生机构床位数多,但是从每千人口医疗卫生机构床位数来看,东部地区每千人口医疗卫生机构床位数仅为 5.93 张,比中部地区每千人口医疗卫生机构床位数少 1.24 张,比西部地区每千人口医疗卫生机构床位数少 1.23 张。2021 年北京、上海、广东每千人口医疗卫生机构床位数分别为 5.95 张、6.44 张和 4.64 张,与中部地区和西部地区相比每千人口医疗卫生机构床位数较少(见表 3-1-12)。由此可见,发达地区医疗卫生床位数量供应不足。[①]

表 3-1-12　2015—2020 中国医疗卫生机构床位数统计(张)

年份/地区	医疗卫生机构床位数(张)			每千人口医疗卫生机构床位数(张)		
	合计	城市	农村	合计	城市	农村
东部	3 605 380	2 255 120	1 350 260	5.93	6.42	5.25
中部	3 072 305	1 417 437	1 654 868	7.32	9.18	6.24
西部	2 772 425	1 297 817	1 474 608	7.24	8.14	6.60
北京	130 259	130 259		5.95	5.95	
上海	160 378	160 378		6.44	6.44	
广东	588 964	417 802	171 162	4.64	4.58	4.79

注:数据来源 2021 年《中国卫生健康统计年鉴》

街道和社区医疗卫生机构的公共卫生资源和服务能力相对薄弱,分级分层管理难度较大。从基层医疗卫生机构床位数来看,我国基层医疗卫生机构的床位数是呈逐年增加的趋势,我国基层医疗卫生机构的数量由 2015 年的 1 413 842 个增加到 1 699 776 个,年增长率为 3.33%。而医院的床位数年增长率达到了 6.7%。并且在基层医疗卫生机构中,社区卫生服务站和门诊部的床位数呈下降趋势,社区卫生服务站的床位数由 2015 年的 22 569 个下降到 2021 年的 12 581 个;门诊部的床位数由 2015 年的 7 716 个上升到 2021 年的 17 078 个(见表 3-1-13)。[②]

[①] 中国政府网. 2022 年中国卫生健康统计年鉴[EB/OL]. (2023-05-17)[2023-7-20]. http://www.nhc.gov.cn/mohwsbwstjxxzx/tjtjnj/202305/6ef68aac6bd14c1eb9375e01a0faa1fb.shtml.

[②] 中国政府网. 2022 年中国卫生健康统计年鉴[EB/OL]. (2023-05-17)[2023-7-20]. http://www.nhc.gov.cn/mohwsbwstjxxzx/tjtjnj/202305/6ef68aac6bd14c1eb9375e01a0faa1fb.shtml.

表 3-1-13　2015—2021 年中国基层医疗卫生机构床位数统计(个)

机构分类	2015	2017	2018	2019	2020	2021
总计	1 413 842	1 528 528	1 583 587	1 631 132	1 649 384	1 699 776
按登记注册类型分						
公立	1 375 150	1 487 774	1 539 991	1 581 726	1 605 616	1 643 882
非公立	38 692	40 754	43 596	49 406	43 768	55 894
按主办单位分						
政府办	1 335 057	1 445 721	1 494 425	1 534 779	1 563 067	1 606 120
社会办	48 383	51 401	55 510	57 113	53 801	51 329
个人办	30 402	31 406	33 652	39 240	32 516	42 327
按管理类别分						
非营利性	1 406 143	1 521 785	1 577 220	1 619 526	1 641 231	1 683 634
营利性	7 699	6 743	3 367	11 606	8 153	16 142
按机构类别分						
社区卫生服务中心(站)	200 979	218 358	231 274	237 445	238 343	251 720
社区卫生服务中心	178 410	198 586	209 024	214 559	225 539	239 139
社区卫生服务站	22 569	19 772	22 250	22 886	12 804	12 581
卫生院	1 204 989	1 303 695	1 345 628	1 381 996	1 402 955	1 429 635
街道卫生院	8 867	11 619	11 719	12 082	12 630	12 225
乡镇卫生院	1 196 122	1 292 076	1 333 909	1 369 914	1 390 325	1417410
门诊部	7 716	6 308	6 338	1 1291	7 522	17 078
护理站	158	167	337	400	564	1343

注：数据来源 2022 年《中国卫生健康统计年鉴》

从横向来看，公立医院的床位数量多于非公立医院的床位数。2021 年我国公立医院的床位数为 5 207 727 张，非公立医院的床位数为 2 206 501 张，公立医院的床位数比非公立医院的床位数多 3 049 930 张。由政府办的医院床位数比社会办和个人办的医院的床位数多 4 169 434 个，非营利的医院床位数比营利医院的床位数多出 6 767 830 张。从纵向来看，公立医院的床位数量多于专科医院等专业型医院的床位数。公立医院的床位数比公立的基层医疗卫生机构的床位数多出 3484 942 张，比公立的专业公共卫生机构多出

4 798 242 张，比公立的其他医疗卫生机构的床位数多出 5 069 510 张(见表3-1-14)。[1]

表 3-1-14　中国 2020 年各类医疗卫生机构床位数统计(张)

机构分类	合计	按城乡分		按登记注册类型分		按主办单位分			按管理类别分	
		城市	农村	公立	非公立	政府办	社会办	个人办	非营利	营利
总计	9 450 110	4 970 374	4 479 736	7 168 473	2 281 637	6 814 604	1 156 623	1 478 883	8 125 996	1 324 114
医院	7 414 228	4 312 089	3 102 139	5 207 727	2 206 501	4 904 983	1 087 191	1 422 054	6 120 640	1 293 588
综合医院	4 699 689	2 671 461	2 028 228	3 511 760	1 187 929	3 262 959	6 912 26	7 455 04	4 056 656	643 033
中医医院	1 022 754	483 368	539 386	874 616	148 138	866 158	51 301	105 295	933 491	89 263
专科医院	1 398 416	947 373	451 043	694 490	703 926	658 811	266 309	473 296	927 652	470 764
基层医疗卫生机构	1 699 776	490 496	1 209 280	1 643 882	55 894	1 606 120	51 329	42 327	1 683 634	16 142
专业公共卫生机构	301 566	149 355	152 211	297 453	4 113	291 458	7 610	2 498	300 614	952
其他医疗卫生机构	34 540	18 434	16 106	19 411	15 129	12 043	10 493	12 004	21 108	13 432

注：数据来源2021年《中国卫生健康统计年鉴》

(二)公共医疗卫生机构万元以上设备台数量不足

基层医疗卫生机构拥有万元以上设备台数与医院拥有万元以上设备台数相比较少。基层医疗卫生机构拥有万元以上设备台数为 1 211 691 台，占医疗卫生机构万元以上设备台数的比例为 11.13%；而医院拥有万元以上设备台数为 8 004 008 台，占医疗卫生机构万元以上设备台数的比例为 77.06%。基层医疗卫生机构万元以上设备总价值为 11 359 987 万元，占万元以上设备总价值的比例为 6.24%；而医院万元以上设备总价值占医疗卫生机构万元以上设备总价值的比例为 84.38%。基层医疗卫生机构中拥有万元以上设备台数最多的是卫生院，2021 年拥有万元以上设备台数达到 1 211 691 台。基层医疗卫生机构中拥有万元以上设备台数中，50 万元以下的设备台数最多，达到 1 171 164 台，100 万元及以上的设备台数最少，数量为 12 494 台(见表3-1-15)。[2]

从医疗卫生机构万元以上设备台数来看，我国医疗卫生机构万元以上设备大多集中在医院尤其是综合医院。2021 年医院拥有万元以上设备台数达到 8 004 008 台，其中综合医院拥有万元以上设备台数为台，占医院万元以上设备台数的比例为 72.08%；专科医院拥有万元以上设备台数 1 127 614 台，占医院万元以上设备台数的比例为 12.76%。基层医疗

---

[1] 中国政府网.2022年中国卫生健康统计年鉴[EB/OL].(2023-05-17)[2023-7-20].http://www.nhc.gov.cn/mohwsbwstjxxzx/tjtjnj/202305/6ef68aac6bd14c1eb9375e01a0faa1fb.shtml.

[2] 中国政府网.2022年中国卫生健康统计年鉴[EB/OL].(2023-05-17)[2023-7-20].http://www.nhc.gov.cn/mohwsbwstjxxzx/tjtjnj/202305/6ef68aac6bd14c1eb9375e01a0faa1fb.shtml.

卫生机构拥有万元以上设备台数为 1 211 691 台,专业公共卫生机构拥有万元以上设备台数为 1 127 614 台。2021 年我国医院拥有万元以上设备总价值达到 149 279 905 万元,比基层医疗卫生机构的万元以上设备总价值多出 122 161 478 万元,比专业公共卫生机构的万元以上设备总价值多出 119 014 098 万元(见表 3-1-15)。[1]

表 3-1-15　2021 年中国医疗卫生机构万元以上设备台数统计

机构分类	万元以上设备总价值(万元)	万元以上设备台数			
		合计	50 万元以下	50 万—99 万元	100 万元及以上
总计	178 245 328	10 490 977	9 878 723	317 587	294 667
一.医院	149 279 905	8 004 008	7 501 652	248 489	253 867
综合医院	110 169 578	5 712 703	5 345 662	178 376	188 665
中医医院	17 173 494	1 015 071	955 667	29 521	29 883
专科医院	18 618 072	1 080 955	1 016 742	34 556	29 657
二.基层医疗卫生机构	11 359 987	1 211 691	1 171 164	28 033	12 494
社区卫生服务中心(站)	3 543 086	418 243	405 968	8 163	4 112
社区卫生服务中心	3 406 292	396 279	384 284	7 960	4 035
社区卫生服务站	136 794	21 964	21 684	203	77
卫生院	7 814 670	793 156	764 908	19 868	8 380
街道卫生院	71 808	7 804	7 553	160	91
乡镇卫生院	7 742 862	785 352	757 355	19 708	8 289
中心卫生院	3 908 476	358 939	344 083	9 804	5 052
乡卫生院	3 834 386	426 413	413 272	9 904	3 237
护理站	2 231	292	288	2	2
三.专业公共卫生机构	15 170 921	1 127 614	1 066 406	36 814	24 394

注:数据来源 2022 年《中国卫生健康统计年鉴》

(三)公共医疗卫生机构房屋建筑面积不足

2021 年我国基层医疗卫生机构的房屋总面积为 287 449 255 平方米,是医院房屋总面积的 0.40 倍;2021 年基层医疗卫生机构的租房面积达到 30 796 622 平方米,比医院的租房面积多出 3 296 739 平方米。虽然基层医疗卫生机构的房屋总面积大于医院房屋总面积,但是 2021 年基层医疗卫生机构房屋建筑面积为 256 652 633 平方米,医院的房屋建筑面积

---

[1] 中国政府网《中国卫生健康统计年鉴》[EB/OL]. http://www.nhc.gov.cn/mohwsbwstjxxzx/tjtjnj/202305/6ef68aac6bd14c1eb9375e01a0faa1fb.shtml

为 594 198 277 平方米，医院的房屋建筑面积是基层医疗卫生机构房屋建筑面积的 2.31 倍；基层医疗卫生机构的危房面积为 2 273 694 平方米，危房占比为 1.81%；其中街道卫生院的危房面积占比已经达到了 4.06%，与医院的危房面积占比 0.57%相比，基层医疗卫生机构危房面积过大（见表 3-1-16）。

从医疗卫生机构房屋建筑面积来看，医院的房屋建筑占地面积最大。2020 年医院房屋建筑占地面积达到 683 920 619 平方米，是基层医疗卫生机构的占地面积的 2.52 倍，是专业公共卫生机构占地面积的 10.35 倍，是其他医疗卫生机构占地面积的 57.72 倍。医院的危房面积占比仅为 0.57%，而基层医疗卫生机构的危房面积占比达到 1.81%，专业医疗卫生机构的危房面积占比达到 1.06%，其他医疗卫生机构的危房面积占比达到 1.12%（见表 3-1-16）。[①]

表 3-1-16　中国 2021 年医疗卫生机构房屋建筑面积统计（平方米）

机构分类	合计	房屋建筑面积	业务用房面积	危房面积	危房(%)	租房面积
总计	1 048 967 858	921 873 350	684 334 820	5 655 743	0.83	127 094 508
一．医院	683 920 619	594 198 277	503 023 312	2 824 046	0.56	89 722 342
综合医院	459 121 922	414 407 947	350 963 947	1 991 399	0.57	44 713 975
中医医院	82 595 080	75 725 477	65 432 418	402 663	0.62	6 869 603
专科医院	117 630 944	85 417 492	71 301 845	351 580	0.49	32 213 452
二．基层医疗卫生机构	28 7449 255	256 652 633	123 919 720	2 273 694	1.83	30 796 622
社区卫生服务中心(站)	41 776 952	31 960 024	27 442 691	298 968	1.09	9 816 928
社区卫生服务中心	34 460 982	27 629 583	23 745 084	286 564	1.21	6 831 399
社区卫生服务站	7 315 970	4 330 441	3 697 607	12 404	0.34	2 985 529
卫生院	131 098 245	128 503 849	96 397 652	1 974 636	2.05	2 594 396
街道卫生院	1 113 977	1 040 731	850 192	36 424	4.28	73 246
乡镇卫生院	129 984 268	127 463 118	95 547 460	1 938 212	2.03	2 521 150
中心卫生院	57 952 143	57 057 743	42 244 132	900 281	2.13	894 400
乡卫生院	72 032 125	70 405 375	53 303 328	1 037 931	1.95	1 626 750
村卫生室	53 946 446	52 332 247				1 614 199
门诊部	25 818 230	17 894 980				7 923 250
综合门诊部	10 022 591	7 343 637				2 678 954
中医门诊部	2 195 273	1 444 846				750 427
中西医结合门诊部	284 119	200 126				83 993
民族医门诊部	9 766	7382				2 384

[①] 中国政府网. 2022 年中国卫生健康统计年鉴[EB/OL]. (2023-05-17)[2023-7-20]. http://www.nhc.gov.cn/mohwsbwstjxxzx/tjtjnj/202305/6ef68aac6bd14c1eb9375e01a0faa1fb.shtml.

续表

机构分类	合计	房屋建筑面积	业务用房面积	危房面积	危房(%)	租房面积
专科门诊部	13 306 481	8 898 989				4 407 492
诊所、卫生所、医务室、护理站	34 809 382	25 961 533	79 377	90	0.11	8 847 849
诊所	28 863 718	20 960 938				7 902 780
卫生所.医务室	5 674 439	4 848 333				826 106
护理站	271 225	152 262	79 377	90	0.11	118 963
三.专业公共卫生机构	64 671 875	61 655 469	50 411 033	485 095	0.96	3 016 406
四.其他医疗卫生机构	12 926 109	9 366 971	6 980 755	72 908	1.04	3 559 138

注：数据来源2022年《中国卫生健康统计年鉴》

(四)公共医疗卫生机构收支不平衡

收支不平衡也使社区医疗卫生机构服务供给能力不足。部分地区的社区领导对社区医疗卫生服务机构的关注度低，在政策上没有对社区医疗卫生服务机构倾斜，在资金投入上不足；基层医疗卫生机构的收支不平衡，基层医疗卫生机构2021年总收入为89 001 701万元，总支出为78 955 029万元，总支出比总收入多出18 208 331万元。2021年基层医疗卫生机构的财政拨款收入为26 745 899万元，占医疗卫生机构财政拨款总收入的比例为25.61%；基层医疗卫生机构事业收入为53 149 693万元，占医疗卫生机构事业收入的比例为11.91%；基层医疗卫生机构医疗收入为352 492 242万元，占医疗卫生机构医疗收入的比例为11.79%(见表3-1-17、3-1-18)。①

表3-1-17　2020年基层医疗卫生机构收入统计(万元)

机构分类	总收入(万元)	财政拨款收入	事业收入	医疗收入
总计	54 824 0159	91 341 438	427 234 371	417 717 653
医院	409 045 588	43 266 273	35 4693 866	352 492 242
基层医疗卫生机构	89 001 701	26 745 899	53 149 693	51 457 746
社区卫生服务中心(站)	25 385 354	9 444 684	14 540 926	14074961
社区卫生服务中心	22 863 801	8 583 589	13 000 249	12 701 456
社区卫生服务站	2 521 553	861 096	1 540 677	1 373 505
专业公共卫生机构	39 341 153	18 586 726	17 527 334	13 623 957

注：数据来源2022年《中国卫生健康统计年鉴》

① 中国政府网.2022年中国卫生健康统计年鉴[EB/OL].(2023-05-17)[2023-7-20].http：//www.nhc.gov.cn/mohwsbwstjxxzx/tjtjnj/202305/6ef68aac6bd14c1eb9375e01a0faa1fb.shtml.

表 3-1-18　2020 年基层医疗卫生机构支出统计(万元)

	总费用总支出（万元）	业务活动费用和单位管理费用	财政拨款费用	总费用中：人员经费(万元)
总计	516 462 334	482 985 931	21 155 247	189 370 716
一. 医院	391 441 191	381 147 201	1 309 0704	137 895 523
二. 基层医疗卫生机构	78 955 029	59 497 730	1 439	34 087 726
社区卫生服务中心(站)	24 524 226	23 394 101		9 098 960
社区卫生服务中心	21 958 482	21 287 838		8 322 326
社区卫生服务站	2 565 744	2106263		776 635
三. 专业公共卫生机构	37 629 367	35 903 727	7 292 325	14 564 502

注：数据来源 2022 年《中国卫生健康统计年鉴》

三级医院政府财政投入较多。从医疗卫生机构的收入和支出来看，2021 年我国医疗卫生机构的总收入为 548 240 159 万元，总支出为 516 462 334 万元，总收入比总支出少 13 286 477 万元，我国医疗卫生机构入不敷出；医院的总收入为 409 045 588 万元，总支出为 391 441 191 万元，总收入比总支出多出 24 235 111 万元。然而，2021 年基层医疗卫生机构的总收入比总支出少 18 208 331 万元，基层医疗卫生机构入不敷出；2021 年疾病预防控制中心和卫生监督所也存在入不敷出的情况。从医疗卫生机构的财政拨款来看，2021 年医院的财政拨款达到 43 266 273 万元；占医疗卫生机构财政总拨款的比例为 53.03%；基层医疗卫生机构的财政拨款为 26 745 899 万元，专业医疗卫生机构的财政拨款为 18 586 726 万元，其他医疗卫生机构的财政拨款为 2 742 541 万元。从医疗卫生机构人员经费来看，2021 年医院的人员经费达到 137 895 523 万元，占医疗卫生机构人员经费的 73.38%；综合医院的人员经费为 97 345 324 万元，占医院人员经费的比例为 71.31%(见表 3-1-19)。[①]

[①] 中国政府网. 2022 年中国卫生健康统计年鉴[EB/OL]. (2023-05-17)[2023-7-20]. http：//www.nhc.gov.cn/mohwsbwstjxxzx/tjtjnj/202305/6ef68aac6bd14c1eb9375e01a0faa1fb.shtml.

表 3-1-19　中国 2021 年各类医疗卫生机构收入和支出统计（万元）

机构分类	总收入（万元）	财政拨款收入	事业收入	医疗收入	总费用总支出（万元）	业务活动费用和单位管理费用	财政拨款费用	总费用中：人员经费（万元）
总计	548 240 159	91 341 438	427 234 371	417 717 653	516 462 334	482 985 931	21 155 247	189 370 716
一、医院	409 045 588	43 266 273	354 693 866	352 492 242	391 441 191	381 147 201	13 090 704	137 895 523
综合医院	291 258 028	28 773 769	254 653 610	253 196 777	280 408 216	274 435 764	8 690 043	97 345 324
中医医院	49 875 425	6 620 510	42 025 633	41 856 139	47 302 578	46 283 420	1 946 216	17 327 798
专科医院	57 896 160	6 561 060	49 612 077	49 081 504	54 024 805	51 066 770	2 057 338	19 681 144
传染病医院	4 234 659	1 481 977	2 620 303	2 584 196	3 897 591	3 853 454	550 590	1 523 617
二、基层医疗卫生机构	89 001 701	26 745 899	53 149 693	51 457 746	78 955 029	59 497 730	1 439	34 087 726
三、专业公共卫生机构	39 341 153	18 586 726	17 527 334	13 623 957	37 629 367	35 903 727	7 292 325	14 564 502
疾病预防控制中心	13 871 373	9 296 688	2 920 994		13 391 275	12 772 343	4 527 823	3 566 359
卫生监督所（中心）	2 123 721	1 615 949	13 535		2 255 809	1 661 399	193 439	1 248 809
四、其他医疗卫生机构	10 851 717	2 742 541	1 863 479	143 709	8 436 747	6 437 273	770 780	2 822 966

注：数据来源 2022 年《中国卫生健康统计年鉴》

2021 年公立医疗卫生机构的收入为 461 135 281 万元，总支出为 441 467 071 万元，总支出比总收入多出 220761 万元；非公立医疗卫生机构的总收入为 87 104 878 万元，总支出为、74 995 262 万元，总支出比总收入多出 13 065 745 万元，是公立医疗卫生机构总支出比总收入多出的 59.19 倍。公立医疗卫生机构的财政拨款金额大于也比非公立医院的财政拨款金额。2021 年公立医疗卫生机构财政拨款收入为 90 458 724 万元，非公立医疗卫生机构财政拨款收入为 8 82 714 万元，公立医疗卫生机构财政拨款收入是非公立医疗卫生机构财政拨款收入的 123.79 倍。人员经费也是如此，2021 年公立医疗卫生机构的人员经费为 165 174 993 万元，非公立医疗卫生机构的人员经费为 24 195 723 万元，公立医疗卫生机构人员经费是非公立医疗卫生机构人员经费的 7.52 倍。公立医疗卫生机构的事业收入是非公立医疗卫生机构事业收入的 5.27 倍，公立医疗卫生机构的医疗收入是非公立医疗卫生机构收入的 5.31 倍（见表 3-1-20）。同理，政府办的医疗卫生机构的总收入、财政拨款收入、事业收入、医疗收入和人员经费也都高于社会办和个人办的医疗卫生机构。

东部地区的医疗卫生机构总收入高于中部和西部。2021 年东部地区医疗卫生机构的总收入为 287 080 153 万元,中部地区医疗卫生机构的总收入为 135 220 618 万元,西部地区医疗卫生机构的总收入为 125 939 388 万元,东部地区医疗卫生机构的总收入是中部地区医疗卫生机构总收入的 2.04 倍,是西部地区医疗卫生机构总收入的 2.14 倍。东部地区医疗卫生机构的财政拨款收入占医疗卫生机构财政拨款总收入的比例为 46.65%,东部地区医疗卫生机构的事业收入占医疗卫生机构事业总收入的比例为 52.35%,东部地区医疗卫生机构的医疗收入占医疗卫生机构医疗总收入的比例为 52.46%;东部地区医疗卫生机构的人员经费是中部地区医疗卫生机构经费的 2.19 倍,是西部地区医疗卫生机构人员经费的 1.03 倍(见表 3-1-20)。[1]

表 3-1-20　中国 2021 年医疗卫生机构收入与支出统计(万元)

	总收入（万元）	财政拨款收入	事业收入	医疗收入	总费用总支出（万元）	业务活动费用和单位管理费用	财政拨款费用	总费用中：人员经费（万元）
总计	548 240 159	91 341 438	427 234 371	417 717 653	516 462 334	482 985 931	21 155 247	189 370 716
按登记注册类型分								
公立	461 135 281	90 458 724	353 350 276	345 540 462	441 467 071	428 012 441	20 950 730	165 174 993
国有	438 227 521	83 172 066	339 931 872	332 882 722	420 009 546	410 322 660	20 795 468	156 075 271
非公立	87 104 878	882 714	73 884 095	72 177 191	74 995 262	54 973 490	204 517	24 195 723
私营	46 448 764	507 781	39 587 662	38 500 520	38 214 250	26 053 196	119 101	13 073 452
按主办单位分								
政府办	439 144 369	87 374 403	336 971 852	329 862 086	420 285 032	411 162 761	20600032	157 192 576
内：卫生健康部门	429 946 445	84 988 558	330 565 903	323 593 784	411 543 609	402 751 161	20 095 102	153 828 630
社会办	61 378 407	3 356 100	48 945 899	47 518 834	56 337 115	44 970 992	430 408	18 777 976
个人办	47 717 384	610 936	41 316 620	40 336 734	39 840 187	26 852 178	124 808	13 400 164
按地区分								
东部	287 080 153	44 181 517	226 475 302	221 492 842	270 885 535	253 940 086	11 432 203	99 595 639
中部	135 220 618	22 066 628	105 819 276	103 207 420	126 821 079	118 091 638	4 230 021	44 518 666
西部	125 939 388	25 093 293	94 939 793	93 017 391	118 755 720	110 954 207	5 493 023	45 256 411

注：数据来源 2022 年《中国卫生健康统计年鉴》

---

[1] 中国政府网. 2022 年中国卫生健康统计年鉴[EB/OL]. (2023-05-17)[2023-7-20]. http://www.nhc.gov.cn/mohwsbwstjxxzx/tjtjnj/202305/6ef68aac6bd14c1eb9375e01a0faa1fb.shtml.

第三章 我国社区公共卫生治理体系建设的主要短板

2021年三级医院的平均总收入为97640.6万元，二级医院的平均总收入为14208.5万元，一级医院的平均总收入为1417.2万元；三级医院的平均总收入是二级医院的6.28倍，是一级医院的63.29倍。2021年三级医院的财政拨款达到9707.8万元，是二级医院财政拨款的3.65倍，是一级医院的25.24倍；三级医院的事业收入和医疗收入、科教收入、上级补助收入也都比二级医院和一级医院的高。三级医院的医务人员经费为33275.1万元，是二级医院的6.24倍，是一级医院的55.64倍。而且三级医院职工人均年业务收入和医师人均年业务收入也都高于二级医院和一级医院(见表3-1-21)。[①]

表3-1-21　2021年中国公立医院收入与支出统计(万元)

指标名称	公立医院	三级医院	二级医院	一级医院	公立医院中：政府办医院
机构数(个)	11 343	2 747	5 614	2 036	9 502
平均每所医院总收入(万元)	31 193.2	97 640.6	14 208.5	1 417.2	35 892.2
财政拨款收入	3 782.1	9 707.8	2 568.1	462.2	4 426.8
事业收入	26 583.3	85 376.6	11 262.6	888.8	30 526.8
医疗收入	26 394.0	84 636.8	11 245.2	884.4	30 304.6
科教收入	169.6	686.2	6.4	0.7	199.7
上级补助收入	45.0	68.1	49.1	18.0	44.7
其他收入	445.0	1 377.5	200.5	30.6	503.4
平均每所医院总费用(万元)	29 746.9	93 159.9	13 571.1	1 348.5	34 172.6
平均每所医院人员经费(万元)	10 771.5	33 275.1	5 101.9	535.2	12 408.1
职工人均年业务收入(元)	471 385.0	589 273.0	286 111.9	151 633.2	478 161.3
医师人均年业务收入(元)	1 628 254.2	2 009 561.7	1 018 311.5	473 947.9	1 652 059.2

注：数据来源2022年《中国卫生健康统计年鉴》

虽然政府对医院的财政投入资金较多，但是公立医院履行公共卫生的法定职责的补偿机制不健全。政府对公立医院的补偿机制主要倾向于公立医院的医疗服务，而对公立医院的公共卫生的补偿机制不健全，公立医院除了进行医疗服务之外，还进行很多的公共卫生工作，但是这些工作没有显著的经济效益，而且大多数的经费都是医院自筹，这就造成了公立医院"重医轻卫"的现象。有的公立医院公共卫生部门的人力配置平均不足4人，其中

[①] 中国政府网. 2022年中国卫生健康统计年鉴[EB/OL]. (2023-05-17)[2023-7-20]. http://www.nhc.gov.cn/mohwsbwstjxxzx/tjtjnj/202305/6ef68aac6bd14c1eb9375e01a0faa1fb.shtml.

专业技术人员占比还不到10％。① 公共卫生支出占医疗卫生总支出的比例逐年下降。与医疗机构相比，以疾病预防为核心的公共卫生体系投入不足。伴随着政府对于居民的大病医保以及农村居民医保的覆盖，我国个人卫生支出费用逐渐减少。由在公共卫生总支出中59.0％的高峰占比下降到目前的28.7％，同时社会卫生支出提升到了43.01％。② 这表明在公共卫生支出中商业化、市场化的力量开始壮大。但是国际经验表明，公共卫生的侧重点应当首先是疾病预防，其次才是医疗救助。虽然企业对员工的医保费用增加，民营医院的数量也在不断地增加，发展不断壮大，但是新增的医保费用和民营医院主要用于医疗费用方面，而不是用于疾病治疗。民营医院的不断发展在一定程度上缓解了社区卫生服务机构的工作压力，但是民营医院的医疗服务内容主要侧重于整形美容、不孕不育以及性生理疾患的治疗上，它并不能像公立医院那样对于常见病和并发症进行治疗，在健康教育、营养干预、免疫计划、传染病与慢性病预控等公共卫生建设方面，民营医院无能为力或者说是无意涉足。

四、公共医疗卫生人才短缺

习近平总书记指出："发展壮大医疗卫生队伍，把工作重点放在农村和社区。"卫生人力资源是卫生资源的第一资源，卫生人力资源的配置在一定程度上决定了卫生服务水平的高低。作为城镇社区医疗卫生防护的后备军，社区公共医疗卫生人员承担着医疗卫生防护的责任，但是我国社区公共医疗卫生人员面临数量不足和分布不均衡的问题。

(一)卫生人员分布不均衡

我国公共医疗卫生人才分布不均衡，城市公共医疗卫生机构人员数多于农村公共医疗卫生机构人员数。2021年城市共有公共医疗卫生机构人员的数量为7 974 198人，农村拥有医疗卫生机构人员的数量为6 001 165人，城市拥有的公共医疗卫生机构人员的数量比农村拥有的公共医疗卫生机构人员的数量多出595 198人。我国公共医疗卫生人才资源大都集中在公办的医疗卫生机构和政府办的医疗卫生机构中。2021年公立医疗卫生机构中的卫生人员总数为10 311 697人，非公立的医疗卫生机构中的人员数量为3 663 666人，公立医疗卫生机构人员总数是非公立医疗卫生机构总数的2.94倍。2021年我国政府办的医疗卫生机构人员总数达到9 154 366人，是社会办医疗卫生机构人员总数的3.85倍，是个人办医疗卫生机构总数的3.74倍(见表3-1-22)。从国际比较看，美国有3亿多人口，卫生人员总数达到1 900万；我国有14亿人口，到2020年年末卫生人员总数仅为13 474 992人。③

---

① 仲伟伟.公立医院卫生人才队伍建设与培养的现状及对策研究——以北京某三甲中西医结合医院为例[J].质量与市场，2023,(12)：178-180.
② 毕夫.为何要补齐公共卫生投资不足的民生短板？[J].中关村，2020(04)：36-37.
③ 国家统计局.中国统计年鉴2022[M].北京：中国统计出版社，2022.

第三章 我国社区公共卫生治理体系建设的主要短板

表 3-1-22　中国 2021 年卫生人员数量统计

分类	合计	卫生技术人员	执业(助理)医师	执业医师	注册护士	药师(士)	技师(士)	其他	乡村医生和卫生员	其他技术人员	管理人员	工勤技能人员
总计	13 985 363	1 124 217	4 287 604	3 590 846	5 019 422	520 865	692 183	724 143	696 749	599 026	460 012	985 359
按城乡分												
城市	7 974 198	6 562 362	2 479 697	2 239 971	3 049 339	299 416	409 425	324 485	150 135	355 187	318 578	587 936
农村	6 001 165	4 671 855	1 807 907	1 350 875	1 970 083	221 449	282 758	389 658	546 614	243 839	141 434	397 423
按登记注册类型分												
公立	10 311 697	8 353 725	3 082 533	2 603 049	3 726 283	404 952	547943	592 014	512 151	461 430	324 058	660 333
国有	9 077 149	7 652 181	2 693 877	2 399 163	3 522 669	368 047	517 892	549 696	63 819	430 011	311 754	619 384
集体	1234 548	701 544	388 656	203 886	203 614	36 905	30 051	42 318	448 332	31 419	12 304	40 949
非公立	3 663 666	2 880 492	1 205 071	987 797	1 293 139	115 913	144 240	122 129	184 598	137 596	135 954	325 026
联营	41 199	20 842	11 571	5 858	7 058	699	778	736	17 376	752	812	1 417
私营	2 442 306	1 954 819	858 720	692 513	855 699	78 635	84 153	77 612	136 217	85 421	78 364	187 485
按主办单位分												
政府办	9 154 366	7 690 289	2 726 841	2 395 974	3 496 404	379 962	520 123	566 959	99 855	439 463	300 487	624 272
卫生健康部门	8 925 992	7 505 928	2 661 013	2 337 541	3411029	370 958	506 939	555 989	99 809	427 072	288 209	604 974
社会办	2 313 903	1 514 760	667 868	471 639	635 104	59 652	85 220	66 916	482 202	69 665	77 337	169 939
个人办	2 507 094	2 029 168	892 895	723 233	887 914	81 251	86 840	80 268	114 692	89 898	82 188	191 148

注：数据来源 2022 年《中国卫生健康统计年鉴》

　　我国公共医疗卫生人才在各地区分布不均衡，东部地区医疗卫生人员数量多于中部和西部地区医疗卫生人员数。2021 年东部地区共有医疗卫生人员为 6 050 815 人，中部地区共有医疗卫生人员为 4 009 210 人，西部地区共有医疗卫生人员为 3 915 338 人。东部地区医疗卫生人员数比中部地区医疗卫生人员数多出 1 892 806 人，比西部地区医疗卫生人员数多出 2 016 489 人(见表 3-1-23)。[1]

表 3-1-23　中国 2021 年各地区卫生人员数统计

地区	合计	卫生技术人员	执业(助理)医师	执业医师	注册护士	药师(士)	技师(士)	其他	乡村医生和卫生员	其他技术人员	管理人员	工勤技能人员
2020	13 474 992	10 678 019	4 085 689	3 401 672	4 708 717	496 793	560 563	826 257	795 510	529 601	561 157	910 705

---

[1] 中国政府网.2022 年中国卫生健康统计年鉴[EB/OL].(2023-05-17)[2023-7-20].http：//www.nhc.gov.cn/mohwsbwstjxxzx/tjtjnj/202305/6ef68aac6bd14c1eb9375e01a0faa1fb.shtml.

续表

地区	合计	卫生技术人员	执业（助理）医师	执业医师	注册护士	药师（士）	技师（士）	其他	乡村医生和卫生员	其他技术人员	管理人员	工勤技能人员
2021	13 985 363	11 244 217	4 287 604	3 590 846	5 019 422	520 865	692 183	724 143	696 749	599 026	460 012	985 359
东部	6 050 815	4 905 260	1 942 901	1 662 926	2 158 253	241 529	291 233	271 344	217 695	272 465	203 496	451 899
中部	4 009 210	3 206 265	1 241 110	1 013 880	1 452 018	139 748	198 679	174 710	244 714	176 886	122 711	258 634
西部	3 915 338	3 122 692	1 103 593	914 040	1 409 151	139 588	202 271	268 089	234 340	149 675	133 805	274 826

注：数据来源2022年《中国卫生健康统计年鉴》

（二）医院人才资源分布不均衡

2021年医院人员总数为8 481 234人，比2020年增加了329 810人，年增长率为4.24%。医院人员各地区分布不均衡，东部地区的医院人员数多于中部地区以及西部地区的医院人员数。2021年东部地区医院人员数为3 715 916人，占医院人员总数的比例为43.80%；中部地区医院人员数为2 420 236人，占总数的比例为28.74%；西部地区医院人员数为2 345 082人，占医院人员总数的比例为27.45%。2021年东部地区医院中卫生技术人员数为3 107 952人，比中部地区多出1 001 617人，比西部地区多出1 104 759人。2021年执业（助理）医师数最多的地区是东部地区，数量为1 084 187人；比中部地区多出376 006人，比西部地区多出453 098人。2021年医院中注册护士最多的是东部地区，拥有注册护士数量为1 538 826人，拥有注册护士数量最少的是西部地区，共注册护士996 583人。2021年东部地区医院中药师（士）的数量为327 238人，比中部地区多出56 062人，比西部地区多出60 538人。医院中技师（士）数量最多的地区是东部地区，共拥有技师（士）149 931人；技师（士）数量最少的是西部地区，共拥有技师（士）数量为457 641人。医院中管理人员数量最多的地区为东部地区，共拥有管理人员数量为142 500人，比中部地区多出43 811人，比西部地区多出49 676人（表3-1-24）。[①]

表3-1-24 2021年各地区医院人员数统计

地区	合计	卫生技术人员	执业（助理）医师	执业医师	注册护士	药师（士）	技师（士）	其他	其他技术人员	管理人员	工勤技能人员
2020	8 111 981	6 774 764	2 282 574	2 128 410	3 388 445	315 091	358 597	430 057	334 591	385 352	617 274
2021	8 481 234	7 115 465	2 396 771	2 241 855	3 586 736	327 238	457 641	347 079	367 976	330 204	667 589
东部	3 715 916	3 107 952	1 084 187	1 026 894	1 538 826	149 585	194 316	141 038	165 823	142 500	299 641
中部	2 420 236	2 046 625	691 399	641 667	1 051 327	90 275	132 694	80 930	110 224	90 713	172 674
西部	2 345 082	1 960 888	621 185	573 294	996 583	87 378	130 631	125 111	91 929	96 991	195 274

注：数据来源2022年《中国卫生健康统计年鉴》

---

① 中国政府网. 2022年中国卫生健康统计年鉴[EB/OL]. （2023-05-17）[2023-7-20]. http：//www.nhc.gov.cn/mohwsbwstjxxzx/tjtjnj/202305/6ef68aac6bd14c1eb9375e01a0faa1fb.shtml.

从人员年龄来看，医院中各职务中人员年龄在25岁以下的人员占比均不超过16%，最小的比例达到0.2%；60岁以上的人员占比都在1%以上，最大的比例达到9.3%。医院人员的年龄集中分布在25—54岁之间，在这之中各个年龄段的各类人员占比均超过21%；医院卫生人才的年龄和工作年限分布同样也存在着较大的差距。从人员工作年限来看，医院工作人员的工作年限集中在5—19年，占比分别为51.7%。医院中工作年限30年的人员占比分别为12%；医院的医疗卫生人员工作年限为5年以下的人员占比分别为22.3%（见表3-1-25），这一部分人才存在着极其不稳定性。[①]

表3-1-25　中国2021年医院人员性别.年龄.学历及职称构成统计(%)

分类	卫生技术人员	执业（助理）医师	执业医师	注册护士	药师（士）	技师（士）	其他	其他技术人员	管理人员
总计	100.0	100.0	100.0	100.0	100.0	100.0	100.0	100.0	100.0
按性别分									
男	25.6	53.3	53.6	3.8	31.0	40.0	40.7	39.8	42.2
女	74.4	46.7	46.4	96.2	69.0	60.0	59.3	60.2	57.8
按年龄分									
25岁以下	9.0	0.6	0.2	13.8	3.9	8.8	16.3	5.0	2.7
25—34岁	43.9	29.0	28.1	52.2	36.9	44.1	56.1	39.3	29.1
35—44岁	24.0	32.8	33.1	19.8	25.1	22.7	16.0	27.4	26.4
45—54岁	13.8	21.0	21.2	9.8	19.9	14.1	6.4	18.8	24.5
55—59岁	4.7	7.8	8.1	2.8	7.8	5.4	2.1	5.6	10.1
60岁及以上	4.5	8.9	9.3	1.7	6.3	5.0	3.1	3.9	7.3
按工作年限分									
5年以下	25.8	18.2	17.1	28.0	17.7	27.0	47.5	23.8	17.9
5—9年	24.8	19.9	19.8	28.2	21.5	23.7	25.1	23.3	17.7
10—19年	24.8	25.9	26.2	25.8	23.4	22.0	15.8	24.0	21.8
20—29年	12.4	18.3	18.6	9.3	16.8	13.0	5.2	13.6	17.2
30年及以上	12.2	17.7	18.3	8.6	20.7	14.3	6.4	15.4	25.4
按学历分									
研究生	8.7	22.9	24.4	0.3	6.7	4.6	8.3	7.4	8.8

---

① 中国政府网. 2022年中国卫生健康统计年鉴[EB/OL]. (2023-05-17)[2023-7-20]. http://www.nhc.gov.cn/mohwsbwstjxxzx/tjtjnj/202305/6ef68aac6bd14c1eb9375e01a0faa1fb.shtml.

续表

分类	卫生技术人员	执业（助理）医师	执业医师	注册护士	药师（士）	技师（士）	其他	其他技术人员	管理人员
大学本科	41.9	52.6	55.0	34.2	42.8	45.3	45.5	42.4	46.3
大专	35.6	18.4	15.4	47.2	30.8	36.9	33.3	32.1	29.7
中专	13.2	5.7	4.9	17.9	16.6	12.2	11.5	12.0	9.4
高中及以下	0.6	0.4	0.3	0.4	3.2	1.0	1.5	6.1	5.9
按专业技术资格分									
正高	3.1	8.4	9.0	0.5	1.6	1.6	0.7	0.5	2.7
副高	8.6	18.5	19.7	3.7	6.4	6.7	1.9	4.0	8.3
中级	23.3	32.3	34.3	19.8	26.9	22.7	7.1	17.4	17.3
师级/助理	31.3	33.7	33.2	29.4	36.6	34.2	26.3	24.7	13.9
士级	28.9	4.5	1.4	42.7	23.8	29.1	42.0	32.1	11.5
不详	4.9	2.6	2.4	3.7	4.7	5.7	22.1	21.3	46.2
按聘任技术职务分									
正高	3.0	8.1	8.7	0.4	1.5	1.4	0.7	0.6	4.1
副高	8.5	18.4	19.6	3.5	6.3	6.6	1.9	3.9	11.9
中级	23.1	32.4	344	19.3	27.0	22.8	7.1	16.5	25.0
师级/助理	30.9	33.6	32.7	29.6	36.0	32.8	22.0	25.8	22.1
七级	27.1	4.6	1.8	40.9	23.0	27.6	32.3	28.7	16.6
待聘	7.4	2.8	2.8	6.1	6.1	8.7	36.0	24.5	20.2

注：数据来源2022年《中国卫生健康统计年鉴》

2021年三级医院拥有卫生技术人员4 300 771人，其中包括执业（助理）医师1 249 908人，注册护士1 900 823人，药师156 617，技师223 615人。三级医院中的卫生技术人员占全国卫生技术人员的比例为49.67%，执业（助理）医师的数量占全国执业（助理）医师的比例为49.94%，注册护士数量占全国注册护士数量的比例为51.10%（表4-1-26）。三级医院作为我国等级最高的医院，三级医院集中了全国的优质资源，虽然在数量上占全国医疗卫生机构的比例仅为0.29%，却拥有全国医护人员的30%—40%，实现全国医疗收入的58%。

我国医疗卫生人才集中在公立医院和三级医院。从我国医院的人员数来看，2021年城市医院的人数达到5 357 459人，比农村医院的人员数多出2 107 083人；公立医院拥有人员数为6 463 816人，民营医院拥有人员数为2 017 418人；政府办的医院人员数为6

126 134 人，比社会和个人办的医院人数多出 3 603 653 人；非营利医院的人员数是营利医院的人员数的 6.17 倍。按照医院等级分，2021 年拥有人员数量最大的是一级医院，共有 614 378 人，其次是三级医院，拥有人员数为 4 300 771 人。但是三级医院的执业助理医师人数是二级医院执业助理医师人数的 1.41 倍，是一级医院执业助理医师人数的 6.34 倍，三级医院的注册护士人数比二级医院注册护士人数多出 5 154 056 人，比一级医院注册护士人数多出 1 512 188 人（见表 3-1-26）。

实现分级诊疗，基层医疗卫生机构的首诊治疗能力是基本前提。首先要解决人才短板的难题。[1] 目前我国医师总量不足、分布不均衡。我国的医师过度集中在大城市三甲医院，城乡基层特别是农村和偏远山区医师数量十分有限。2021 年我国执业（助理）医师总数 2 396 771 人，农村执业（助理）医师 865 020 人，占比为 36.35%。我国注册护士总数为 3 586 736 人，农村注册护士数量为 1 322 318 人，占比 36.85%（见表 3-1-27）。[2]

表 3-1-26　中国 2021 年各级医院人员数统计（人）

	合计	卫生技术人员	执业（助理）医师	执业医师	注册护士	药师（士）	技师（士）	其他	其他技术人员	管理人员	工勤技能人员
2020	8 111 981	6 774 764	2 282 574	2 128 410	3 388 445	315 091	358 597	430 057	334 591	385 352	617 274
2021	8 481 234	7 115 465	2 396 771	2 241 855	3 586 736	327 238	457 641	347 079	367 976	330 204	667 589
按城乡分											
城市	5 357 459	4 471 414	1 531 751	1 469 785	2 264 418	201 426	286 060	187 759	234 852	236 503	414 690
农村	3 123 775	2 644 051	865 020	772 070	1 322 318	125 812	171 581	159 320	133 124	93 701	252 899
按登记注册类型分											
公立医院	6 463 816	5 526 526	1 871 280	1 797 494	2 790 877	255 969	348 730	259 670	272 724	233 918	430 648
民营医院	2 017 418	1 588 939	525 491	444 361	795 859	71 269	108 911	87 409	95 252	96 286	236 941
按主办单位分											
政府办	6 126 134	5 242 548	1 773 122	1 705 867	2 653 207	242 076	329 157	244 986	260 963	216 721	405 902
社会办	1 133 544	904 909	300 917	271 548	452 843	40 680	62 290	48 179	47 275	59 076	122 284
个人办	1 221 556	968 008	322 732	264 440	480 686	44 482	66 194	53 914	59 738	54 407	139 403
按管理类别分											
非营利性	724 3111	6 165 277	2 085 718	1 975 985	3 107 240	285 149	392 621	294 549	304 341	266 833	506 660

---

[1] 朱华军，林芳萍，林建潮. 县域医共体背景下基层卫生人才队伍建设现状与改善路径分析[J]. 中国农村卫生事业管理，2024，44(06)：446-450.

[2] 中国政府网. 2022 年中国卫生健康统计年鉴[EB/OL]. (2023-05-17)[2023-7-20]. http://www.nhc.gov.cn/mohwsbwstjxxzx/tjtjnj/202305/6ef68aac6bd14c1eb9375e01a0faa1fb.shtml.

续表

	合计	卫生技术人员	执业（助理）医师	执业医师	注册护士	药师（士）	技师（士）	其他	其他技术人员	管理人员	工勤技能人员
营利性	1 238 123	950 188	311 053	265 870	479 496	42 089	65 020	52 530	63 635	63 371	160 929
按医院等级分											
三级医院	4300771	3 675 276	1 249 908	1 232 035	1 900 823	156 617	223 615	144 313	176 644	173 329	275 522
二级医院	2 958 755	2 483 166	809 792	731 969	1 235 326	120 121	167 692	150 235	127 298	101 044	247 247
一级医院	614 378	496 648	180 617	145 392	225 941	28 295	35 005	26 790	30 639	25 650	61 441

注：数据来源2022年《中国卫生健康统计年鉴》

我国医疗卫生机构人才主要集中在医院尤其是综合医院。2021年医院中拥有医疗卫生机构人员总数为8 481 234人，比基层医疗卫生机构人员数多出3 772 236人，比专业公共卫生机构人员数多出7 187 037人，比其他医疗卫生机构人员数多出8 013 659人。综合医院拥有医疗卫生人员数为5 761 653人，是专科医院人员数的4.789倍，是传染病医院人员数的8.51倍（见表3-1-27）。[①]

表3-1-27　中国2021年各类医疗卫生机构人员数统计

	合计	卫生技术人员	执业（助理）医师	执业医师	注册护士	药师（士）	技师（士）	检验师（士）	其他	见习医师	其他技术人员	管理人员	工勤技能人员
总计	13 985 363	11 244 217	4 287 604	3 590 846	5 019 422	520 865	692 183	401 905	724 143	171 397	599 026	460 012	985 359
医院	8 481 234	7 115 465	2 396 771	2 241 855	3 586 736	327238	457 641	241 842	347 079	110 510	367 976	330 204	667 589
综合医院	5 761 653	4 902 277	1 654 795	1 557 501	2 499 366	207 008	310 644	168 265	230 464	75 593	226 668	215 323	417 385
专科医院	1 270 404	991 090	305 891	279 476	524 780	40 955	66 727	33 218	52 737	12 901	75 453	67 018	136 843
传染病医院	72 827	60 181	18 630	18 219	31 660	3 124	4 563	3 385	2 204	549	4 510	3 644	4 492
基层医疗卫生机构	4 431 568	3 301 599	1 614 973	1 102 532	1 149 879	167 647	135 120	78 842	233 980	47 347	144 487	73 416	215 317
专业公共卫生机构	958 156	764 391	259 626	231 823	264 455	24 784	82 797	67 146	132 729	13 064	66 192	44 450	83 123
其他医疗卫生机构	114 405	62 762	16 234	14 636	18 352	1 196	16 625	14 075	10 355	476	20 371	11 942	19 330

注：数据来源2021年《中国卫生健康统计年鉴》

[①] 中国政府网. 2022年中国卫生健康统计年鉴[EB/OL].（2023-05-17）[2023-7-20]. http：//www. nhc. gov. cn/mohwsbwstjxxzx/tjtjnj/202305/6ef68aac6bd14c1eb9375e01a0faa1fb. shtml.

虽然我国人均医生数量已经基本上与发达国家持平,但是在医师教育培训等方面与发达国家仍然存在着较大的差距,导致医疗治疗参差不齐。

(三)社区医疗卫生机构人员分布不均衡

城镇社区医疗卫生机构公共卫生专业人才短缺,公共卫生人才队伍占总体医疗卫生人才总数的比例从2.5%下降至1.5%[①],而且社区医疗卫生机构缺乏系统的培训体系,在新冠疫情防控的过程中,我国社区医疗卫生机构人员还表现出人才队伍素质不高、人才流失严重、应急防控能力不强等问题。

2021年社区卫生服务中心(站)人员总数为682 912人,比2020年增加了37 530人,年增长率为6.15%。社区卫生服务中心(站)人员各地区分布不均衡。2021年东部地区社区卫生服务中心(站)人员数为375 539人,占社区卫生服务中心(站)人员总数的比例为55.34%;中部地区医院人员数为162 890人,占总数的比例为23.72%;西部地区社区卫生服务中心(站)人员数为144 483人,占社区卫生服务中心(站)人员总数的比例为20.94%。2021年东部地区社区卫生服务中心(站)中卫生技术人员数为326 146人,比中部地区多出177 578人,比西部地区多出192 431人。2021年社区卫生服务中心(站)中执业(助理)医师数最多的地区是东部地区,数量为142 378人;比中部地区多出81 283人,比西部地区多出92 662人。2021年社区卫生服务中心(站)中注册护士最多的是东部地区,拥有注册护士数量为119 815人,拥有注册护士数量最少的是西部地区,共有注册护士55 407人。2021年东部地区社区卫生服务中心(站)中药师(士)的数量为27 390人,比中部地区多出19 277人,比西部地区多出19 234人。社区卫生服务中心(站)中技师(士)数量最多的地区是东部地区,共拥有技师(士)18 314人;技师(士)数量最少的是西部地区,共拥有技师(士)数量为7 043人。社区卫生服务中心(站)中管理人员数量最多的地区为东部地区,共拥有管理人员数量为8 881人,比中部地区多出5 100人,比西部地区多出5 657人(见表3-1-28)。[②]

表3-1-28 2021年各地区社区卫生服务中心(站)人员数统计

地区	合计	卫生技术人员	执业(助理)医师	执业医师	注册护士	药师(士)	技师(士)	其他	其他技术人员	管理人员	工勤技能人员
2020	647 875	558 404	233 761	192 139	219 574	39 966	26 430	38 673	27 263	24 457	37 751
2 021	682 912	592 061	245 328	202 900	237 441	41 989	32 685	34 618	33 310	17 082	40 159
东部	375 539	326 146	142 378	120 047	119 815	27 390	18 314	18 249	18 114	8 881	22 398

---

① 王萌.公共卫生服务立法体系化研究[D].山东大学,2023.
② 中国政府网.2022年中国卫生健康统计年鉴[EB/OL].(2023-05-17)[2023-7-20]. http://www.nhc.gov.cn/mohwsbwstjxxzx/tjtjnj/202305/6ef68aac6bd14c1eb9375e01a0faa1fb.shtml.

续表

地区	合计	卫生技术人员	执业(助理)医师	执业医师	注册护士	药师（士）	技师（士）	其他	其他技术人员	管理人员	工勤技能人员
中部	162 890	U0295	56 874	46 194	62 219	7 176	7 328	6 698	8 647	4 069	9 879
西部	144 483	125 620	46 076	36 659	55 407	7 423	7 043	9 671	6 549	4 132	8 182

注：数据来源 2022 年《中国卫生健康统计年鉴》

社区医务人员的年龄普遍偏高，从人员年龄来看，社区卫生服务中心人员中各职务中人员年龄在 25 岁以下的人员占比均不超过 14%，最小的比例达到 0.0%；60 岁以上的人员占比都在 1% 以上，最大的比例达到 8.2%。社区卫生服务中心人员的年龄集中分布在 25—54 岁之间，在这之中各个年龄段的各类人员占比均超过 15%（见表 3-1-29）；从长远角度看社区医疗卫生人才老龄化程度严重，年轻人员数量不足，缺乏青年后备人才，整体素质有待提升。

从人员工作年限来看，社区卫生服务中心人员的工作年限集中在 10—19 年，占比分别为 27.3%。社区卫生服务中心中工作年限 30 年的人员占比分别为 15.6%；社区卫生服务中心的医疗卫生人员工作年限为 5 年以下的人员占比分别为 14.1%（见表 3-1-29），这一部分人才存在着极其不稳定性。[1]

表 3-1-29　中国 2021 年社区卫生服务中心人员性别.年龄.学历及职称构成统计(%)

分类	卫生技术人员	执业(助理)医师	执业医师	注册护士	药师（士）	技师（士）	其他	其他技术人员	管理人员
总计	100.0	100.0	100.0	100.0	100/0	100.0	100.0	100.0	100.0
按性别分									
男	23.7	42.0	41.7	1.0	24.2	30.0	36.6	27.5	39.0
女	76.3	58.0	58.3	99.0	75.8	70.0	63.4	72.5	61.0
按年龄分									
25 岁以下	5.8	0.9	0.1	8.8	4.1	7.6	15.5	4.6	2.3
25—34 岁	33.2	21.8	20.7	41.9	35.0	40.2	40.4	34	23.1
35—44 岁	30.6	34.0	35.0	28.9	33.2	27.8	21.8	33.2	31.2
45—54 岁	21.5	29.0	28.8	16.7	18.4	16.3	14.2	21.5	30.5
55—59 岁	4.6	6.7	7.0	2.6	5.3	3.9	3.2	4.0	8.2
60 岁及以上	4.4	7.6	8.4	1.1	4.0	4.3	4.8	2.7	4.8

---

[1] 中国政府网. 2022 年中国卫生健康统计年鉴[EB/OL]. (2023-05-17)[2023-7-20]. http://www.nhc.gov.cn/mohwsbwstjxxzx/tjtjnj/202305/6ef68aac6bd14c1eb9375e01a0faa1fb.shtml.

续表

分类	卫生技术人员	执业（助理）医师	执业医师	注册护士	药师（士）	技师（士）	其他	其他技术人员	管理人员
按工作年限分									
5年以下	18.3	12.4	10.7	20.7	14.4	22.7	35.4	20.5	12.7
5—9年	19.2	15.8	15.6	22.0	18.8	21.7	21.2	20.9	14.2
10—19年	27.3	26.2	27.3	29.3	32.3	24.6	20.4	28.0	25.1
20—29年	20.6	26.2	26.2	17.2	19.3	18.0	13.1	18.7	24.7
30年及以上	14.7	19.5	20.2	10.9	15.2	13.0	10.0	11.8	23.2
按学历分									
研究生	1.9	4.4	5.3	0.1	0.9	0.4	0.7	0.7	2.1
大学本科	42.1	53.1	59.9	33	44.0	41.9	30.7	39.8	45.0
大专	38.1	30.2	25.4	45.3	35.3	41.5	42.3	37.1	36.4
中专	16.6	11.2	8.5	21.1	16.4	15.0	22.5	16.0	11.8
高中及以下	1.3	1.2	0.9	0.5	3.4	1.3	3.8	6.5	4.6
按专业技术资格分									
正高	0.8	1.8	2.2	0.2	0.2	0.3	0.1	0.1	1.0
副高	6.2	11.4	13.9	3.3	2.7	3.2	0.6	1.0	5.3
中级	26.7	34.4	41.6	25.3	22.1	21.9	4.3	12.2	14.1
师级/助理	32.8	37.9	37.9	29.7	38.1	33.4	18.2	21.8	14.4
士级	27.9	11.5	1.7	38.1	31.2	35.1	49.9	39.7	16.3
不详	5.6	3.0	2.7	3.3	5.6	6.2	26.9	25.2	48.8
按聘任技术职务分									
正高	0.8	1.7	2.1	0.2	0.2	0.2	0.0	0.1	1.6
副高	6.2	11.4	13.9	3.2	2.7	3.1	0.6	0.9	8.3
中级	26.8	34.7	41.9	25.0	22.6	22.8	4.8	11.5	22
师级/助理	33.8	39.0	38.2	31.3	38.8	33.6	16.9	23.5	24
士级	26.0	11.1	2.2	36.2	29.9	33.2	40.6	35.2	23.8
待聘	6.4	2.1	1.7	4.1	5.7	7.1	37.0	28.9	20.4

社区医疗卫生机构工作人员严重缺乏，工作人员工作量加大；尤其是疫情防控期间，作为疫情防控的一线人员，社区医疗卫生机构的工作人员超负荷工作。缺乏专业的应急防控能力的培训，身体和心理压力巨大。疫情防控对于社区医疗卫生机构的工作人员的专业

素质、身体素质和心理素质都是一场重大的考验。近年来，虽然中国的医务工作者的数量不断增加，但是由于社区医疗卫生机构的地理位置较差，很难引进高素质的医疗卫生工作者，疾控机构人员的比例也有所下降。随着社区卫生服务机构政策的逐步调整，加之我国的社区卫生服务机构主要是依靠由区政府医院或者医院合并等方式转型而来，多数缺乏管理经验。①

(四)专业公共卫生机构人员分布不均衡

1. 妇幼保健院(所、站)人员分布不均衡

妇幼保健院(所、站)人员分布不均衡，东部地区的妇幼保健院(所、站)人员数多于中部地区和西部地区的妇幼保健院(所、站)人员数。2021年妇幼保健院(所、站)人员总数为542 332人，比2020年增加了27 878人，年增长率为5.73%。妇幼保健院(所、站)人员各地区分布不均衡。2021年东部地区妇幼保健院(所、站)人员数为213 342人，占妇幼保健院(所、站)人员总数的比例为38.90%；中部地区妇幼保健院(所、站)人员数为159 760人，占总数的比例为29.82%；西部地区妇幼保健院(所、站)人员数为169 230人，占妇幼保健院(所、站)人员总数的比例为31.28%。2021年东部地区妇幼保健院(所、站)中卫生技术人员数为178 926人，比中部地区多出38 977人，比西部地区多出32 608人。2021年妇幼保健院(所、站)中执业(助理)医师数最多的地区是东部地区，数量为65 971人；比中部地区多出15 585人，比西部地区多出18 288人。2021年妇幼保健院(所、站)中注册护士最多的是东部地区，拥有注册护士数量为80 822人，拥有注册护士数量最少的是中部地区，共有注册护士62 664人。2021年东部地区妇幼保健院(所.站)中药师(士)的数量为7 702人，比中部地区多出2 333人，比西部地区多出1 691人。妇幼保健院(所.站)中技师(士)数量最多的地区是东部地区，共拥有技师(士)14 433人；技师(士)数量最少的是中部地区，共拥有技师(士)数量为11 356人。妇幼保健院(所.站)中管理人员数量最多的地区为东部地区，共拥有管理人员数量为7 042人，比中部地区多出3 238人，比西部地区多出1 832人(见表3-1-30)。②

表 3-1-30　中国2021年各地区妇幼保健院(所、站)人员数统计

地区	合计	卫生技术人员	执业(助理)医师	执业医师	注册护士	药师(士)	技师(士)	其他	其他技术人员	管理人员	工勤技能人员
2020	514 734	428 809	152 076	136 820	196 000	17 204	31 200	32 329	25 410	22 655	37 860
2021	542 332	454 195	159 332	144 428	210 259	18 521	38 516	27 567	28 849	19 259	40 029

---

① 国务院.国务院关于发展城市社区卫生服务的指导意见.国发E2006—11O号[S].北京：国务院，2006.
② 中国政府网《中国卫生健康统计年鉴》[EB/OL]. http://www.nhc.gov.cn/mohwsbwstjxxzx/tjtjnj/202305/6ef68aac6bd14c1eb9375e01a0faa1fb.shtml

续表

地区	合计	卫生技术人员	执业(助理)医师	执业医师	注册护士	药师（士）	技师（士）	其他	其他技术人员	管理人员	工勤技能人员
东部	213 342	178 926	65 971	61 119	80 822	7 702	14 433	9 998	12 062	7 042	15 312
中部	159 760	133 420	47 862	42 842	62 664	5 064	11 356	6 474	8 979	5 597	11 764
西部	169 230	141 849	45 499	40 467	66 773	5 755	12 727	11 095	7 808	6 620	12 953

注：数据来源 2022 年《中国卫生健康统计年鉴》

从人员年龄来看，妇幼保健院中各职务中人员年龄在 25 岁以下的人员占比均不超过 14%，最小的比例达到 0.1%；60 岁以上的人员占比都在 0.4% 以上，最大的比例达到 4.4%。妇幼保健院人员的年龄集中分布在 25—54 岁之间，在这之中各个年龄段的各类人员占比均超过 12%（见表 3-1-31）；妇幼保健院卫生人才工作年限分布同样也存在着较大的差距。从人员工作年限来看，妇幼保健院工作人员的工作年限集中在 5—19 年，占比分别为 48.4%。妇幼保健院中工作年限 30 年的人员占比分别为 13.0%；妇幼保健院的医疗卫生人员工作年限为 5 年以下的人员占比分别为 18.5%（见表 3-1-31），这一部分人才存在着极其不稳定性。[1]

表 3-1-31　2021 年妇幼保健院(所、站)人员年龄. 学历构成统计(%)

分类	卫生技术人员	执业(助理)医师	执业医师	注册护士	药师（士）	技师（士）	其他	其他技术人员	管理人员
总计	100.0	100.0	100.0	100.0	100.0	100.0	100.0	100.0	100.0
按性别分									
男	14.9	26.5	26.7	1.2	24.4	29.7	25.4	31.3	40.3
女	85.1	73.5	73.3	98.8	75.6	70.3	74.6	68.7	59.7
按年龄分									
25 岁以下	7.1	0.5	0.1	10.8	4.2	7.6	13.9	4.5	2.2
25—34 岁	40.6	23.6	22.9	50.8	37.6	45.6	49.4	38.4	24.4
35—44 岁	26.8	33.4	33.5	23.4	29.5	25.6	19.9	28.8	28.1
45—54 岁	17.8	28.7	28.6	11.4	20.3	15.1	11.1	20.3	29.9
55—59 岁	4.8	8.6	9.2	2.6	5.8	4.0	2.4	4.6	10.2
60 岁及以上	2.8	5.2	5.7	1.0	3.0	2.1	3.4	3.3	5.3

[1] 中国政府网《中国卫生健康统计年鉴》[EB/OL]. http://www.nhc.gov.cn/mohwsbwstjxxzx/tjtjnj/202305/6ef68aac6bd14c1eb9375e01a0faa1fb.shtml

续表

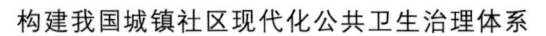

分类	卫生技术人员	执业（助理）医师	执业医师	注册护士	药师（士）	技师（士）	其他	其他技术人员	管理人员
技术工作年限分									
5年以下	21.2	11.9	11.0	24.0	18.4	24.0	40.5	21.7	13.4
5—9年	22.4	15.6	15.6	27.4	19.6	24.5	21.8	21.5	12.6
10—19年	25.3	25.0	25.4	27.2	26.2	24.0	17.5	24.4	21.3
20—29年	17.7	26.1	25.7	12.8	19.7	15.9	11.4	17.4	24.5
30年及以上	13.4	21.4	22.3	8.6	16.2	11.6	8.8	15.0	28.1
按学历分									
研究生	3.9	9.1	10.1	0.2	4.4	3.8	3.5	3.2	4.9
大学本科	41.8	55.6	59.2	30.9	43.9	46.2	41.5	43.6	46.4
大专	39.9	26.9	23.4	50.4	33.5	38.4	39.1	36.6	34.5
中专	13.9	8.2	7.2	18.2	16.1	11.0	14.5	11.9	9.6
高中及以下	0.5	0.2	0.2	0.3	2.1	0.7	1.4	4.7	4.6
按专业技术资格分									
正高	2.1	5.2	5.7	0.4	0.9	1.1	0.4	0.2	1.8
副高	8.8	18.1	20.0	4.2	5.7	6.1	1.9	3.2	7.2
中级	24.8	35.3	38.6	21.0	25.5	22.9	7.2	18.1	15.1
师级/助理	32.1	33.8	32.4	31.6	36.9	35.1	24.5	24.1	13.5
士级	27.9	5.8	1.6	40.3	27.0	30.1	45.1	33.8	13.6
不详	4.2	1.9	1.7	2.5	4.0	4.7	20.9	20.6	48.8
按聘任技术职务分									
正高	2.0	5.0	5.5	0.4	0.8	1.0	0.4	0.3	3.0
副高	8.6	17.7	19.6	4.0	5.5	6.0	1.9	3.0	11.2
中级	24.7	35.5	38.8	20.5	25.3	22.8	7.4	17.2	24.2
师级/助理	31.9	34.1	32.5	31.9	36.6	34.2	20.3	26.2	22.5
士级	26.1	5.8	1.9	38.5	25.6	28.3	36.2	30.4	20.7
待聘	6.7	1.8	1.6	4.7	6.2	7.6	33.7	22.9	18.4

注：数据来源2022年《中国卫生健康统计年鉴》

2. 疾病预防控制中心人员分布不均衡

2021年疾病预防控制中心人员总数为209 550人，比2020年增加了6 861人，年增长率为3.66%。疾病预防控制中心人员各地区分布不均衡，东部地区疾病预防控制中心人员数多于中部地区和西部地区的疾病预防控制中心人员数。2021年东部地区疾病预防控制中心人员数为74 914人，占疾病预防控制中心人员总数的比例为35.14%；中部地区疾病预防控制中心人员数为63 252人，占总数的比例为30.81%；西部地区疾病预防控制中心人员数为71 384人，占疾病预防控制中心人员总数的比例为34.04%。2021年东部地区疾病预防控制中心卫生技术人员数为57 010人，比中部地区多出9 129人，比西部地区少80人。2021年疾病预防控制中心执业（助理）医师数最多的地区是东部地区，数量为28 564人；比中部地区多出7 584人，比西部地区多出2 553人。2021年疾病预防控制中心中注册护士最多的是西部地区，拥有注册护士数量为6 965人，拥有注册护士数量最少的是东部地区，共有注册护士4 499人。2021年东部地区疾病预防控制中心中药师（士）的数量为892人，比中部地区少279人，比西部地区少219人。疾病预防控制中心中技师（士）数量最多的地区是东部地区，共拥有技师（士）12 034人；技师（士）数量最少的是中部地区，共拥有技师（士）数量为9 339人。疾病预防控制中心中管理人员数量最多的地区为中部地区，共拥有管理人员数量为3 920人，比东部地区多出276人，比西部地区多出8人（见表3-1-32）。[①]

表3-1-32 中国2021年各地区疾病预防控制中心人员数统计（人）

地区	合计	卫生技术人员	执业（助理）医师	执业医师	注册护士	药师（士）	技师（士）	其他	其他技术人员	管理人员	工勤技能人员
2020	194 425	145 229	71 736	62 387	15 916	2 871	29 338	25 368	16 802	13 891	18 503
2021	209 550	158 475	74 192	65 055	17 868	3 145	32 990	30 280	20 498	11 959	18 618
东部	74 914	57 010	28 564	26 184	4 499	892	12 034	11 021	8 257	4 012	5 635
中部	63 252	45 415	20 333	17 105	6 404	1 148	9 339	8 191	6 430	3 920	7 487
西部	71 384	56 050	25 295	21 766	6 965	1 105	11 617	11 068	5 811	4 027	5 496

注：数据来源2022年《中国卫生健康统计年鉴》

从人员年龄来看，疾病预防控制中心中各职务中人员年龄在25岁以下的人员占比均不超过4%，最小的比例达到0.3%；60岁以上的人员占比都在2%以上，最大的比例达到6.2%。疾病预防控制中心人员的年龄集中分布在25—54岁之间，在这之中各个年龄段的各类人员占比均超过16%；疾病预防控制中心卫生人才工作年限分布同样也存在着较大的差距。从人员工作年限来看，疾病预防控制中心工作人员的工作年限集中在20年以上，

[①] 中国政府网《中国卫生健康统计年鉴》[EB/OL]. http://www.nhc.gov.cn/mohwsbwstjxxzx/tjtjnj/202305/6ef68aac6bd14c1eb9375e01a0faa1fb.shtml

占比分别为57.4%。疾病预防控制中心中工作年限30年的人员占比为29.2%；疾病预防控制中心中的医疗卫生人员工作年限为5年以下的人员占比为9.1%（见表3-1-33），这一部分人才存在着极其不稳定性。[①]

表3-1-33 2021年疾病预防控制中心人员年龄、工作年限构成统计(%)

分类	卫生技术人员	执业(助理)医师	执业医师	药师(士)	技师(士)	其他	其他技术人员	管理人员
总计	100.0	100.0	100.0	100.0	100.0	100.0	100.0	100.0
按性别分								
男	41.3	51.9	52.0	35.5	39.0	43.7	39.2	54.6
女	58.7	48.1	48	64.5	61.0	56.3	60.8	45.4
按年龄分								
25岁以下	3.5	0.4	0.4	1.7	5.2	7.4	3.3	2.1
25—34岁	23.9	16.6	17.5	15.4	29.0	32.3	26.0	16.0
35—44岁	26.1	24.6	24.4	33.8	26.2	24.4	29.1	26.9
45—54岁	28	33.0	31.2	31.9	24.2	21.7	27.1	32.5
55—59岁	11.9	16.1	16.9	11.7	10.9	8.3	9.2	14.8
60岁及以上	6.6	9.2	9.7	5.5	4.6	5.9	5.3	7.7
按工作年限分								
5年以下	14.2	7.5	7.8	6.9	17.0	25.5	15.1	8.8
5—9年	12.6	10.6	11.2	8.0	15.8	13.7	13.5	7.4
10—19年	19.9	19.0	19.5	22.4	21.0	18.4	22.5	20.1
20—29年	24.0	26.0	24.1	32.2	21.1	19.7	22.9	26.6
30年及以上	29.3	36.9	37.4	30.6	25.1	22.7	26.1	37.1
按学历分								
研究生	8.1	9.8	11.0	1.8	9.4	8.0	7.6	4.9
大学本科	44.5	47.5	51.0	33.9	49.5	44.2	44.9	45.7
大专	30.7	27.5	24.7	37.5	28.9	29.2	31.5	35.0
中专	15.1	13.9	12.3	23.2	11.1	15.9	11.0	9.8
高中及以下	1.6	1.4	1.0	3.7	1.0	2.6	5.0	4.7
按专业技术资格分								
正高	3.8	5.9	6.6	1.0	4.2	2	1.1	2.1
副高	12.2	17.9	20.1	5.0	13.2	5.4	6.9	5.4

---

① 中国政府网. 2022年中国卫生健康统计年鉴[EB/OL]. (2023-05-17)[2023-7-20]. http://www.nhc.gov.cn/mohwsbwstjxxzx/tjtjnj/202305/6ef68aac6bd14c1eb9375e01a0faa1fb.shtml.

续表

分类	卫生技术人员	执业（助理）医师	执业医师	药师（士）	技师（士）	其他	其他技术人员	管理人员
中级	29.6	36.3	40.0	28.2	30.5	16.2	25.3	13.0
师级/助理	30.3	31.3	29.2	35.0	30.4	28.5	27.0	12.6
士级	16.4	5.5	1.2	26.0	15.8	29.7	22.8	11.4
不详	7.6	3.1	3.0	4.9	5.8	18.2	16.8	55.5
按聘任技术职务分								
正高	3.6	5.6	6.3	0.8	3.9	1.7	1.0	4.1
副高	12.2	17.9	20.1	5.1	13.1	5.3	6.7	9.8
中级	30.7	37.8	41.6	29.0	31.5	17.2	25.7	23.9
师级/助理	30.0	31.4	28.8	35.3	29.7	27.1	29.0	23.8
士级	15.4	5.5	1.3	25.2	15.0	27.1	21.4	20.3
待聘	8.2	1.9	1.8	4.6	6.8	21.7	16.3	18.1

注：数据来源2022年《中国卫生健康统计年鉴》

3. 卫生监督所（中心）人员分布不均衡

2021年卫生监督所（中心）人员总数为79 736人，比2 020年减少了6 861人，年减少率为3.66%。卫生监督所（中心）人员各地区分布不均衡，中部地区卫生监督所（中心）人员多于东部地区和西部地区卫生监督所（中心）人员数。2021年东部地区卫生监督所（中心）人员数为24 893人，占卫生监督所（中心）人员总数的比例为29.66%；中部地区卫生监督所（中心）人员数为25 908人，占总数的比例为33.76%；西部地区卫生监督所（中心）人员数为18 935人，占卫生监督所（中心）人员总数的比例为23.89%。2021年东部地区卫生监督所（中心）中卫生技术人员数为20 708人，比中部地区少3 234人，比西部地区多4 543人。2021年卫生监督所（中心）中卫生监督员数最多的地区是东部地区，数量为18 849人；比中部地区多出1 421人，比西部地区多出5 155人。卫生监督所（中心）中管理人员数量最多的地区为中部地区，共拥有管理人员数量为1 635人，比东部地区多出980人，比西部地区多出1 254人（见表3-1-34）。[1]

---

[1] 中国政府网. 2022年中国卫生健康统计年鉴[EB/OL]. (2023-05-17)[2023-7-20]. http://www.nhc.gov.cn/mohwsbwstjxxzx/tjtjnj/202305/6ef68aac6bd14c1eb9375e01a0faa1fb.shtml.

表 3-1-34　2021年各地区卫生监督所(中心)人员数统计

地区	合计	卫生技术人员	卫生监督员	其他	其他技术人员	管理人员	工勤技能人员
2020	78 783	64 378	60 916	3 462	2 345	7 123	4 937
2021	79 736	66 921	52 422	4 499	2 959	4 225	5 631
东部	24 893	20 708	18 849	1 859	1 113	1 509	1 563
中部	25 908	20 530	18 685	1 845	1 196	1 635	2 547
西部	18 935	15 683	14 888	795	650	1 081	1 521

注：数据来源2022年《中国卫生健康统计年鉴》

从人员年龄来看，卫生监督所中各职务中人员年龄在25岁以下的人员占比均不超过2%，最小的比例达到0.3%；60岁以上的人员占比都在4%以上，最大的比例达到7.1%。疾卫生监督所人员的年龄集中分布在25—54岁之间，在这之中各个年龄段的各类人员占比均超过26%；卫生监督所卫生人才工作年限分布同样也存在着较大的差距。从人员工作年限来看，卫生监督所工作人员的工作年限集中在20年以上，占比为66.5%。卫生监督所中工作年限30年的人员占比为36.9%；卫生监督所中的医疗卫生人员工作年限为5年以下的人员占比为4.5%(见表3-1-35)，这一部分人才存在着极其不稳定性。[1]

表 3-1-35　2021年卫生监督所(中心)人员年龄、工作年限构成统计(%)

分类	2020 卫生技术人员	2020 其他技术人员	2020 管理人员	2021 卫生技术人员	2021 其他技术人员	2021 管理人员
总计	100.0	100.0	100.0	100.0	100.0	100.0
按性别分						
男	57.8	49.9	64.8	58.2	50.8	66.0
女	42.2	50.1	35.2	41.8	49.2	34.0
按年龄分						
25岁以下	0.3	1.1	0.4	0.5	1.3	0.2
25—34岁	15.7	25.5	13.5	16.6	24.1	10.0
35—44岁	28.6	32.0	26.7	31.8	32.6	26.9
45—54岁	33.9	27.9	37.3	36.8	30.8	42.4
55—59岁	14.4	9.3	16.3	11.5	8.4	17.1

[1] 中国政府网. 2022年中国卫生健康统计年鉴[EB/OL]. (2023-05-17)[2023-7-20]. http://www.nhc.gov.cn/mohwsbwstjxxzx/tjtjnj/202305/6ef68aac6bd14c1eb9375e01a0faa1fb.shtml.

续表

分类	2020 卫生技术人员	2020 其他技术人员	2020 管理人员	2021 卫生技术人员	2021 其他技术人员	2021 管理人员
60岁及以上	7.1	4.2	5.8	2.7	2.7	3.4
按工作年限分						
5年以下	4.5	7.2	3.7	5.5	8.5	2.9
5—9年	8.8	14.3	7.9	10.0	13.7	6.3
10—19年	20.3	25.5	17.9	23.4	25.4	18.8
20—29年	29.6	27.5	31.1	29.3	26.5	31.4
30年及以上	36.9	25.4	39.4	31.8	25.9	40.6
按学历分						
研究生	3.0	1.8	3.9	4.0	4.3	5.4
大学本科	44.7	39.9	52.5	51.2	45.5	60.2
大专	35.8	37.7	34.3	33.2	35.3	29.5
中专	12.5	12.3	6.8	8.4	9.1	3.7
高中及以下	3.9	8.3	2.4	3.2	5.7	1.1

注：数据来源2022年《中国卫生健康统计年鉴》

(五)全科医生数量不足

我国全科医生总数呈逐年上升趋势，由2015年的188 649人上升到2021年的434 868人，年增长率为23.34%；社区中的全科医生由2015年的73 288人上升到2021年的107 871人，年增长率为10.07%。而乡镇卫生院中的全科医生由2015年80 975人上升到2021年的176 432人，年增长率为24.31%，社区中的全科医生相较于乡镇卫生院全科医生的数量较少。每万人口全科医生数由2015年的1.37人上升至3.08人，每万人口全科医生数逐步向我国设定的目标靠拢，但是与每万名居民拥有5名合格的全科医生的要求相比还存在较大的差距。2021年我国卫生人员总数达到13 474 992人，全科医生总数为434 868人，我国全科医生占医生总数的比例为3.03%（见表3-1-36），与发达国家40%的比例相比我国全科医生数量仍然短缺。[1]

---

[1] 中国政府网. 2022年中国卫生健康统计年鉴[EB/OL]. (2023-05-17)[2023-7-20]. http://www.nhc.gov.cn/mohwsbwstjxxzx/tjtjnj/202305/6ef68aac6bd14c1eb9375e01a0faa1fb.shtml.

表 3-1-36 2015—2021 年我国全科医生数(人)

年份	全科医生 总计	医院	社区	乡镇卫生院	每万人全科医生数
2015	188 649	31 382	73 288	80 975	1.37
2016	209 083	34 654	78 337	80 974	1.51
2017	252 717	49 400	83 933	110 900	1.82
2018	308 740	51 071	95 603	134 538	2.22
2019	365 082	60 499	103 841	161 658	2.61
2020	408 820	72 090	110 190	179 411	2.90
2021	434 868	54 115	107 871	176 432	3.08

注：数据来源 2016—2021 年《中国卫生与健康统计年鉴》

从地域分布来看，我国全科医生数量分布不均，东部地区全科医生总数为 172 088 人，占全国全科医生总数的比例为 50.02%，中部地区全科医生数为 72 332 人，占比为 26.67%，西部地区全科医生数为 69 859 人，占比为 23.31%。东部地区每万人口全科医生数为 3.69 人，比中部地区每万全科医生数高出 0.90 人，比西部地区每万全科医生数高出 0.96 人。(见表 3-1-37)[1]

表 3-1-37 中国 2021 年各地区分类别执业(助理)医师和全科医生数统计

地区	执业(助理)医师数 合计	临床	中医	口腔	公共卫生	全科医生数 注册为全科医学专业的人数	注册为乡村全科执业助理医师的人数	每万人口全科医生数
总计	4 287 604	3 126 445	731 677	310 547	118 935	314 279	120 589	3.08
东部	1 942 901	1 403 841	313 392	168 155	57 513	172 088	52 141	3.69
中部	1 241 110	936 080	199 017	75 436	30 577	72 332	41 425	2.71
西部	1 103 593	786 524	219 268	66 956	30 845	69 859	27 023	2.53

注：数据来源 2022 年《中国卫生与健康统计年鉴》

2021 年我国共有全科医生数量为 434 868 人，其中医院中的全科医生数量为 54 115 人，社区卫生服务中心(站)的全科医生数量为 107871 人，乡镇卫生院的全科医生数量为

---

[1] 中国政府网.2022 年中国卫生健康统计年鉴[EB/OL].(2023-05-17)[2023-7-20]. http://www.nhc.gov.cn/mohwsbwstjxxzx/tjtjnj/202305/6ef68aac6bd14c1eb9375e01a0faa1fb.shtml.

176 432 人,与乡镇卫生院的全科医生数量相比,医院和社区卫生服务中心(站)的全科医生数量较少。2021 年注册为全科医学专业的人数为 314 279 人,其中医院中注册为全科医学专业的人数为 54 115 人,社区卫生服务中心(站)中注册为全科医学专业的人数为 91 159 人,乡镇卫生院中注册为全科医学专业的人数为 133 917 人。与乡镇卫生院中注册为全科医学专业的人数相比,医院和社区卫生服务中心(站)的注册为全科医学专业的人数有待提升。2021 年取得注册为乡村全科执业(助理)医师的人数培训合格证的人数为 120 589 人,其中医院中取得全科医生培训合格证的人数为 0 人,社区卫生服务中心(站)中取得全科医生培训合格证的人数为 16 712 人,乡镇卫生院中取得全科医生培训合格证的人数为 42 515 人,与乡镇卫生院相比,医院和社区卫生服务中心(站)要加强全科医生培训。同时,各公共医疗卫生机构应不断加强全科医生的培训,提升全科医生的技术水平(见表 3-1-38)。[①]

表 3-1-38　中国 2021 年全科医生数统计

	合计 2020	合计 2021	注册为全科医学专业的人数 2020	注册为全科医学专业的人数 2021	注册为乡村全科执业(助理)医师的人数 2020	注册为乡村全科执业(助理)医师的人数 2021
总计	408 820	434 868	255 867	314 279		120 589
医院	72 090	54 115	36 396	54 115		0
社区卫生服务中心(站)	110 190	107 871	78 447	91 159		16 712
乡镇卫生院	179 411	176 432	110 862	133 917		42 515

注:数据来源 2022 年《中国卫生健康统计年鉴》

党的十八大以来,我国的基层医疗卫生机构不断完善,已经实现每个社区和每个乡村拥有一所社区医疗卫生服务中心或者卫生所的目标。并且家庭医生的签约也在不断地推进。但是由于国家的财政投入,福利待遇和编制等问题,我国基层医疗卫生机构的人才流失严重,难以很好地履行基层医疗卫生机构的卫生服务职能。家庭医生这一个很好的制度也存在着假签约和签而不约的问题。目前我国只有 30.9 万名全科医师,平均每名全科医师要服务 4 600 多人,而英国一名全科医师服务 1 600 人,古巴一名全科医师只服务 500~800 人。[②] 僧多粥少,全科医生和辖区居民数量不匹配,导致全科医生很难与居民形成良好熟悉的关系,难以了解居民的健康状况。

[①] 中国政府网. 2022 年中国卫生健康统计年鉴[EB/OL]. (2023-05-17)[2023-7-20]. http://www.nhc.gov.cn/mohwsbwstjxxzx/tjtjnj/202305/6ef68aac6bd14c1eb9375e01a0faa1fb.shtml.

[②] 李玲,江宇. 补齐医疗卫生体系短板[J]. 中国党政干部论坛,2020,(03):69—72.

(六)执业(助理)医师数量不足

从各类别执业(助理)医师数量来看,2021年临床类别执业(助理)医师数量为312.6万人,占比73.6%;中医类别执业(助理)医师数为73.2万人,占比为16.7%;口腔类别的执业(助理)医师数为31.1万人,占比为6.8%;公共卫生类别的执业(助理)医师数量为11.9万人,占比为2.9%(见表3-1-40)。由此可见,公共卫生类别的执业(助理)医师数量最少,但是公共卫生类别的执业(助理)医师在突发公共卫生事件中发挥着重要的作用,公共卫生类别的执业(助理)医师的配置需要进一步提升(见表3-1-39)。[①]

表3-1-39 中国2021年各类别执业(助理)医师数统计(万人)

	合计		执业医师		执业(助理)医师	
	2020	2021	2020	2021	2020	2021
人数(万人)	408.6	428.8	340.2	359.1	68.4	69.7
临床类别	300.7	312.6	250.5	261.9	50.3	50.8
中医类别	68.3	73.2	57.8	62.1	10.5	11.1
口腔类别	27.8	31.1	22.1	25.1	5.7	6.0
公共卫生类别	11.8	11.9	9.7	10.0	2.0	1.9
构成(%)	100.0	100.0	100.0	100	100.0	100.0
临床类别	73.6	72.9	73.6	72.9	73.5	72.9
中医类别	16.7	17.1	17	17.3	15.4	15.9
口腔类别	6.8	7.2	6.5	7.0	8.3	8.6
公共卫生类别	2.9	2.8	2.9	2.8	2.9	2.7

注:数据来源2022年《中国卫生健康统计年鉴》

从分科执业(助理)医师的构成来看,2021年分科执业(助理)医师中预防保健科执业(助理)医师占比为2.3%,全科医疗科执业(助理)医师占比为4.9%,传染科执业(助理)医师占比为0.5%,麻醉科执业(助理)医师占比为2.4%,医学检验科执业(助理)医师占比为0.4%,中西医结合科执业(助理)医师的占比为1.1%。而内科执业(助理)医师占比为21.8%,外科执业(助理)医师占比为11.7%,中医科执业(助理)医师占比为12.4%。在分科执业(助理)医师中,占比最多的执业(助理)医师是内科和外科的执业(助理)医师,占比分别为21.8%和11.7%,而在2020年我国预防保健科和全科医疗科的执业(助理)医师的占比仅有2.3%和4.9%(见表3-1-40)。因此,预防科、全科医疗科、传染科、麻醉

[①] 中国政府网. 2022年中国卫生健康统计年鉴[EB/OL]. (2023-05-17)[2023-7-20]. http://www.nhc.gov.cn/mohwsbwstjxxzx/tjtjnj/202305/6ef68aac6bd14c1eb9375e01a0faa1fb.shtml.

科、医学检验科、中西医结合科的执业(助理)医师数量短缺。[1]

表 3-1-40　中国 2021 年分科执业(助理)医师构成统计(%)

分科	2020 合计	2020 执业医师	2020 执业(助理)医师	2021 合计	2021 执业医师	2021 执业(助理)医师
总计	100	100.0	100.0	100.0	100.0	100.0
预防保健科	2.3	1.7	5.6	2	1.5	5.4
全科医疗科	4.9	4.2	9.2	4.8	4.1	9.4
内科	21.8	21.4	23.9	19.1	18.6	22.5
外科	11.7	12.4	7.6	10.2	10.7	6.6
儿科	4.0	4.3	2.3	4.8	5.1	2.8
妇产科	8.3	8.3	8.0	8.7	8.8	8.2
眼科	1.3	1.4	0.7	1.3	1.4	0.7
耳鼻咽喉科	1.2	1.3	0.6	1.1	1.2	0.6
口腔科	6.9	6.3	10.4	7.1	6.5	11.1
皮肤科	0.8	0.9	0.4	0.7	0.8	0.3
医疗美容科	0.4	0.5	0.2	0.8	0.9	0.4
精神科	1.1	1.2	1.0	1.5	1.5	1.3
传染科	0.5	0.6	0.1	0.8	0.9	0.2
结核病科	0.2	0.2	0.1	0.2	0.2	0.1
地方病科	0.0	0.0	0.0	0.0	0.0	0.0
肿瘤科	1.0	1.1	0.1	1.3	1.5	0.2
急诊医学科	2.0	2.1	0.9	1.7	1.8	0.7
康复医学科	1.2	1.1	1.3	1.3	1.3	1.4
运动医学科	0.0	0.0	0.0	0.0	0.0	0.0
职业病科	0.1	0.1	0.0	0.1	0.2	0.1
麻醉科	2.4	2.7	1.0	2.0	2.2	0.7
重病医学科	0.7	0.8	0.1	0.7	0.8	0.1
医学检验科	0.4	0.3	0.7	0.3	0.2	0.5
病理科	0.5	0.6	0.2	0.4	0.5	0.1
医学影像科	6.8	6.9	6.3	5.6	5.7	5.1

---

[1] 中国政府网. 2022 年中国卫生健康统计年鉴[EB/OL]. (2023-05-17)[2023-7-20]. http：//www.nhc.gov.cn/mohwsbwstjxxzx/tjtjnj/202305/6ef68aac6bd14c1eb9375e01a0faa1fb.shtml.

续表

分科	2020 合计	2020 执业医师	2020 执业(助理)医师	2021 合计	2021 执业医师	2021 执业(助理)医师
中医科	12.4	12.8	10.0	15.8	16.3	12.8
民族医学科	0.2	0.2	0.2	0.3	0.3	0.3
中西医结合科	1.1	1.0	1.6	2.0	2.0	2.0
其他	5.7	5.4	7.2	5.0	4.8	6.5

注：数据来源2022年《中国卫生健康统计年鉴》

执业(助理)医师分为临床、中医、口腔和公共卫生四大科。其中公共卫生类别的执业(助理)医师年龄主要集中在45—54岁，占比31.3%。中医类别的执业(助理)医师的年龄主要集中在35—44岁，占比为28.6%。临床类别的执业(助理)医师的年龄主要集中在35—44岁，占比为32.7%；口腔类别的执业(助理)医师的年龄主要集中在25—34岁，占比为37.9%。由此可见，公共卫生类别的执业(助理)医师的年轻力量不足，亟须引进新生力量。从执业(助理)医师工作年限来看，执业(助理)医师的工作年限集中在10—29年，占比为45.1%。执业(助理医师)工作年限30年的人员占比为18.1%；执业(助理)医师工作年限为5年以下的人员占比分别为18.5%(见表3-1-41)，这一部分人才存在着极其不稳定性。[1]

表3-1-41　2021年各类执业(助理)医师年龄及工作年限构成统计(%)

分类	执业(助理)医师 合计	临床	中医	口腔	公共卫生	执业医师 合计	临床	中医	口腔	公共卫生
总计	100.0	100.0	100.0	100.0	100.0	100.0	100.0	100.0	100.0	100.0
按性别分										
男	52.5	51.9	58.0	47.1	50.5	52.8	52.3	57.9	47.3	49.9
女	47.5	48.1	42.0	52.9	49.5	47.2	47.7	42.1	52.7	50.1
按年龄分										
25岁以下	0.8	0.6	0.7	2.6	0.5	0.2	0.1	0.2	0.4	0.3
25—34岁	25.2	23.6	27.4	37.5	20.2	24.2	22.8	26.4	33.9	22.8

---

[1] 中国政府网. 2022年中国卫生健康统计年鉴[EB/OL]. (2023-05-17)[2023-7-20]. http://www.nhc.gov.cn/mohwsbwstjxxzx/tjtjnj/202305/6ef68aac6bd14c1eb9375e01a0faa1fb.shtml.

续表

分类	执业（助理）医师					执业医师				
	合计	临床	中医	口腔	公共卫生	合计	临床	中医	口腔	公共卫生
35—44岁	31.3	32.0	29.2	31.9	24.5	31.5	32.2	29.1	33.9	23.7
45—54岁	23.6	25.1	19.2	15.6	29.9	23.3	24.6	19.1	17.2	27.6
55—59岁	7.9	7.9	7.7	5.2	13.6	8.4	8.4	8.1	5.9	13.9
60岁及以上	11.2	10.7	15.7	7.4	11.2	12.5	11.8	17.2	8.7	11.6
按工作年限分										
5年以下	16.9	15.4	20.0	26.9	10.6	15.4	14.3	18.4	22.2	11.2
5—9年	17.6	17.2	18.6	21.2	13.7	17.5	17.1	18.4	21.0	15.0
10—19年	24.5	24.8	24.1	25.4	18.5	25.0	25.3	24.2	27.0	18.9
20—29年	20.9	22.5	16.0	14.4	24.0	20.7	22.1	16.1	16.0	22.1
30年及以上	20.1	20.1	21.4	12.0	33.1	21.3	21.2	22.8	13.9	32.8
按学历分										
研究生	14.9	15.3	16.1	10.1	9.7	17.2	17.5	18.4	12.7	11.6
大学本科	45.9	48.1	40.7	35.3	44.8	50.5	52.6	44.5	41.2	50.8
大专	26.6	25.0	27.4	41.2	25.0	22.3	20.9	23.8	34.5	22.1
中专	11.7	11.0	13.4	12.6	17.9	9.2	8.5	11.0	10.9	13.9
高中及以下	0.9	0.6	2.4	0.8	2.5	0.8	0.5	2.3	0.7	1.6
按专业技术资格分										
正高	5.8	6.5	4.7	2.2	4.2	6.7	7.5	5.3	2.7	5.1
副高	14.6	16.1	11.9	6.3	13.7	16.8	18.4	13.6	7.9	16.4
中级	29.7	30.8	27.4	23.3	33.0	34.0	34.9	31.1	29.0	38.5
师级/助理	38.3	35.9	44.2	51.2	36.9	37.8	35.0	44.9	53.2	35.8
士级	8.4	8.0	8.3	12.0	9.4	1.8	1.7	1.9	2.6	1.6
不详	3.1	2.8	3.5	5.1	2.9	2.8	2.5	3.2	4.6	2.6
按聘任技术职务分										
正高	5.7	6.3	4.7	2.7	4.0	6.6	7.2	5.4	3.1	4.8
副高	14.6	16.0	11.9	6.3	13.8	16.8	18.3	13.6	8.0	16.4

续表

分类	执业（助理）医师					执业医师				
	合计	临床	中医	口腔	公共卫生	合计	临床	中医	口腔	公共卫生
中级	30.1	31.1	27.7	23.5	33.9	34.3	35.2	31.5	29.3	39.6
师级/助理	38.4	36.0	44.2	51.0	37.0	373	34.6	44.1	51.6	35.3
士级	8.3	7.9	8.2	11.7	9.2	2.3	2.2	2.4	3.6	2
待聘	3.0	2.7	3.2	4.8	2.1	2.7	2.5	3.0	4.5	2.0

注：数据来源2022年《中国卫生健康统计年鉴》

第二节　社区医疗卫生机构政府财政投入不足

我国公共卫生和基层医疗卫生体系较为薄弱的原因是政府对于基层医疗卫生体系的投入不足。我国政府公共卫生投入主要用于两个方面：一个是补需方，主要包括补贴医保基金、医疗救助和公务员医保等；第二个是补供方，主要是补贴医疗机构。由于国家对于社区卫生建设的投入不足造成了大部分社区卫生服务机构只开设门诊部门，而且对于人民群众的健康档案、健康保障和服务以及预防保健上的人员和资金投入较少，社区医疗卫生服务机构对于居民的预防、医疗、保健、康复、健康教育、计划生育的六个方面的服务没有到位。

一、社区医疗卫生机构入不敷出

2021年基层医疗卫生机构的总收入为548 240 159万元，总支出为516 462 334万元，总支出比总收入多出18 208 331万元，其中社区卫生服务站的总收入为2 521 553万元，总支出为2 565 744万元；总支出比总收入少410 734万元。而医院的总收入比总支出多出24 235 111万元。2021年基层医疗卫生机构的财政拨款收入为26 745 899万元，占基层医疗卫生机构总收入的比例为33.08%；占医疗卫生机构财政拨款总收入的比例为25.61%；而医院的财政拨款收入达到43 266 273万元，占医疗卫生机构财政拨款总收入的比例为53.03%；医院的财政拨款收入比基层医疗卫生机构财政拨款收入多出26 640 482万元（见

表 3-2-1)。①

表 3-2-1　中国 2021 年各类医疗卫生机构收入与支出统计(万元)

机构分类	总收入（万元）	财政拨款收入	事业收入	医疗收入	总费用总支出（万元）	业务活动费用和单位管理费用	财政拨款费用	总费用中：人员经费（万元）
总计	548 240 159	91 341 438	427 234 371	417 717 653	516 462 334	482 985 931	21 155 247	189 370 716
医院	409 045 588	43 266 273	354 693 866	352 492 242	391 441 191	381 147 201	13 090 704	137 895 523
基层医疗卫生机构	89 001 701	26 745 899	53 149 693	51 457 746	78 955 029	59 497 730	1 439	34 087 726
社区卫生服务中心(站)	25 385 354	9 444 684	14 540 926	14 074 961	24 524 226	23 394 101		9 098 960
社区卫生服务中心	22 863 801	8 583 589	13 000 249	12 701 456	21 958 482	21 287 838		8 322 326
社区卫生服务站	2 521 553	861 096	1 540 677	1 373 505	2 565 744	2 106 263		776 635
诊所、卫生所、医务室、护理站	9 444 767	5 891	7 192 776	7 192 610	5 663 610	226 057	1 439	3 057 358

注：数据来源 2022 年《中国卫生与健康统计年鉴》

国家对基层医疗卫生机构的资金投入较低。2021 年基层医疗卫生机构负债为 303 026 081 万元，总资产为 711 870 118 万元，2021 年基层医疗卫生机构负债率为 26.41%。社区卫生服务中心负债为 5 131 530 万元，总资产为 14 380 920 万元，负债率为 37.35%；社区卫生服务站负债为 586 742 万元，总资产为 2 798 032 万元，负债率为 22.55%；卫生院负债为 11 624 895 万元，总资产为 38 537 640 万元，负债率为 31.24%(见表 3-2-2)。② 导致基层医疗卫生机构负债的主要原因是国家对基层医疗卫生机构的资金投入较低，公共卫生事业财政长期欠账，我国医疗卫生事业发展缓慢和生态扭曲，基层医疗卫生体系薄弱，医疗卫生人员的阳光收入偏低，药械采购系统腐败问题严重，民众看病难贵。③

---

① 中国政府网. 2022 年中国卫生健康统计年鉴[EB/OL]. (2023-05-17)[2023-7-20]. http：//www.nhc.gov.cn/mohwsbwstjxxzx/tjtjnj/202305/6ef68aac6bd14c1eb9375e01a0faa1fb.shtml.

② 中国政府网. 2022 年中国卫生健康统计年鉴[EB/OL]. (2023-05-17)[2023-7-20]. http：//www.nhc.gov.cn/mohwsbwstjxxzx/tjtjnj/202305/6ef68aac6bd14c1eb9375e01a0faa1fb.shtml.

③ 中国政府网. 2022 年中国卫生健康统计年鉴[EB/OL]. (2023-05-17)[2023-7-20]. http：//www.nhc.gov.cn/mohwsbwstjxxzx/tjtjnj/202305/6ef68aac6bd14c1eb9375e01a0faa1fb.shtml.

表 3-2-2　中国 2021 年各类医疗卫生机构资产与负债统计(万元)

机构分类	总资产(万元) 合计	流动资产	非流动资产	负债(万元)	净资产(万元)
总计	711 870 118	282 781 252	399 107 812	303 026 081	358 229 223
一、医院	531 315 454	229 036 585	301 751 107	261 253 460	270 051 532
二、基层医疗卫生机构	106 533 137	25 914 307	51 199 936	17 477 635	38 447 845
社区卫生服务中心(站)	17 178 952	9 565 710	7 298 827	5 718 272	11 460 665
社区卫生服务中心	14 380 920	8 179 153	6 058 029	5 131 530	9 249 390
社区卫生服务站	2 798 032	1 386 557	1 240 798	586 742	2 211 274
卫生院	38 537 640	16 192 522	21 503 639	11 624 895	26 912 888
诊所、卫生所、医务室、护理站	12 498 333	156 075	7 159 825	134 468	74 293
三、专业公共卫生机构	54 535 196	19 773 162	34 729 732	16 942 316	37 592 351

注：数据来源 2022 年《中国卫生与健康统计年鉴》

二、卫生总费用支出不足

1. 卫生投入虽增加，但还存在差距

我国卫生总费用的支出是呈逐年递增的趋势，2021 年我国卫生总费用达到 76 844.99 亿元，卫生总费用占 GDP 比例为 6.72%。我国的政府支出卫生总费用、社会支出卫生总费用和个人支出卫生总费用都呈逐年递增的趋势，2021 年我国政府卫生支出总费用、社会卫生支出总费用和个人卫生支出总费用分别为 20 676.06 亿元、34 963.26 亿元和 21 205.67 亿元；我国政府卫生支出总费用年增长率为 15.18%，社会支出总费用年增长率为 16.68%，个人卫生支出总费用年增长率为 13.29%；政府卫生支出占卫生总费用的比重为 30.4%，社会卫生支出占卫生总费用的比例为 41.94%，个人卫生支出占卫生总费用的比例为 27.65%(见表 3-2-3)。[1]

表 3-2-3　中国 2003－2021 卫生总费用统计

年份	卫生总费用(亿元) 合计	政府卫生支出	社会卫生支出	个人卫生支出	卫生总费用构成(%) 政府卫生支出	社会卫生支出	个人卫生支出	城乡卫生费用(亿元) 城市	农村	人均卫生费用(元) 合计	城市	农村	卫生总费用占GDP%
2003	6 584.10	1 116.94	1 788.5	3 678.66	16.96	27.16	55.87	4 150.32	2 433.78	509.5	1 108.9	274.7	4.79
2015	40 974.64	12 475.28	16 506.71	11 992.65	30.45	40.29	29.27	31 297.85	9 676.79	2 962.2	4 058.5	1 603.6	5.95

---

[1] 中国政府网. 2022 年中国卫生健康统计年鉴[EB/OL]. (2023-05-17)[2023-7-20]. http://www.nhc.gov.cn/mohwsbwstjxxzx/tjtjnj/202305/6ef68aac6bd14c1eb9375e01a0faa1fb.shtml.

续表

年份	卫生总费用(亿元) 合计	政府卫生支出	社会卫生支出	个人卫生支出	卫生总费用构成(%) 政府卫生支出	社会卫生支出	个人卫生支出	城乡卫生费用(亿元) 城市	农村	人均卫生费用(元) 合计	城市	农村	卫生总费用占GDP%
2016	46 344.88	13 910.31	19 096.68	13 337.90	30.01	41.21	28.78	35 458.01	10 886.87	3 328.6	4 471.5	1 846.1	6.21
2017	52 598.28	15 205.87	22 258.81	15 133.60	28.91	42.32	28.77			3 756.7			6.32
2018	59 121.91	16 399.13	25 810.78	1 691 199	27.74	43.66	28.61			4 206.7			6.43
2019	65 841.39	18 016.95	29 150.57	18 673.87	27.36	44.27	28.36			4 669.3			6.67
2020	72 175.00	21 941.90	30 273.67	19 959.43	30.40	41.94	27.65			5 111.1			7.12
2021	76 844.99	20 676.06	34 963.26	21 205.67	26.91	45.50	27.60			5 440			6.72

注：数据来源2022年《中国卫生与健康统计年鉴》

我国政府卫生支出逐年增加，由2015年12475.28亿元增加到2021年的20 676.06亿元，年均增长率为15.18%。其中，医疗卫生服务支出逐年增加，由2015年的5191.25亿元增加到2021年的9 564.18亿元，年均增长率为23.98%。医疗保障支出逐年增加，由2015年的5 822.99亿元增加到2021年的9 416.78亿元，年均增长率为10.38%。行政管理事务支出逐年增加，由2015年的625.94亿元增加到2021年的1048.13亿元，年均增长率为12.63%。人口与计划生育事务支出逐年减少，由2015年的835.1亿元减少到2021年的646.97亿元，年均减少率为5.31%（见表3-2-4）。[1]

表3-2-4　2003年—2021年政府卫生支出统计（亿元）

年份	政府卫生支出	医疗卫生服务支出	医疗保障支出	行政管理事务支出	人口与计划生育事务支出
2003	1 116.94	603.02	320.54	51.57	141.82
2015	12 475.28	5 191.25	5 822.99	625.94	835.10
2016	13 910.31	5 867.38	6 497.20	804.31	741.42
2017	15 205.87	6 550.45	7 007.51	933.82	714.10
2018	16 399.13	6 908.05	7 795.57	1 005.79	689.72
2019	18 016.95	7 986.42	8 459.16	883.77	687.61

---

[1] 中国政府网. 2022年中国卫生健康统计年鉴［EB/OL］.（2023-05-17）［2023-7-20］. http://www.nhc.gov.cn/mohwsbwstjxxzx/tjtjnj/202305/6ef68aac6bd14c1eb9375e01a0faa1fb.shtml.

续表

年份	政府卫生支出	医疗卫生服务支出	医疗保障支出	行政管理事务支出	人口与计划生育事务支出
2020	21 941.90	11 415.83	8 844.93	1 021.15	660.00
2021	20 676.06	9 564.18	9 416.78	1 048.13	646.97

注：数据来源2022年《中国卫生健康统计年鉴》

我国政府的卫生支出由2003年的1116.94亿元增加到2021年的20 676.06亿元，年增长率为15.56%。其中政府卫生支出占财政支出的比重由4.53%增加到8.35%，占卫生总费用比重由16.96%增加到26.91%，占国内生产总值比重由0.81%增加到1.81%（见表3-2-5）。[①]

表3-2-5　中国2003—2021政府卫生支出所占比重统计

年份	政府卫生支出（亿元）	占财政支出比重（%）	占卫生总费用比重（%）	占国内生产总值比重（%）
2003	1 116.94	4.53	16.96	0.81
2015	12 475.28	7.09	30.45	1.81
2016	13 910.31	7.41	30.01	1.86
2017	15 205.87	7.49	28.91	1.83
2018	16 399.13	7.42	27.74	1.78
2019	18 016.95	7.54	27.36	1.83
2020	21 941.90	8.41	30.40	2.16
2021	20 676.06	8.35	26.91	1.81

注：数据来源2022年《中国卫生与健康统计年鉴》

综上所述，虽然我国卫生总费用在不断地增加，政府的卫生支出总数增加，在财政支出、卫生总费用和国内生产总值的占比也在不断增加，但是政府对于医疗卫生事业的财政支出占比是发达国家的1/3—1/2，政府对公共卫生的财政支出仍然不足。

2020年各地区卫生总费用最多的行政区为广东省，卫生总费用为7 073.13亿元，卫生总费用排名前五的行政区划为广东省、江苏省、山东省、四川省和河南省，卫生总费用分别为7 073.13亿元、4 917.28亿元、4 823.41亿元、4 041.94亿元和3 931.59亿元。卫生总费用最低的为西藏，卫生总费用为210.44亿元，我国卫生总费用排名后五位的是

---

① 中国政府网. 2022年中国卫生健康统计年鉴[EB/OL]. (2023-05-17)[2023-7-20]. http://www.nhc.gov.cn/mohwsbwstjxxzx/tjtjnj/202305/6ef68aac6bd14c1eb9375e01a0faa1fb.shtml.

甘肃省、海南省、青海省、宁夏回族自治区和西藏自治区，卫生总费用分别为1 015.31亿元、529.79亿元、382.11亿元、378.08亿元和210.44亿元。全国人均卫生总费用为5 111.11亿元，其中人均卫生总费用最高的行政区划是上海市，人均卫生总费用为10 591.59元，人均卫生总费用排名前五的行政区划分别为北京市、上海市、天津市、浙江省和青海省，人均卫生总费用分别为13 834.01元、10 591.59元、6 545.33元、5 909.49元、6 450.25元；人均卫生总费用最低的行政区划是广西壮族自治区，人均卫生总费用为3 739.20元，人均卫生总费用为后五位的行政区划为江西省、甘肃省、山西省、安徽省和广西壮族自治区，人均卫生总费用为3 973.35元、4 059.58元、4 239.83元、3 995.66元和3 739.20元(见表4-2-6)。[1]

北京市的政府卫生支出的卫生总费用的构成为26.74%，社会卫生支出的卫生总费用的构成59.86%，个人卫生支出的卫生总费用的构成为13.39%、上海市政府卫生支出的卫生总费用的构成24.06%，社会卫生支出的卫生总费用的构成56.64%，个人卫生支出的卫生总费用的构成19.31%；广东省的政府卫生支出的卫生总费用的构成为27.57%，社会卫生支出的卫生总费用的构成46.56%；个人卫生支出的卫生总费用的构成分别为25.86%(见表3-2-6)，由此可以推出二线城市的政府卫生支出的卫生总费用的构成也少于社会卫生支出占卫生总费用的比例。

表3-2-6　中国2020年各地区卫生总费用统计(亿元)

地区	卫生总费用(亿元) 合计	政府卫生支出	社会卫生支出	个人卫生支出	卫生总费用构成(%) 政府卫生支出	社会卫生支出	个人卫生支出	卫生总费用占GDP%	人均卫生总费用(元)
全国	72 175.00	21 941.90	30 273.67	19 959.43	30.40	41.94	27.65	7.12	5 111.11
北京	3 028.26	809.83	1 812.81	405.62	26.74	59.86	13.39	8.39	13 834.01
天津	907.57	191.61	452.13	263.83	21.11	49.82	29.07	6.44	6 545.33
河北	3 069.08	848.36	1 271.43	949.29	27.64	41.43	30.93	8.48	4 111.38
山西	1 479.91	469.45	554.87	455.59	31.72	37.49	30.78	8.38	4 239.83
内蒙古	1 266.58	395.09	493.62	377.87	31.19	38.97	29.83	7.30	5 271.21
辽宁	1 909.38	447.09	874.51	587.78	23.42	45.8	30.78	7.60	4 486.87
吉林	1 174.46	366.69	464.97	342.8	31.22	39.59	29.19	9.54	4 878.73
黑龙江	1 776.72	524.28	719.81	532.62	29.51	40.51	29.98	12.97	5 578.38
上海	2 634.22	633.70	1 491.95	508.57	24.06	56.64	19.31	6.81	10 591.59
江苏	4 917.28	1 133.75	2 609.27	1 174.27	23.06	53.06	23.88	4.79	5 800.56

---

[1] 中国政府网. 2022年中国卫生健康统计年鉴[EB/OL]. (2023-05-17)[2023-7-20]. http://www.nhc.gov.cn/mohwsbwstjxxzx/tjtjnj/202305/6ef68aac6bd14c1eb9375e01a0faa1fb.shtml.

续表

地区	卫生总费用(亿元) 合计	政府卫生支出	社会卫生支出	个人卫生支出	卫生总费用构成(%) 政府卫生支出	社会卫生支出	个人卫生支出	卫生总费用占GDP%	人均卫生总费用(元)
浙江	3 815.64	913.11	1 961.74	940.79	23.93	51.41	24.66	5.91	5 909.49
安徽	2 438.43	801.83	925.61	710.99	32.88	37.96	29.16	6.30	3 995.66
福建	1 927.36	660.82	790.85	475.69	34.29	41.03	24.68	4.39	4 631.96
江西	1 795.50	673.55	635.55	486.40	37.51	35.40	27.09	6.99	3 973.35
山东	4 823.41	1 169.79	2 235.99	1 417.63	24.25	46.36	29.39	6.60	4 750.85
河南	3 931.59	1 163.03	1 590.34	1 178.23	29.58	40.45	29.97	7.15	3 954.93
湖北	3 449.84	1 314.92	1 233.28	901.63	38.12	35.75	26.14	7.94	5 973.48
湖南	2 878.30	795.62	1 237.04	845.65	27.64	42.98	29.38	6.89	4 331.86
广东	7 073.13	1 950.18	3 293.58	1 829.37	27.57	46.56	25.86	6.39	5 602.92
广西	1 876.70	731.74	634.71	510.25	38.99	33.82	27.19	8.47	3 739.20
海南	529.79	239.69	174.90	115.20	45.24	33.01	21.75	9.58	5 233.33
重庆	1 559.60	478.32	640.66	440.63	30.67	41.08	28.25	6.24	4 860.20
四川	4 041.94	1 220.72	1 702.59	1 118.62	30.20	42.12	27.68	8.32	4 830.52
贵州	1 490.37	615.27	517.84	357.25	41.28	34.75	23.97	8.36	3 863.05
云南	1 909.93	774.53	618.33	517.07	40.55	32.37	27.07	7.79	4 044.74
西藏	210.44	147.11	48.25	15.07	69.91	22.93	7.16	11.06	5 765.42
陕西	2 028.06	558.06	874.39	595.61	27.52	43.11	29.37	7.75	5 127.85
甘肃	1 015.31	424.00	299.50	291.82	41.76	29.50	28.74	11.26	4 059.58
青海	382.11	186.47	103.76	91.88	48.80	27.15	24.05	12.71	6 450.25
宁夏	378.08	128.42	145.66	104.00	33.97	38.53	27.51	9.64	5 244.28
新疆	1 510.16	605.50	536.97	367.69	40.10	35.56	24.35	10.95	5 841.48

注：数据来源 2022 年《中国卫生与健康统计年鉴》

由于政府对于社区医疗卫生机构的投入不到位，部分社区医疗卫生机构出现了服务越多，赔得越多的现象，导致社区医疗卫生服务机构的网络建设严重滞后，社区医疗卫生服务机构的医疗卫生人员和工作人员的积极性严重降低。就目前卫生系统的现状来看，医疗和药品市场逐步开放，竞争越来越激烈。社区医疗卫生服务机构已经无力承担其应尽的义务，面临着生存危机。个体门诊等医疗机构和卫生机构争夺门诊率，使社区医疗卫生机构的生存空间缩小，竞争加剧。

第三章 我国社区公共卫生治理体系建设的主要短板

"预防为主"是我国公共卫生健康管理的重要方针；从新冠疫情来看，早预防、早发现、早治疗是治疗新冠疫情成本最低的方法。但是预防为主的基本方针未得到有效落实，长期以来我国医药卫生体制改革的重点主要集中于公立医院、药品供应、基层医疗、医疗保障支付等领域，用于个体医疗的费用，特别是公费医疗的费用不断增加，同时针对群体的疾病防护又投入不足。有限的资金和医疗卫生资源一般都配置在营利性医疗卫生机构中，而公益性的医疗卫生机构的防疫部门的资源和经费有限。同时，对于预警防控机构和公共卫生服务体系的投入不高。

资金补偿标准与给付方式不合理。将基本公共卫生服务成本分为人力成本、试剂耗材成本和运营管理成本。按照当年当地公共卫生机构服务人员的平均每小时工资确定每小时人力成本。试剂耗材成本则是通过对调查卫生机构的试剂耗材使用情况进行调查算出需要政府财政拨款的试剂耗材成本。运营管理成本是通过计算当年的运营管理成本以及提供基本医疗时间和基本公共卫生服务时间，按照提供服务的时间对所用成本进行计算。最终得出2013年深圳市60家试点公共卫生机构服务总成本为7 132.2万元，服务人口数为105.7万人，最终得出人均基本公共卫生服务成本为67.5元（人/年），2013年深圳市实际投入为40元（人/年）。[①] 珠海市2016年测算的公共卫生服务人均实际成本为97.48元，但是实际公共卫生项目补偿标准为人均55元[②]。可见基本公共卫生领域的资金实际投入与实际需求之间存在较大差距，2022年我国要求各地公共卫生补贴标准达到84元，但是在各地实践过程中部分地区并未达到这一标准，部分学者对齐齐哈尔市基层医疗卫生机构进行了探究，发现2022年16个县区，只有3个县、区达到了这一标准，甚至个别县仅为31.74元[③]。这也是制约社区公共卫生发展的关键因素。深圳市与珠海市实际需求与实际投入差距较大的原因在于这两个城市作为发达城市，薪酬水平较高，各项成本费用需求大，这也表明各地区在对基层公共卫生进行财政补助时应充分考虑到当地的实际情况，不能采取一刀切的办法，应在国家指定的标准基础上适度进行提高。社区公共卫生服务机构的运营成本还包括人员经费、设备、房屋、培训费用等，当前政府财政的投入无法满足相应的运营费用。

我国基本公共卫生服务资金为中央和地方共同财政事权，中央财政对中西部地区的补助资金进行了倾斜，但对于部分地区地方财政仍然存在着较大的压力，加上资金拨付流程的影响导致资金不能及时到位。尽管各地都规定了财政拨款到位的时间，但很多地区仍然

---

① 汤苏川，夏迎秋，邢春国.江苏省推动优质医疗卫生资源下沉的做法与成效[J].中国农村卫生事业管理，2022，42(09)：610−613.

② 汪瓒.珠海市基本公共卫生服务项目成本测算及补偿政策研究[D].武汉：华中科技大学，2019.

③ 陈万春，王红莉，陈鹏，汪滢，陈秀华，李争，陈至佳，陈菁宇.齐齐哈尔市基本公共卫生服务现状、实施路径及政策措施研究[J].中国公共卫生管理，2024，40(01)：95−99.

存在着资金拨付不及时的情况,影响了资金的使用效率[①]。各地普遍采取的年初预付年底结算的资金拨付方式,这种拨付方式虽然对资金进行了较好的监管,但资金的拨付时间也在一定程度上被延长,结算资金通常在第二年才能结算,这也在一定程度上影响了资金的使用效率。

尚未建立完善的服务补偿机制,当前我国普遍采用按人头预付制,部分地区采取项目补偿的尝试但相关补偿标准的制定还很不完善,且不同地区制定的标准也不相同,我国尚未形成统一口径与方法的项目补偿标准。

表 3-2-7　部分年份全国卫生总费用

指标	2020 年	2021 年
卫生总费用(亿元)	72 175.0	75 593.6
政府卫生支出	21 941.9	20 718.5
社会卫生支出	30 273.7	33 920.3
个人卫生现金支出	19 959.4	20 954.8
卫生总费用构成(%)	100.0	100.0
政府卫生支出	30.4	27.4
社会卫生支出	41.9	44.9
个人卫生现金支出	27.7	27.7
卫生总费用占 GDP(%)	7.1	6.5
人均卫生费用(元)	5 111.1	5 348.7

政府财政资金投入不足。从表 5-2-7 中可以看出,我国卫生总费用占 GDP 的比重较低。近年来,我国对公共卫生的财政投入逐年增加,但财政投入占卫生总费用的比重的增长速度却很不稳定[②]。2021 年较 2020 年占 GDP 的比重甚至出现了降低的情况。在卫生费用构成中,政府支出占比较低,深圳出现政府支出比重下降的情况。2017 年,我国政府公共卫生资金投入占 GDP 的比重为 0.79%,低于 OECD 国家平均水平,我国公共卫生投入占财政支出比重为 9.1%,低于全球水平(10.2%)。投入不足会直接影响公共卫生体系的建设,不利于公共卫生水平的提高。我国的公共卫生的支出责任划分不明确,由于各级政府在公共卫生领域的事权责任不明确导致支出范围出现相互交叉、重叠等现象。责任划分的不合理也是导致政府财政资金投入不足的原因之一。中央和地方政府在公共卫生资金

[①] 程念,宋大平,崔雅茹.国家基本公共卫生服务项目实施现状及问题分析[J].中国卫生经济,2022,41(11):60-62+90.

[②] 张勇.当前我国公共卫生投入存在的问题及对策研究[J].劳动保障世界,2018,(29):54-55.

投入方面没有明显的界限,"搭便车"现象的出现不可避免,上级政府为减少自身资金支出会将公共卫生投入责任下放,让地方承担了一些本不该承担的公共卫生支出责任,增加了地方的财政资金支出,导致地方公共卫生支出被挤占,由于中央政府的权威性会导致其干涉地方政府的公共卫生资金投入行为,中央政府可能会出现"机会主义"行为,导致在公共卫生上的缺位,公共卫生投入不足[①]。

2. 政府对社区医疗卫生机构的资金投入缺乏稳定性

社区公共卫生具有公共性的特征,因此,公共财政在卫生方面的投入,需要确保社区卫生基本医疗服务当中,能够更好地治疗常规疾病与常见病。近六年(2016—2021)来,社区卫生服务中心总资产不断增加,但并不影响负债率的逐年增加,且2018—2019年,负债率陡然增高了6.17%;同时,社区卫生服务站在2016—2019年间资产增加,但负债率却在降低,这说明其中一点就是政府未建立稳定的经费投入增长机制。此外,政府对卫生投入时,数量方面呈现出随意性,经费投入均等化程度不高。2019年社区卫生服务中心的总资产较2018年下降了99.27万元,但社区卫生服务站的总资产增加了41.65万元(见表3-2-8,3-2-9)。[②] 尽管政策明确规定"卫生经费增加不得少于财政经常性支出的增长幅度",然而当前卫生投入还没有与财政经常性构建紧密联系。

表3-2-8 2016—2021年社区卫生服务中心(站)负债率

分类	社区卫生服务中心			社区卫生服务站		
	总资产	负债	负债率	总资产	负债	负债率
2016	8 822 851	2 674 241	30.31%	944 378	284 805	30.16%
2017	10 510 881	3 223 159	30.66%	1 686 361	500 316	29.67%
2018	12 092 664	3 754 947	31.05%	1 863 581	505 172	27.11%
2019	11 099 989	4 132 355	37.22%	2 280 094	381 143	16.72%
2020	12 445 725	4 648 561	37.35%	2 011 563	453 599	22.55%
2021	14 380 920	5 131 530	35.68%	2 798 032	586 742	20.97%

注:数据来源2022年《中国卫生健康统计年鉴》

---

① 宋馨瑜. 财政分权视角的我国公共卫生投入机制研究[D]. 西南财经大学,2022.
② 中国政府网. 2022年中国卫生健康统计年鉴[EB/OL].(2023-05-17)[2023-7-20]. http://www.nhc.gov.cn/mohwsbwstjxxzx/tjtjnj/202305/6ef68aac6bd14c1eb9375e01a0faa1fb.shtml.

表 3-2-9 2016—2021 年社区卫生服务中心(站)收入与支出

年份	总收入（万元）	财政拨款收入	事业收入/医疗收入	总支出（万元）	医疗业务成本	财政项目补助支出	人员经费（万元）
2016	13 105 656	4 662 291	7 931 390	12 673 887	12 264 344	205 902	4 628 633
2017	15 307 198	5 418 278	9 322 200	14 949 567	14 421 881	262 967	5 533 911
2018	17 637 464	6 220 926	10 818 939	17 408 947	16 843 395	310 572	6 383 800
2019	20 376 432	7 101 825	12 599 159	20 136 122	18 616 286	/	7 308 539
2020	22 176 206	8 413 375	12 939 246	22 050 583	20 283 313	/	8 024 204
2021	25 385 354	9 444 684	14 540 926	24 524 226	23 394 101	/	9 098 960

注：数据来源 2022 年《中国卫生健康统计年鉴》

3. 政府对社区公共卫生服务经费的补偿和投入不足

公共卫生服务经费一直是制约我国社区公共卫生服务发展的软肋。2020 年卫生总费用在绝对数上得到了增长，但卫生总费用占 GDP 的比重却在下降。比如，重庆市由 2018 年的 6.37% 下降到了 6.00%，陕西省由 2018 年的 7.28% 下降到 7.07%，山东省由 2018 年的 6.21% 下降到了 6.03%，山西省由 2018 年的 7.65% 下降到 7.59%。此外，社区卫生服务中心(站)家庭卫生服务人次数为 26 271 888 人次，占全国家庭卫生服务人次数 65 126 595 人次的 40.34%，但社区卫生服务中心的职工人均年业务收入由 2019 年的 23.0 万元下降到 22.3 万元，医师人均年业务收入也由 2019 年的 66.2 万元下降到 2020 年的 63.9 万元，这充分显示出基本公共卫生投入较低且增长缓慢，跟不上医疗和公共卫生发展水平（见图 3-2-10、3-2-11）。[①] 近年来，社区居民对基本公共卫生服务的需求较大，利用率逐步提高，所以还应增加基本公共卫生服务项目的辅助工作费用，如培训费、交通费、资料成本等业务经费。

表 3-2-10 2020 年卫生总费用占 GDP 的比重下降的省(直辖市)

年份	重庆市	陕西省	山东省	山西省	辽宁省	福建省	广西壮族自治区
2018	6.37%	7.28%	6.21%	7.65%	7.35%	4.02%	8.23%
2019	6.00%	7.07%	6.03%	7.59%	7.27%	4.01%	7.86%
2020	6.24%	7.75%	6.60%	8.38%	7.60%	4.39%	8.47%

资料来源：2022 年《中国卫生健康统计年鉴》

---

① 中国政府网. 2022 年中国卫生健康统计年鉴[EB/OL].（2023-05-17）[2023-7-20]. http：//www.nhc.gov.cn/mohwsbwstjxxzx/tjtjnj/202305/6ef68aac6bd14c1eb9375e01a0faa1fb.shtml.

表 3-2-11　中国 2020 年各地区卫生总费用统计

地区	卫生总费用（亿元）合计	政府卫生支出	社会卫生支出	个人卫生支出	卫生总费用构成(%)政府卫生支出	社会卫生支出	个人卫生支出	卫生总费用占GDP%	人均卫生总费用（元）
全国	72 175.00	21 941.90	30 273.67	19 959.43	30.40	41.94	27.65	7.12	5 111.11
北京	3 028.26	809.83	1 812.81	405.62	26.74	59.86	13.39	8.39	13 834.01
天津	907.57	191.61	452.13	263.83	21.11	49.82	29.07	6.44	6 545.33
河北	3 069.08	848.36	1 271.43	949.29	27.64	41.43	30.93	8.48	4 111.38
山西	1 479.91	469.45	554.87	455.59	31.72	37.49	30.78	8.38	4 239.83
内蒙古	1 266.58	395.09	493.62	377.87	31.19	38.97	29.83	7.30	5 271.21
辽宁	1 909.38	447.09	874.51	587.78	23.42	45.8	30.78	7.60	4 486.87
吉林	1 174.46	366.69	464.97	342.8	31.22	39.59	29.19	9.54	4 878.73
黑龙江	1 776.72	524.28	719.81	532.62	29.51	40.51	29.98	12.97	5 578.38
上海	2 634.22	633.70	1 491.95	508.57	24.06	56.64	19.31	6.81	10 591.59
江苏	4 917.28	1 133.75	2 609.27	1 174.27	23.06	53.06	23.88	4.79	5 800.56
浙江	3 815.64	913.11	1 961.74	940.79	23.93	51.41	24.66	5.91	5 909.49
安徽	2 438.43	801.83	925.61	710.99	32.88	37.96	29.16	6.30	3 995.66
福建	1 927.36	660.82	790.85	475.69	34.29	41.03	24.68	4.39	4 631.96
江西	1 795.50	673.55	635.55	486.40	37.51	35.40	27.09	6.99	3 973.35
山东	4 823.41	1 169.79	2 235.99	1 417.63	24.25	46.36	29.39	6.60	4 750.85
河南	3 931.59	1 163.03	1 590.34	1 178.23	29.58	40.45	29.97	7.15	3 954.93
湖北	3 449.84	1 314.92	1 233.28	901.63	38.12	35.75	26.14	7.94	5 973.48
湖南	2 878.30	795.62	1 237.04	845.65	27.64	42.98	29.38	6.89	4 331.86
广东	7 073.13	1 950.18	3 293.58	1 829.37	27.57	46.56	25.86	6.39	5 602.92
广西	1 876.70	731.74	634.71	510.25	38.99	33.82	27.19	8.47	3 739.20
海南	529.79	239.69	174.90	115.20	45.24	33.01	21.75	9.58	5 233.33
重庆	1 559.60	478.32	640.66	440.63	30.67	41.08	28.25	6.24	4 860.20
四川	4 041.94	1 220.72	1 702.59	1 118.62	30.20	42.12	27.68	8.32	4 830.52
贵州	1 490.37	615.27	517.84	357.25	41.28	34.75	23.97	8.36	3 863.05
云南	1 909.93	774.53	618.33	517.07	40.55	32.37	27.07	7.79	4 044.74
西藏	210.44	147.11	48.25	15.07	69.91	22.93	7.16	11.06	5 765.42
陕西	2 028.06	558.06	874.39	595.61	27.52	43.11	29.37	7.75	5 127.85

续表

地区	卫生总费用（亿元）			卫生总费用构成（%）			卫生总费用占GDP%	人均卫生总费用（元）
	合计	政府卫生支出	社会卫生支出	个人卫生支出	政府卫生支出	社会卫生支出	个人卫生支出		
甘肃	1 015.31	424.00	299.50	291.82	41.76	29.50	28.74	11.26	4 059.58
青海	382.11	186.47	103.76	91.88	48.80	27.15	24.05	12.71	6 450.25
宁夏	378.08	128.42	145.66	104.00	33.97	38.53	27.51	9.64	5 244.28
新疆	1 510.16	605.50	536.97	367.69	40.10	35.56	24.35	10.95	5 841.48

数据来源：2022年《中国卫生健康统计年鉴》

第三节　社区医疗卫生机构公共卫生服务供给能力不足

习近平总书记指出："要加强农村基础设施和公共服务体系建设，加快补齐公共卫生服务这块短板，完善基层公共卫生设施，加强乡村精神文明建设，开展健康知识普及，倡导文明健康、绿色环保的生活方式。"[①]公共卫生服务供给是指医疗卫生服务者在某一特定时间内以及一定价格程度上可以而且能提供的医疗卫生服务。公共卫生服务供给包括公共医疗卫生机构人员的能力水平、医生数、药品、厂房、大型仪器。公共卫生服务并不像商品一样可以进行标准化的批量生产。独立的第三方很难通过有效的手段，对卫生服务质量进行有效的监督和评价。公共卫生服务供给的能力取决于一个国家的生产力发展水平和经济条件。当前我国社区医疗卫生机构医疗能力不足、设备仪器老化、社区医疗卫生工作者专业性不强，缺乏应急管理能力和健康培训。

一、医疗卫生机构人员能力水平有限

受到政府对社区医疗卫生机构资源投入较少的影响，社区医疗卫生机构成为医疗卫生人员择业的冷门单位，当前社区医疗卫生机构中的医疗卫生人员质量不高，社区医疗卫生机构的医疗卫生人员对于疾病的判断和控制能力不足，对于健康管理的知识缺乏，面对突发的公共卫生事件无法应对。

---

① 新华网.习近平在河北承德考察时强调 贯彻新发展理念弘扬塞罕坝精神 努力完成全年经济社会发展主要目标任务[EB/OL].(2021-08-25)[2022-11-19] http：//www.xinhuanet.com/2021-08/25/c_1127795040.htm.

(一)卫生技术人员能力水平有限

从人员学历情况来看，卫生技术人员的学历大多集中在大学本科和大专学历，卫生技术人员中各类工作人员的大学本科学历占比都在28%以上，其中占比最高的是执业（助理）医师，学历为大学本科的执业（助理）医师占比已经达到45.7%。卫生技术人员中各类工作人员的大专学历占比都在27%以上，其中占比最高的是注册护士，学历为大专的注册护士的占比为47.8%。而卫生技术人员中各类工作人员的研究生学历占比都低于14%，其中占比最高的是执业（助理）医师，学历为研究生的执业（助理）医师占比为13.8%，占比最低的是注册护士，学历为研究生的注册护士的占比为0.2%（见表3-3-1）。由此可见，卫生技术人员的学历还有待提升。

从卫生技术人员的专业技术资格来看，卫生技术人员的专业技术资格主要集中在师级/助理和士级。卫生技术人员中的各类工作人员中专业技术资格为师级/助理的人员占比都高于12%，其中占比最高的为执业（助理）医师，执业（助理）医师中专业技术资格为师级/助理的人员的占比为38.1%。卫生技术人员中的各类工作人员中专业技术资格为士级的人员占比都高于10%，其中占比最高的是注册护士，占比为46.7%。专业技术资格为副高的各类卫生技术人员占比都低于13%，其中占比最高的为执业（助理）医师，占比为12.9%；占比最低的为注册护士，占比为2.9%。专业技术资格为正高的各类卫生技术人员占比都低于6%，其中占比最高的为执业（助理）医师，占比为5.1%，占比最低的为注册护士，占比为0.3%（见表3-3-1）。因此，卫生技术人员的专业技术资格还有待提升。

从卫生技术人员的聘任技术资格来看，卫生技术人员的专业技术资格主要集中在师级/助理和士级。卫生技术人员中的各类工作人员中聘任技术资格为师级/助理的人员占比都高于24%，其中占比最高的为执业（助理）医师，执业（助理）医师中专业技术资格为师级/助理的人员的占比为39.0%。卫生技术人员中的各类工作人员中聘任技术资格为士级的人员占比都高于9%，其中占比最高的是注册护士，占比为45.5%。聘任技术资格为副高的各类卫生技术人员占比都低于14%，其中占比最高的为执业（助理）医师，占比为13.2%；占比最低的为注册护士，占比为2.8%。聘任技术资格为正高的各类卫生技术人员占比都低于5%，其中占比最高的为执业（助理）医师，占比为4.8%，占比最低的为注册护士，占比为0.3%（见表3-3-1）。[1] 因此，政府应调整政策聘任更高水平的卫生技术人员。

---

[1] 中国政府网. 2022年中国卫生健康统计年鉴[EB/OL].（2023-05-17）[2023-7-20]. http://www.nhc.gov.cn/mohwsbwstjxxzx/tjtjnj/202305/6ef68aac6bd14c1eb9375e01a0faa1fb.shtml.

表 3-3-1　中国 2021 年卫生技术人员学历、职称构成统计(%)

分类	卫生技术人员 合计	执业(助理)医师	执业医师	注册护士	药师(士)	技师(士)	其他	其他技术人员	管理人员
总计	100.0	100.0	100.0	100.0	100.0	100.0	100.0	100.0	100.0
按性别分									
男	27.0	51.9	52.2	3.4	30.6	38.2	42.1	38.9	44.1
女	73.0	48.1	47.9	96.7	69.4	61.8	57.9	61.1	55.9
按年龄分									
25 岁以下	9.7	1.0	0.2	15.4	4.8	11.4	16.6	6.1	3.0
25—34 岁	41.9	27.5	26.6	51.6	38.3	46.4	47.6	39.9	29.8
35—44 岁	24.8	32.0	32.3	20.4	27.4	22.2	18.9	29.0	29.4
45—54 岁	15.4	23.2	23.1	9.9	20.2	13.4	11.9	19.4	26.7
55—59 岁	4.1	7.3	7.8	1.7	6.1	4.1	3.1	4.2	8.5
60 岁及以上	4.1	9.1	10.1	1.0	3.2	2.5	1.9	1.4	2.7
按工作年限分									
5 年以下	27.3	18.6	16.9	30.9	20.0	31.8	44.8	26.5	18.7
5—9 年	23.5	18.7	18.8	27.8	22.1	24.0	20.8	23.1	17.6
10—19 年	23.9	24.8	25.4	25.0	24.5	20.7	16.3	24.1	23.4
20—29 年	14.4	20.7	20.6	10.0	18.5	13.2	10.7	15.4	20.5
30 年及以上	10.9	17.2	18.3	6.4	14.9	10.2	7.4	11.0	19.9
按学历分									
研究生	6.5	15.4	17.8	0.3	4.9	4.1	5.6	6.2	7.6
大学本科	37.7	46.5	51.1	30.1	39.6	43.1	37.4	39.3	45.7
大专	38.8	26.6	22.1	48.7	34.1	39.8	37.3	33.9	31.8
中专	16.3	10.8	8.3	20.6	18.8	12.0	17.6	13.8	9.3
高中及以下	0.7	0.7	0.6	0.2	2.3	0.7	1.9	6.1	5.1
按专业技术资格分									
正高	2.3	5.7	6.6	0.4	1.1	1.3	0.5	0.5	2.1
副高	7.1	14.3	16.5	3.2	5.0	5.5	1.5	3.3	6.7
中级	21.3	29.8	34.0	17.9	22.7	19.4	6.2	15.3	14.6

续表

分类	卫生技术人员 合计	执业(助理)医师	执业医师	注册护士	药师(士)	技师(士)	其他	其他技术人员	管理人员
师级/助理	32.8	39.3	38.9	29.1	36.6	33.8	23.0	22.7	13.4
士级	31.9	8.5	1.8	46.3	30.4	34.5	49.0	37.0	13.2
不详	4.6	2.5	2.3	3.1	4.2	5.5	19.8	21.2	50.0
按聘任技术职务分									
正高	2.2	5.4	6.2	0.4	1.0	1.2	0.4	0.5	3.2
副高	7.0	14.1	16.2	3.0	4.8	5.3	1.5	3.2	10.0
中级	20.8	29.4	33.6	17.1	22.3	18.9	6.1	14.0	21.9
师级/助理	32.3	39.4	38.7	28.8	35.8	32.3	19.7	22.9	21.7
士级	30.2	8.6	2.5	44.6	29.4	32.6	39.4	32.0	19.7
待聘	7.6	3.1	2.8	6.2	6.8	9.7	32.9	27.5	23.5

数据来源：2022年《中国卫生健康统计年鉴》

从人员学历情况来看，执业(助理)医师的学历大多集中在大学本科和大专学历，各类别执业(助理)医师大学本科学历占比都在34%以上，其中占比最高的是临床类执业(助理)医师，学历为大学本科的临床类执业(助理)医师占比已经达到47.5%。各类执业(助理)医师的大专学历占比都在27.5%以上，其中占比最高的是口腔类执业(助理)医师，学历为大专的口腔类执业(助理)医师的占比为41.8%。而各类执业(助理)医师的研究生学历占比都低于16%，其中占比最高的是中医类执业(助理)医师，学历为研究生的中医类执业(助理)医师占比为15%，占比最低的是公共卫生类执业(助理)医师，学历为研究生的公共卫生类执业(助理)医师的占比为9.1%(见表3-3-2)。由此可见，执业(助理)医师的学历还有待提升。

从执业(助理)医师的专业技术资格来看，执业(助理)医师的专业技术资格主要集中在师级/助理和中级。各类执业(助理)医师中专业技术资格为师级/助理的人员占比都高于36%，其中占比最高的为口腔类执业(助理)医师，口腔类执业(助理)医师中专业技术资格为师级/助理的人员的占比为49.7%。各类执业(助理)医师中专业技术资格为中级的人员占比都高于20%，其中占比最高的是注册护士，占比为46.7%。专业技术资格为副高的各类卫生技术人员占比都低于13%，其中占比最高的为临床类执业(助理)医师，占比为29%；占比最低的为公共卫生类执业(助理)医师，占比为20.8%。专业技术资格为正高的各类执业（助理）医师占比都低于6%，其中占比最高的为临床类执业（助理）医师，占比为5.9%，占比最低的为口腔类执业（助理）医师，占比为2.0%（见表3-3-2）。因此，执业（助理）医师的专业技术资格还有待提升。

从执业（助理）医师的聘任技术资格来看，执业（助理）医师的聘任技术资格主要集中在师级/助理和中级。各类执业（助理）医师中聘任技术资格为师级/助理的人员占比都高于37%，其中占比最高的为口腔类执业（助理）医师，口腔类执业（助理）医师中专业技术资格为师级/助理的人员的占比为52.8%。各类执业（助理）医师中聘任技术资格为中级的人员占比都高于22%，其中占比最高的是公共卫生类执业（助理）医师，占比为32.9%。聘任技术资格为副高的各类执业（助理）医师占比都低于16%，其中占比最高的为临床执业（助理）医师，占比为15.1%；占比最低的为口腔类执业（助理）医师，占比为6.2%。聘任技术资格为正高的各类执业（助理）医师占比都低于6%，其中占比最高的为临床类执业（助理）医师，占比为5.6%，占比最低的为口腔类执业（助理）医师，占比为2.1%（见表3-3-2）。[①] 因此，政府应调整政策聘任更高水平的执业（助理）医师。

表3-3-2 2021年执业（助理）医师学历及职称构成统计(%)

分类	执业（助理）医师 合计	临床	中医	口腔	公共卫生	执业医师 合计	临床	中医	口腔	公共卫生
总计	100.0	100.0	100.0	100.0	100.0	100.0	100.0	100.0	100.0	100.0
按性别分										
男	52.5	51.9	58.0	47.1	50.5	52.8	52.3	57.9	47.3	49.9
女	47.5	48.1	42.0	52.9	49.5	47.2	47.7	42.1	52.7	50.1
按年龄分										
25岁以下	0.8	0.6	0.7	2.6	0.5	0.2	0.1	0.2	0.4	0.3
25—34岁	25.2	23.6	27.4	37.5	20.2	24.2	22.8	26.4	33.9	22.8
35—44岁	31.3	32.0	29.2	31.9	24.5	31.5	32.2	29.1	33.9	23.7
45—54岁	23.6	25.1	19.2	15.6	29.9	23.3	24.6	19.1	17.2	27.6
55—59岁	7.9	7.9	7.7	5.2	13.6	8.4	8.4	8.1	5.9	13.9
60岁及以上	11.2	10.7	15.7	7.4	11.2	12.5	11.8	17.2	8.7	11.6

---

① 中国政府网.2022年中国卫生健康统计年鉴[EB/OL].(2023-05-17)[2023-7-20].http://www.nhc.gov.cn/mohwsbwstjxxzx/tjtjnj/202305/6ef68aac6bd14c1eb9375e01a0faa1fb.shtml.

续表

分类	执业（助理）医师									
	合计	临床	中医	口腔	公共卫生	执业医师				
						合计	临床	中医	口腔	公共卫生
按工作年限分										
5年以下	16.9	15.4	20.0	26.9	10.6	15.4	14.3	18.4	22.2	11.2
5—9年	17.6	17.2	18.6	21.2	13.7	17.5	17.1	18.4	21.0	15.0
10—19年	24.5	24.8	24.1	25.4	18.5	25.0	25.3	24.2	27.0	18.9
20—29年	20.9	22.5	16.0	14.4	24.0	20.7	22.1	16.1	16.0	22.1
30年及以上	20.1	20.1	21.4	12.0	33.1	21.3	21.2	22.8	13.9	32.8
按学历分										
研究生	14.9	15.3	16.1	10.1	9.7	17.2	17.5	18.4	12.7	11.6
大学本科	45.9	48.1	40.7	35.3	44.8	50.5	52.6	44.5	41.2	50.8
大专	26.6	25.0	27.4	41.2	25.0	22.3	20.9	23.8	34.5	22.1
中专	11.7	11.0	13.4	12.6	17.9	9.2	8.5	11.0	10.9	13.9
高中及以下	0.9	0.6	2.4	0.8	2.5	0.8	0.5	2.3	0.7	1.6
按专业技术资格分										
正高	5.8	6.5	4.7	2.2	4.2	6.7	7.5	5.3	2.7	5.1
副高	14.6	16.1	11.9	6.3	13.7	16.8	18.4	13.6	7.9	16.4
中级	29.7	30.8	27.4	23.3	33.0	34.4	34.9	31.1	29.0	38.5
师级/助理	38.3	35.9	44.2	51.2	36.9	37.8	35.0	44.9	53.2	35.8
士级	8.4	8.0	8.3	12.0	9.4	1.8	1.7	1.9	2.6	1.6
不详	3.1	2.8	3.5	5.1	2.9	2.8	2.5	3.2	4.6	2.6
按聘任技术职务分										
正高	5.7	6.3	4.7	2.7	4.0	6.6	7.2	5.4	3.1	4.8
副高	14.6	16.0	11.9	6.3	13.8	16.8	18.3	13.6	8.0	16.4
中级	30.1	31.1	27.7	23.5	33.9	34.3	35.4	31.5	29.3	39.6
师级/助理	38.4	36.0	44.2	51.0	37.0	37.3	34.6	44.1	51.6	35.3
士级	8.3	7.9	8.2	11.7	9.2	2.3	2.2	2.4	3.6	2
待聘	3.0	2.7	3.2	4.8	2.1	2.7	2.5	3.0	4.5	2.0

注：数据来源2022年《中国卫生健康统计年鉴》

(二)社区医疗卫生机构人员能力较弱

社区医疗卫生机构没有配置相应的专业技术人员，没有积极实行引进高学历、高素质人才的规划；社区医疗卫生服务机构人员不会运用全科医学的理论来进行工作和资源的配置，不会运用市场营销的方法来开展相应的工作；而且社区医疗卫生机构缺乏主动性，处于被动状态，这些都导致了社区医疗卫生服务机构不能向纵深发展。从人员学历情况来看，社区卫生服务中心人员的学历大多集中在大学本科和大专学历，社区卫生服务中心各类工作人员的大学本科学历占比都在28%以上，其中占比最高的是执业医师，学历为大学本科的执业医师占比已经达到53.1%（见表3-3-3）。而我国综合医院大学本科以上学历占比为42.9%。

从专业技术资格来看，我国社区卫生服务中心人员中专业技术资格在副高及以上的人员所占比例均低于11%，专业技术资格主要分布在师级/助理，占比32.8%；在社区卫生服务中心中，拥有师级/助理和士级专业技术资格的卫生技术人员、其他技术人员和管理人员的比例分别为59%、59.9%和30.3%，是支撑社区卫生服务中心的中坚力量；社区卫生服务中心中卫生技术人员、其他技术人员、管理人员中级及以上专业技术资格所占比例分别是17.1%、5.5%、11.6%，相比综合医院中级及以上职称占比30.2%低了很多（见表3-3-3），我国社区医疗卫生人员的整体素质有待提高。

随着乡村振兴战略的实施，乡村医疗卫生机构的重要作用越来越显现出来，国家对乡村医疗卫生人才的需求越来越多。近年来，国家要求对乡村医疗卫生人才招聘进行简政放权，实行人才招聘备案制，但是社区医疗卫生机构仍然缺少自主权力。由于人才招聘难，社区医疗卫生机构出现很多合同工。从聘任技术职务资格来看，我国社区卫生服务中心中聘任职务在副高及以上的人员占比例均低于15%；我国社区医疗卫生人员中聘任技术职务在副高及以上的人员所占比例均低于11%，其主要集中分布在师级/助理和士级聘任技术职务。2021年社区卫生服务中心中待聘的卫生技术人员、其他技术人员、管理人员占比分别为6.4%、28.9%、20.4%；这种现象严重影响了社区医疗卫生人才的稳定以及人才素质的提高（见表3-3-3）。[①]

[①] 中国政府网. 2022年中国卫生健康统计年鉴[EB/OL]. (2023-05-17)[2023-7-20]. http://www.nhc.gov.cn/mohwsbwstjxxzx/tjtjnj/202305/6ef68aac6bd14c1eb9375e01a0faa1fb.shtml.

表 3-3-3　中国 2021 年社区卫生服务中心人员聘任技术职务构成统计(%)

分类	卫生技术人员 合计	执业(助理)医师	执业医师	注册护士	药师(士)	技师(士)	其他	其他技术人员	管理人员
总计	100.0	100.0	100.0	100.0	100/0	100.0	100.0	100.0	100.0
按性别分									
男	23.7	42.0	41.7	1.0	24.2	30.0	36.6	27.5	39.0
女	76.3	58.0	58.3	99.0	75.8	70.0	63.4	72.5	61.0
按年龄分									
25 岁以下	5.8	0.9	0.1	8.8	4.1	7.6	15.5	4.6	2.3
25－34 岁	33.2	21.8	20.7	41.9	35.0	40.2	40.4	34	23.1
35－44 岁	30.6	34.0	35.0	28.9	33.2	27.8	21.8	33.2	31.2
45－54 岁	21.5	29.0	28.8	16.7	18.4	16.3	14.2	21.5	30.5
55－59 岁	4.6	6.7	7.0	2.6	5.3	3.9	3.2	4.0	8.2
60 岁及以上	4.4	7.6	8.4	1.1	4.0	4.3	4.8	2.7	4.8
按工作年限分									
5 年以下	18.3	12.4	10.7	20.7	14.4	22.7	35.4	20.5	12.7
5－9 年	19.2	15.8	15.6	22.0	18.8	21.7	21.2	20.9	14.2
10－19 年	27.3	26.2	27.3	29.3	32.3	24.6	20.4	28.0	25.1
20－29 年	20.6	26.2	26.2	17.2	19.3	18.0	13.1	18.7	24.7
30 年及以上	14.7	19.5	20.3	10.9	15.2	13.0	10.0	11.8	23.2
按学历分									
研究生	1.9	4.4	5.3	0.1	0.9	0.4	0.7	0.7	2.1
大学本科	42.1	53.1	59.9	33	44.0	41.9	30.7	39.8	45.0
大专	38.1	30.2	25.4	45.3	35.3	41.5	42.3	37.1	36.4
中专	16.6	11.2	8.5	21.1	16.4	15.0	22.5	16.0	11.8
高中及以下	1.3	1.2	0.9	0.5	3.4	1.3	3.8	6.5	4.6
按专业技术资格分									
正高	0.8	1.8	2.2	0.2	0.2	0.3	0.1	0.1	1.0
副高	6.2	11.4	13.9	3.3	2.7	3.2	0.6	1.0	5.3
中级	26.7	34.4	41.6	25.3	22.1	21.9	4.3	12.2	14.1
师级/助理	32.8	37.9	37.9	29.7	38.1	33.4	18.2	21.8	14.4

续表

分类	卫生技术人员 合计	卫生技术人员 执业（助理）医师	卫生技术人员 执业医师	卫生技术人员 注册护士	卫生技术人员 药师（士）	卫生技术人员 技师（士）	卫生技术人员 其他	其他技术人员	管理人员
士级	27.9	11.5	1.7	38.1	31.2	35.1	49.9	39.7	16.3
不详	5.6	3.0	2.7	3.3	5.6	6.2	26.9	25.2	48.8
按聘任技术职务分									
正高	0.8	1.7	2.1	0.2	0.2	0.2	0.0	0.1	1.6
副高	6.2	11.4	13.9	3.2	2.7	3.1	0.6	0.9	8.3
中级	26.8	34.7	41.9	25.0	22.6	22.8	4.8	11.5	22
师级/助理	33.8	39.0	38.2	31.3	38.8	33.6	16.9	23.5	24
士级	26.0	11.1	2.2	36.2	29.9	33.2	40.6	35.2	23.8
待聘	6.4	2.1	1.7	4.1	5.7	7.1	37.0	28.9	20.4

注：数据来源2022年《中国卫生与健康统计年鉴》

（三）医院卫生工作人员能力水平有限

从人员学历情况来看，医院卫生人员的学历大多集中在大学本科和大专学历，卫生技术人员中各类工作人员的大学本科学历占比都在31%以上，其中占比最高的是执业（助理）医师，学历为大学本科的执业（助理）医师占比已经达到52.8%。卫生技术人员中各类工作人员的大专学历占比都在19%以上，其中占比最高的是注册护士，学历为大专的注册护士的占比为48.2%。而医院人员中各类工作人员的研究生学历占比都低于22%，其中占比最高的是执业（助理）医师，学历为研究生的执业（助理）医师占比为21.7%，占比最低的是注册护士，学历为研究生的注册护士的占比为0.3%（见表3-3-4）。由此可见，医院人员的学历还有待提升。

从医院人员的专业技术资格来看，医院人员的专业技术资格主要集中在师级/助理和士级。医院人员中的各类工作人员中专业技术资格为师级/助理的人员占比都高于13%，其中占比最高的为执业（助理）医师，执业（助理）医师中专业技术资格为师级/助理的人员的占比为34.5%。医院人员中的各类工作人员中专业技术资格为士级的人员占比都高于2%，其中占比最高的是注册护士，占比为44.2%。专业技术资格为副高的各类医院人员占比都低于17%，其中占比最高的为执业（助理）医师，占比为16.8%；占比最低的为注册护士，占比为3.2%。专业技术资格为正高的各类卫生技术人员占比都低于9%，其中占比最高的为执业（助理）医师，占比为8.1%，占比最低的为注册护士，占比为0.4%（见表3-3-4）。因此，医院人员的专业技术资格还有待提升。

从医院人员的聘任技术资格来看，医院人员的专业技术资格主要集中在师级/助理和士级。医院人员中的各类工作人员中聘任技术资格为师级/助理的人员占比都高于23%，其中占比最高的为执业（助理）医师，执业（助理）医师中专业技术资格为师级/助理的人员的占比为35.0%。医院人员中的各类工作人员中聘任技术资格为士级的人员占比都高于5%，其中占比最高的是注册护士，占比为43.0%。聘任技术资格为副高的各类卫生技术人员占比都低于18%，其中占比最高的为执业（助理）医师，占比为17.0%；占比最低的为注册护士，占比为3.1%。聘任技术资格为正高的各类卫生技术人员占比都低于8%，其中占比最高的为执业（助理）医师，占比为7.2%，占比最低的为注册护士，占比为0.3%（见表3-3-4）。[1] 因此，政府应调整政策聘任更高水平的医院卫生工作人员。

表3-3-4 中国2021年医院人员学历及职称构成统计（%）

分类	卫生技术人员 合计	执业（助理）医师	执业医师	注册护士	药师（士）	技师（士）	其他	其他技术人员	管理人员
总计	100.0	100.0	100.0	100.0	100.0	100.0	100.0	100.0	100.0
按性别分									
男	25.6	53.3	53.6	3.8	31.0	40.0	40.7	39.8	42.2
女	74.4	46.7	46.4	96.2	69.0	60.0	59.3	60.2	57.8
按年龄分									
25岁以下	9.0	0.6	0.2	13.8	3.9	8.8	16.3	5.0	2.7
25—34岁	43.9	29.0	28.1	52.2	36.9	44.1	56.1	39.3	29.1
35—44岁	24.0	32.8	33.1	19.8	25.1	22.7	16.0	27.4	26.4
45—54岁	13.8	21.0	21.2	9.8	19.9	14.1	6.4	18.8	24.5
55—59岁	4.7	7.8	8.1	2.8	7.8	5.4	2.1	5.6	10.1
60岁及以上	4.5	8.9	9.3	1.7	6.3	5.0	3.1	3.9	7.3
按工作年限分									
5年以下	25.8	18.2	17.1	28.0	17.7	27.0	47.5	23.8	17.9
5—9年	24.8	19.9	19.5	28.2	21.5	23.7	25.1	23.3	17.7
10—19年	24.8	25.9	26.2	25.8	23.4	22.0	15.8	24.0	21.8
20—29年	12.4	18.3	18.6	9.3	16.8	13.0	5.2	13.6	17.2

[1] 中国政府网. 2022年中国卫生健康统计年鉴[EB/OL]. (2023-05-17)[2023-7-20]. http://www.nhc.gov.cn/mohwsbwstjxxzx/tjtjnj/202305/6ef68aac6bd14c1eb9375e01a0faa1fb.shtml.

续表

分类	卫生技术人员							其他技术人员	管理人员
	合计	执业(助理)医师	执业医师	注册护士	药师(士)	技师(士)	其他		
30年及以上	12.2	17.7	18.3	8.6	20.7	14.3	6.4	15.4	25.4
按学历分									
研究生	8.7	22.9	24.4	0.3	6.7	4.6	8.3	7.4	8.8
大学本科	41.9	52.6	55.0	34.2	42.8	45.3	45.5	42.4	46.3
大专	35.6	18.4	15.4	47.2	30.8	36.9	33.3	32.1	29.7
中专	13.2	5.7	4.9	17.9	16.6	12.2	11.5	12.0	9.4
高中及以下	0.6	0.4	0.3	0.4	3.2	1.0	1.5	6.1	5.9
按专业技术资格分									
正高	3.1	8.4	9.0	0.5	1.6	1.6	0.7	0.5	2.7
副高	8.6	18.5	19.7	3.7	6.4	6.7	1.9	4.0	8.3
中级	23.3	32.3	34.3	19.8	26.9	22.7	7.1	17.4	17.3
师级/助理	31.3	33.7	33.2	29.7	36.6	34.2	26.3	24.7	13.9
士级	28.9	4.5	1.4	42.7	23.8	29.1	42.0	32.1	11.5
不详	4.9	2.6	2.4	3.7	4.7	5.7	22.1	21.3	46.2
按聘任技术职务分									
正高	3.0	8.1	8.7	0.4	1.5	1.4	0.7	0.6	4.1
副高	8.5	18.4	19.6	3.5	6.3	6.6	1.9	3.9	11.9
中级	23.1	32.4	344	19.3	27.0	22.8	7.1	16.5	25.0
师级/助理	30.9	33.7	32.7	29.6	36.0	32.8	22.0	25.8	22.1
七级	27.1	4.6	1.8	40.9	23.0	27.6	32.3	28.7	16.6
待聘	7.4	2.8	2.8	6.1	6.1	8.7	36.0	24.5	20.2

注：数据来源2022年《中国卫生健康统计年鉴》

(四)专业公共卫生机构人员水平较低

1. 妇幼保健院(所、站)医疗卫生水平较低

从人员学历情况来看，妇幼保健院(所、站)卫生人员的学历大多集中在大学本科和大专学历，妇幼保健院(所、站)卫生人员中各类工作人员的大学本科学历占比都在28%以上，其中占比最高的是执业(助理)医师，学历为大学本科的执业(助理)医师占比已经达到54.1%。妇幼保健院(所、站)卫生工作人员中大专学历占比都在28%以上，其中占比最高

的是注册护士，学历为大专的注册护士的占比为51.1%。而妇幼保健院(所、站)人员中各类工作人员的研究生学历占比都低于10%，其中占比最高的是执业(助理)医师，学历为研究生的执业(助理)医师占比为8.7%，占比最低的是注册护士，学历为研究生的注册护士的占比为0.1%(见表3-3-5)。由此可见，妇幼保健院(所、站)卫生人员的学历还有待提升。

从妇幼保健院(所、站)卫生人员的专业技术资格来看，妇幼保健院(所、站)人员的专业技术资格主要集中在师级/助理和士级。妇幼保健院(所、站)人员中的各类工作人员中专业技术资格为师级/助理的人员占比都高于12%，其中占比最高的为执业(助理)医师，执业(助理)医师中专业技术资格为师级/助理的人员的占比为34.9%。妇幼保健院(所、站)人员中的各类工作人员中专业技术资格为士级的人员占比都高于2%，其中占比最高的是注册护士，占比为43.3%。专业技术资格为副高的各类医院人员占比都低于18%，其中占比最高的为执业(助理)医师，占比为15.9%；占比最低的为注册护士，占比为3.5%。专业技术资格为正高的各类卫生技术人员占比都低于5%，其中占比最高的为执业(助理)医师，占比为4.3%，占比最低的为注册护士，占比为0.3%(见表3-3-5)。因此，妇幼保健院(所、站)人员的专业技术资格还有待提升。

从妇幼保健院(所、站)人员的聘任技术资格来看，妇幼保健院(所、站)人员的专业技术资格主要集中在师级/助理和士级。妇幼保健院(所、站)人员中的各类工作人员中聘任技术资格为师级/助理的人员占比都高于20%，其中占比最高的为执业(助理)医师，执业(助理)医师中专业技术资格为师级/助理的人员的占比为36.0%。妇幼保健院(所、站)人员中的各类工作人员中聘任技术资格为士级的人员占比都高于6%，其中占比最高的是注册护士，占比为42.3%。聘任技术资格为副高的各类卫生技术人员占比都低于16%，其中占比最高的为执业(助理)医师，占比为15.8%；占比最低的为注册护士，占比为3.3%。聘任技术资格为正高的各类卫生技术人员占比都低于5%，其中占比最高的为执业(助理)医师，占比为4.2%，占比最低的为注册护士，占比为0.3%(见表3-3-5)。[1] 因此，政府应调整政策聘任更高水平的妇幼保健院(所、站)卫生工作人员。

---

[1] 中国政府网.2022年中国卫生健康统计年鉴[EB/OL].(2023-05-17)[2023-7-20].http://www.nhc.gov.cn/mohwsbwstjxxzx/tjtjnj/202305/6ef68aac6bd14c1eb9375e01a0faa1fb.shtml.

表 3-3-5　2021年妇幼保健院(所、站)人员学历及职称构成统计(%)

分类	卫生技术人员 合计	执业(助理)医师	执业医师	注册护士	药师（士）	技师（士）	其他	其他技术人员	管理人员
总计	100.0	100.0	100.0	100.0	100.0	100.0	100.0	100.0	100.0
按性别分									
男	14.9	26.5	26.7	1.2	24.4	29.7	25.4	31.3	40.3
女	85.1	73.5	73.3	98.8	75.6	70.3	74.6	68.7	59.7
按年龄分									
25岁以下	7.1	0.5	0.1	10.8	4.2	7.6	13.9	4.5	2.2
25—34岁	40.6	23.6	22.9	50.8	37.6	45.6	49.4	38.4	24.4
35—44岁	26.8	33.4	33.5	23.4	29.5	25.6	19.9	28.8	28.1
45—54岁	17.8	28.7	28.6	11.4	20.0	15.1	11.1	20.3	29.9
55—59岁	4.8	8.6	9.2	2.6	5.8	4.0	2.4	4.6	10.2
60岁及以上	2.8	5.2	5.7	1.0	3.0	2.1	3.4	3.3	5.3
技术工作年限分									
5年以下	21.2	11.9	11.0	24.0	18.4	24.0	40.5	21.7	13.4
5—9年	22.4	15.6	15.6	27.4	19.6	24.5	21.8	21.5	12.6
10—19年	25.3	25.0	25.4	27.2	26.2	24.0	17.5	24.4	21.3
20—29年	17.7	26.1	25.7	12.8	19.7	15.9	11.4	17.4	24.5
30年及以上	13.4	21.4	22.3	8.6	16.2	11.6	8.8	15.0	28.1
按学历分									
研究生	3.9	9.1	10.1	0.2	4.4	3.8	3.5	3.2	4.9
大学本科	41.8	55.6	59.2	30.9	43.9	46.2	41.5	43.6	46.4
大专	39.9	26.9	23.4	50.4	33.5	38.4	39.1	36.6	34.5
中专	13.9	8.2	7.2	18.2	16.1	11.0	14.5	11.9	9.6
高中及以下	0.5	0.2	0.2	0.3	2.1	0.7	1.4	4.7	4.6
按专业技术资格分									
正高	2.1	5.2	5.7	0.4	0.9	1.1	0.4	0.2	1.8
副高	8.8	18.1	20.0	4.2	5.7	6.1	1.9	3.2	7.2
中级	24.8	35.3	38.6	21.0	25.5	22.9	7.2	18.1	15.1
师级/助理	32.1	33.8	32.4	31.6	36.9	35.1	24.5	24.1	13.5

续表

分类	卫生技术人员 合计	执业（助理）医师	执业医师	注册护士	药师（士）	技师（士）	其他	其他技术人员	管理人员
士级	27.9	5.8	1.6	40.3	27.0	30.1	45.1	33.8	13.6
不详	4.2	1.9	1.7	2.5	4.0	4.7	20.9	20.6	48.8
按聘任技术职务分									
正高	2.0	5.0	5.5	0.4	0.8	1.0	0.4	0.3	3.0
副高	8.6	17.7	19.6	4.0	5.5	6.0	1.9	3.0	11.2
中级	24.7	35.5	38.8	20.5	25.3	22.8	7.4	17.2	24.2
师级/助理	31.9	34.1	32.5	31.9	36.6	34.2	20.3	26.2	22.5
士级	26.1	5.8	1.9	38.5	25.6	28.3	36.2	30.4	20.7
待聘	6.7	1.8	1.6	4.7	6.2	7.6	33.7	22.9	18.4

注：数据来源2022年《中国卫生健康统计年鉴》

2. 疾病预防控制中心卫生人员水平较低

从人员学历情况来看，疾病预防控制中心中卫生人员的学历大多集中在大学本科和大专学历，疾病预防控制中心卫生人员中各类工作人员的大学本科学历占比都在30%以上，其中占比最高的是执业（助理）医师，学历为大学本科的执业（助理）医师占比已经达到47.4%（见表4-3-6）。疾病预防控制中心卫生工作人员中大专学历占比都在28%以上，其中占比最高的是注册护士，学历为大专的注册护士的占比为40.6%。而疾病预防控制中心人员中各类工作人员的研究生学历占比都低于11%，其中占比最高的是技师（士），学历为研究生的技师（士）占比为9.0%，占比最低的是药师，学历为研究生的药师的占比为1.4%（见表3-3-6）。[1] 由此可见，疾病预防控制中心卫生人员的学历还有待提升。

从疾病预防控制中心卫生人员的专业技术资格来看，疾病预防控制中心人员的专业技术资格主要集中在师级/助理和士级。疾病预防控制中心人员中的各类工作人员中专业技术资格为师级/助理的人员占比都高于13%，其中占比最高的为药师（士），药师（士）中专业技术资格为师级/助理的人员的占比为36.4%。疾病预防控制中心人员中的各类工作人员中专业技术资格为士级的人员占比都高于8%，其中占比最高的是药师（士），占比为27.0%。专业技术资格为副高的各类疾病预防控制中心人员占比都低于15%，其中占比最

---

[1] 中国政府网. 2022年中国卫生健康统计年鉴[EB/OL]. (2023-05-17)[2023-7-20]. http://www.nhc.gov.cn/mohwsbwstjxxzx/tjtjnj/202305/6ef68aac6bd14c1eb9375e01a0faa1fb.shtml.

高的为执业(助理)医师,占比为14.2%;占比最低的为药师(士),占比为2.9%。专业技术资格为正高的各类卫生技术人员占比都低于5%,其中占比最高的为执业(助理)医师,占比为4.3%,占比最低的为药师(士),占比为0.6%(见表3-3-6)。因此,疾病预防控制中心人员的专业技术资格还有待提升。

从疾病预防控制中心人员的聘任技术资格来看,疾病预防控制中心人员的聘任技术资格主要集中在师级/助理和士级。疾病预防控制中心人员中的各类工作人员中聘任技术资格为师级/助理的人员占比都高于25%,其中占比最高的为药师(士),药师(士)中专业技术资格为师级/助理的人员的占比为37.3%。疾病预防控制中心人员中的各类工作人员中聘任技术资格为士级的人员占比都高于7%,其中占比最高的是药师(士),占比为28.5%。聘任技术资格为副高的各类卫生技术人员占比都低于14%,其中占比最高的为执业(助理)医师,占比为13.9%;占比最低的为药师(士),占比为4.0%。聘任技术资格为正高的各类卫生技术人员占比都低于5%,其中占比最高的为执业(助理)医师,占比为4.1%,占比最低的为药师(士),占比为0.5%(见表3-3-6)。因此,政府应调整政策聘任更高水平的疾病预防控制中心卫生工作人员。[1]

表3-3-6　2021年疾病预防控制中心人员学历及职称构成统计(%)

分类	卫生技术人员 小计	执业(助理)医师	执业医师	药师(士)	技师(士)	其他	其他技术人员	管理人员
总计	100.0	100.0	100.0	100.0	100.0	100.0	100.0	100.0
按性别分								
男	41.3	51.9	52.0	35.5	39.0	43.7	39.2	54.6
女	58.7	48.1	48	64.5	61.0	56.3	60.8	45.4
按年龄分								
25岁以下	3.5	0.4	0.4	1.7	5.2	7.4	3.3	2.1
25—34岁	23.9	16.6	17.5	15.4	29.0	32.3	26.0	16.0
35—44岁	26.1	24.6	24.4	33.8	26.2	24.4	29.1	26.9
45—54岁	28	33.0	31.2	31.9	24.2	21.7	27.1	32.5
55—59岁	11.9	16.1	16.9	11.7	10.9	8.3	9.2	14.8
60岁及以上	6.6	9.2	9.7	5.5	4.6	5.9	5.3	7.7
按工作年限分								
5年以下	14.2	7.5	7.8	6.9	17.0	25.5	15.1	8.8

---

[1] 中国政府网. 2022年中国卫生健康统计年鉴[EB/OL]. (2023-05-17)[2023-7-20]. http://www.nhc.gov.cn/mohwsbwstjxxzx/tjtjnj/202305/6ef68aac6bd14c1eb9375e01a0faa1fb.shtml.

续表

分类	卫生技术人员 小计	执业（助理）医师	执业医师	药师（士）	技师（士）	其他	其他技术人员	管理人员
5—9年	12.6	10.6	11.2	8.0	15.8	13.7	13.5	7.4
10—19年	19.9	19.0	19.5	22.4	21.0	18.4	22.5	20.1
20—29年	24.0	26.0	24.1	32.2	21.1	19.7	22.9	26.6
30年及以上	29.3	36.9	37.4	30.6	25.1	22.7	26.1	37.1
按学历分								
研究生	8.1	9.8	11.0	1.8	9.4	8.0	7.6	4.9
大学本科	44.5	47.5	51.0	33.9	49.5	44.2	44.9	45.7
大专	30.7	27.5	24.7	37.5	28.9	29.2	31.5	35.0
中专	15.1	13.9	12.3	23.2	11.1	15.9	11.0	9.8
高中及以下	1.6	1.4	1.0	3.7	1.0	2.6	5.0	4.7
按专业技术资格分								
正高	3.8	5.9	6.6	1.0	4.2	2	1.1	2.1
副高	12.2	17.9	20.1	5.0	13.2	5.4	6.9	5.4
中级	29.6	36.3	40.0	28.2	30.5	16.2	25.3	13.0
师级/助理	30.3	31.3	29.2	35.0	30.4	28.5	27.0	12.6
士级	16.4	5.5	1.2	26.0	15.8	29.7	22.8	11.4
不详	7.6	3.1	3.0	4.9	5.8	18.2	16.8	55.5
按聘任技术职务分								
正高	3.6	5.6	6.3	0.8	3.9	1.7	1.0	4.1
副高	12.2	17.9	20.1	5.1	13.1	5.3	6.7	9.8
中级	30.7	37.8	41.6	29.0	31.5	17.2	25.7	23.9
师级/助理	30.0	31.4	28.8	35.3	29.7	27.1	29.0	23.8
士级	15.4	5.5	1.3	25.2	15.0	27.1	21.4	20.3
待聘	8.2	1.9	1.8	4.6	6.9	21.7	16.3	18.1

注：数据来源 2022 年《中国卫生健康统计年鉴》

3. 卫生监督所卫生人员水平较低

从人员学历情况来看，卫生监督所中卫生人员的学历大多集中在大学本科和大专学历，卫生监督所卫生人员中各类工作人员的大学本科学历占比都在39%以上，其中占比最高的是管理人员，学历为大学本科的管理人员占比已经达到52.5%。卫生监督所中卫生工作人员中大专学历占比都在34%以上，其中占比最高的是其他技术人员，学历为大专的其他技术人员的占比为37.7%。而卫生监督所人员中各类工作人员的研究生学历占比都低于4%，其中占比最高的是管理人员，学历为研究生的管理人员占比为3.9%，占比最低的是其他技术人员，学历为研究生的其他技术人员的占比为1.8%（见表3-3-7）。[①] 由此可见，卫生监督所中卫生人员的学历还有待提升。

表3-3-7 2021年卫生监督所(中心)人员学历及构成统计(%)

分类	2020 卫生技术人员	2020 其他技术人员	2020 管理人员	2021 卫生技术人员	2021 其他技术人员	2021 管理人员
总计	100.0	100.0	100.0	100.0	100.0	100.0
按性别分						
男	57.8	49.9	64.8	58.2	50.8	66.0
女	42.2	50.1	35.2	41.8	49.2	34.0
按年龄分						
25岁以下	0.3	1.1	0.4	0.5	1.3	0.2
25—34岁	15.7	25.5	13.5	16.6	24.1	10.0
35—44岁	28.6	32.0	26.7	31.8	32.6	26.9
45—54岁	33.9	27.9	37.3	36.8	30.8	42.4
55—59岁	14.4	9.3	16.3	11.5	8.4	17.1
60岁及以上	7.1	4.2	5.8	2.7	2.7	3.4
按工作年限分						
5年以下	4.5	7.2	3.7	5.5	8.5	2.9
5—9年	8.8	14.3	7.9	10.0	13.7	6.3
10—19年	20.3	25.5	17.9	23.4	25.4	18.8
20—29年	29.6	27.5	31.1	29.3	26.5	31.4
30年及以上	36.9	25.4	39.4	31.8	25.9	40.6
按学历分						
研究生	3.0	1.8	3.9	4.0	4.3	5.4
大学本科	44.7	39.9	52.5	51.2	45.5	60.2

① 中国政府网. 2022年中国卫生健康统计年鉴[EB/OL]. (2023-05-17)[2023-7-20]. http://www.nhc.gov.cn/mohwsbwstjxxzx/tjtjnj/202305/6ef68aac6bd14c1eb9375e01a0faa1fb.shtml.

续表

分类	2020 卫生技术人员	2020 其他技术人员	2020 管理人员	2021 卫生技术人员	2021 其他技术人员	2021 管理人员
大专	35.8	37.7	34.3	33.2	35.3	29.5
中专	12.5	12.3	6.8	8.4	9.1	3.7
高中及以下	3.9	8.3	2.4	3.2	5.7	1.1

注：数据来源2022年《中国卫生健康统计年鉴》

二、分级诊疗体系尚未健全，大医院人满为患问题突出

2014年习近平总书记在镇江考察时就明确地提出了要解决大医院人满为患的问题，解决这个问题就要建立分级诊疗制度，但是在武汉新冠疫情暴发初期，武汉居民却出现了大量普通病患聚集到大医院的"挤兑"现象，从而导致了新冠疫情的交叉感染。这种现象的出现，主要是因为我国的分级诊疗制度的落后。我国的三级医院主要集中在地级市行政区划内，县域及乡镇中的三级医院较少，三级医院中的医疗卫生资源的过度集中造成了吸虹效应制约了分级诊疗制度的实行和全民医疗卫生均等化的进程。而且我国的顶级医院主要分布在北上广等大城市中，占据着全国最优质的医疗卫生资源，更加造就了医疗卫生资源的分布不均的现象。由于医疗卫生资源有限，部分没有的等得到医院救治的患者在社会中流动，造成新冠疫情在社会中的传播，然而医疗卫生机构却无所作为。

从医院的诊疗人次数来看，公立医院、三甲医院和综合医院诊疗人数最多。2021年我国公立医院的诊疗人次数为327 089.3人，是民营医院诊疗人次数的5.26倍，占各类医院诊疗总人次数的比例为84.02%；政府办医院的诊疗人次数为313 545.9万人，是社会办和个人办诊疗人次数的4.06倍，占各类医院诊疗总人次数的比例为80.35%；非营利性医院的诊疗人次数为353 792.8万人，是营利性医院诊疗人次数的10.59倍，占各类医院诊疗总人次数的比例为91.37%；三级医院的诊疗人次数为223 144.4万人，是二级医院和一级医院诊疗人次数的1.32倍，占各类医院诊疗总人次数的比例为54.12%。2021年综合医院的诊疗人次数达到278 129.9万人，占各类医院诊疗总人次数的比例为71.80%（见表3-3-8）。[1] 患者在选择医疗卫生机构时更加倾向于政府办非营利性的公立医院中的三级医院进行治疗。

---

[1] 中国政府网. 2022年中国卫生健康统计年鉴[EB/OL]. (2023-05-17)[2023-7-20]. http：//www.nhc.gov.cn/mohwsbwstjxxzx/tjtjnj/202305/6ef68aac6bd14c1eb9375e01a0faa1fb.shtml.

表 3-3-8　2015—2021 年中国各类医院诊疗人次数统计(万人次)

医院分类	2015	2017	2018	2019	2020	2021
总计	308 364.1	343 892.1	357 737.5	384 240.5	332 287.9	388 380.1
按登记注册类型分						
公立医院	271 243.6	295 201.5	305 123.7	327 232.3	279 193.8	327 089.3
民营医院	37 120.5	48 690.5	52 613.8	57 008.2	53 094.1	61 290.8
按主办单位分						
政府办	253 498.0	279 419.9	289 797.5	312 018.8	266 675.3	313 545.9
社会办	32 173.2	35 191.2	37 159.3	39 108.3	34 719.3	39 803.5
个人办	22 692.8	29 281.0	30 780.7	33 113.4	30 893.4	35 030.7
按管理类别分						
非营利性	290 055.6	319 046.8	330 849.1	354 204.6	303 626.3	353 792.8
营利性	18 308.5	24 845.3	26 888.4	30 035.9	28 661.6	34 587.3
按医院等级分						
三级医院	149 764.6	172 642.5	185 478.7	205 701.2	179 824.5	223 144.4
二级医院	117 233.1	126 785.1	128 493.4	134 342.5	115 606.8	125 452.8
一级医院	20 567.9	22 217.3	22 464.4	22 965.2	20 225.9	21 648.8
未定级医院	20 798.5	22 247.1	21 301.1	21 231.7	16 630.8	18 134.1
按机构类别分						
综合医院	225 675.2	250 228.7	258 918.8	277 879.5	238 579.9	278 129.9
中医医院	48 502.6	52 849.2	54 840.5	58 620.2	51 847.8	59 667.8
中西医结合医院	5 401.4	6 363.0	6 821.0	7 456.6	6 542.4	7 790.1
民族医院	966.8	1 167.5	1 391.1	1 451.5	1 309.1	1 455.0
专科医院	27 702.5	33 114.0	35 553.5	38 588.4	33 753.3	41 058
护理院(中心)	115.4	169.7	212.6	244.4	255.5	279.2

注：数据来源 2022 年《中国卫生健康统计年鉴》

从医院住院服务情况来看，2021 年医院的入院人数达到 201 551 444 人，占医疗卫生机构总入院人数的比例为 79.75%；其中综合医院的入院人数为 148 273 216 人，占医院总入院人数的比例为 74.04%。医院的每百门急诊入院人数为 5.33 人，医师日均担负住院床日为 2.2 日，其中综合医院每百门急诊入院人数为 5.46 人，医师日均担负住院床日为 2.1 日；而基层医疗卫生机构的入院人数为 35 916 708 人，每百门急诊入院人数为 1.89 人，医师日均担负住院床日为 0.5 日(表 3-3-9)。① 由此可推出，患者在进行疾病治疗时大都会选择综合医院。

表 3-3-9　中国 2021 年医疗卫生机构住院服务情况统计(人)

机构分类	入院人次数（人次）	出院人次数（人次）	住院病人手术人次数（人次）	病死率（%）	每床出院人次数（人次）	每百门急诊入院人次数（人次）	医师日均担负住院床日(床日)
总计	247 318 286	246 421 467	81 031 127	0.41	26.1	4.13	1.6
一、医院	201 551 444	200 674 617	75 738 381	0.49	27.1	5.33	2.2
综合医院	148 273 216	147 851 847	57 459 653	0.51	31.5	5.46	2.1
中医医院	27 656 621	27 564 410	8 161 294	0.43	27.0	4.8	2.0
专科医院	21 288 170	20 943 629	8 849 439	0.3	15.0	5.34	3.2
传染病医院	1 097 323	1 097 728	309 400	0.95	15.9	5.52	2.3
二、基层医疗卫生机构	35 916 708	35 926 168	1 637 117	0.08	21.0	1.89	0.5
三、专业公共卫生机构	9 633 662	9 606 905	3 654 175	0.03	32.0	3.04	1.0

注：数据来源 2022 年《中国卫生健康统计年鉴》

综上所述，我国的分级诊疗目标不但没有实现反而更加恶化，最主要的原因是公立医院改革落后，仍然把医院的利益放在首位，从而导致很多优质的医疗资源都集中在三级医院。三级医院与基层医疗卫生机构的协调配合程度不高，从而导致医院之间的信息不对称，影响患者有序地转移。一些地方领导干部对于医疗卫生健康发展问题意识不到位，对于中央下达的医疗卫生健康工作要求意识不准确，对于基层的医疗卫生工作不够重视，更有甚者希望通过医疗卫生事业的发展来拉动地区经济的增长；在口头上多次强调医疗卫生服务的公益性，但是在实际上仍然信奉"市场万能论"。有的地区甚至也把基层医疗卫生服务的发展市场化，通过加大"健康产业"的发展来提升地区经济的增长，从而不能集中精力推动基本医疗卫生制度的改革。

三、基层医疗卫生机构服务供给能力不足

(一)基层医疗卫生机构诊疗人次数和住院人数较少

按主办单位来看，政府办的基层医疗卫生机构中诊疗人次数先增加后减少，由 2016 年的 179 037.5 万人次增加到 2019 年的 196 973.7 万人次，然后又减少到 2020 年的 180

---

① 中国政府网. 2022 年中国卫生健康统计年鉴[EB/OL]. (2023-05-17)[2023-7-20]. http://www.nhc.gov.cn/mohwsbwstjxxzx/tjtjnj/202305/6ef68aac6bd14c1eb9375e01a0faa1fb.shtml.

292.3万人次，2020年比2019年减少了16 681.3万人次，到2021年为425 023.7万人次。非政府办的基层医疗卫生机构的诊疗人次数整体处于减少的趋势，2021年比2017年减少了26 303.7万人次。2021年政府办的基层医疗卫生机构诊疗人次数为190 440.1万人次，2021年非政府办的基层医疗卫生机构诊疗人次数为234 583.6万人次，政府办的基层医疗卫生机构诊疗次数比非政府办的基础医疗卫生机构诊疗人次数少51 029.8万人次。2021年政府办的基础医疗卫生机构入院人数逐年减少，由2017年的4 321.7万人减少到2021年的3 485.9万人。2021年非政府办的基层医疗卫生机构入院人数逐年减少，由2017年的128.3万人减少到2021年的105.8万人(见表3-3-10)。由此可见，政府办的基层医疗卫生机构的医疗卫生服务有待进一步加强。

从机构类别来看，社区卫生服务中心诊疗人次数先增加后减少，由2015年56 327.0万人次增加到2019年69110.7万人次；2020年社区卫生服务中心诊疗人次数为62 068.4万人次，比2019年减少了7 042.3万人次，2021年则达到69 596.6万人次。社区卫生服务中心的人员人数先增加后减少，由2015年的313.7万人增加到2019年的339.5万人，后又减少到2021年319.3万人。社区卫生服务站诊疗人次数先增加后减少，由2015年的15 561.9万人次减少到2019年的16 805.7万人次；2021年社区卫生服务站诊疗人次为14 005.9万人次，比2020年减少了3 402万人次。社区卫生服务站入院人数逐年减少，由2017年的21.2万人减少到2021年的5.8万人。街道卫生院的诊疗人次数逐年减少，由2018年的1 239.6万人次减少到2021年1 352.6万人次。街道卫生院入院人数逐年减少由2017年的26.1万人减少到2021年的17.7万人。门诊部诊疗人次数逐年增加，由2016年的10 288.7万人次增加到2021年的18 692.1万人次；门诊部入院人数逐年减少，由2016年的16.7万人减少到2020年的6.4万人，到2021年又增加到25.7万人。诊所(医务室)的诊疗人次数先增加后减少，由2016年的60 107.6万人次增加到2019年的72433.2万人次；2020年诊所(医务室)的诊疗人次数为66 971.1万人次，比2019年减少了5 462.1万人，到2021年为71 128.0(见表3-3-10)。整体来看，社区卫生服务中心的医疗卫生服务有待加强。

2021年政府办基层医疗卫生机构诊疗人次数占基层医疗卫生机构诊疗人次数的比例为44.8%，非政府办基层医疗卫生机构诊疗人次数占基层医疗卫生机构诊疗人次数的比例为55.2%；政府办基层医疗卫生机构的诊疗服务有待加强，2021年社区卫生服务中心诊疗人次数占基层医疗卫生机构诊疗人次数的比例为16.4%，社区卫生服务站诊疗人次数所占的比例为3.3%，街道卫生院诊疗人次数所占的比例为0.3%，门诊部诊疗人次数所占的比例为4.4%，诊所(医务室)诊疗人次数所占比例为16.7%；与乡镇卫生院诊疗人次数所占的比例27.3%和村卫生室诊疗人次数所占的比例31.6%相比，社区医疗卫生机构的诊疗服务有待提升。2021年社区卫生服务中心入院人数占基层医疗卫生机构入院人数的比例为8.9%，社区卫生服务站的入院人数占基层医疗卫生比例为0.2%，街道卫生院入院人数所占比例为0.5%，门诊部入院人数所占比例为0.7%；与乡镇卫生院入院人数所占比例89.7%相比，社区医疗卫生机构入院数较少（见表3-3-10）。[1]

表3-3-10　2016年—2021年基层医疗卫生机构诊疗人次数和入院人数统计（万人次）

机构分类	诊疗人次数（万人次）						入院人次数（万人次）					
	2016	2017	2018	2019	2020	2021	2016	2017	2018	2019	2020	2021
总计	436 663.3	442 891.6	440 632.0	453 087.11	411 614.4	425 023.7	4 164.8	4 450.0	4 375.1	4 295.1	37 075	3 591.7
按主办单位分												
政府办	179 037.5	185 182.3	187 324.8	196 973.7	180 292.3	190 440.1	4 047.3	4 321.7	4 254.0	4 183.9	3 596.4	3 485.9
非政府办	257 625.8	257 709.3	253 307.2	256 113.3	231 322.1	234 583.6	117.5	128.3	122.2	111.2	111.0	105.8
按机构类别分												
社区卫生服务中心	56 327.0	60 743.2	63 897.9	69 110.7	62 068.4	69 596.6	313.7	344.2	339.5	339.5	292.7	319.3
政府办	46 703.4	50 205.8	52 848.1	56 709.7	51 211.9	56 603.9	251.5	274.0	273.2	278.2	238.0	264.9
社区卫生服务站	15 561.9	15 982.4	16 011.5	16 805.7	13 403.7	14 005.9	15.0	21.2	14.5	10.4	6.6	5.8
政府办	3 795.7	3 689.7	3 487.4	3 510	2 352.3	2 680	4.0	6.4	4.5	3.3	2.5	1.8
街道卫生院	881.4	1 222.8	1 239.6	1 190.4	1 179.1	1 352.6	19.2	26.1	24.9	24.9	18.4	17.7
乡镇卫生院	108 233.0	111 075.6	111 595.6	117 453.6	109 516.3	116 064.2	3 799.9	4 047.2	3 985.1	3 909.4	3 383.3	3 223.0
政府办	107 467.5	110 164.0	110 649.2	116 443.7	108 398.4	115 145.3	3 772.7	4 015.9	3 951.9	3 879.2	3 338	3 200.6
村卫生室	185 263.6	178 932.5	167 207.0	160 461.7	142 753.8	134 184.3						
门诊部	10 288.7	12 044.7	13 581.4	15 631.7	15 722.1	18 692.1	16.7	11.4	12.2	10.9	6.4	25.7
诊所（医务室）	60 107.6	62 890.5	67 098.8	72 433.2	66 971.1	71 128.0	0.3				0.0	0.2
构成（%）	100.0	100.0	100.0	100.0	100.0		100.0	100.0	100.0	100.0	100.0	
按主办单位分												
政府办		41.8	42.5	43.5	43.8	44.8		97.1	97.2	97.4	97.0	97.1
非政府办		58.2	57.5	56.5	56.2	55.2		2.9	2.8	2.6	3.0	2.9
按机构类别分												
社区卫生服务中心		13.7	14.5	15.3	15.1	16.4		7.7	7.8	7.9	7.9	8.9
社区卫生服务站		3.6	3.6	3.7	3.3	3.3		0.5	0.3	0.2	0.2	0.2
街道卫生院		0.3	0.3	0.3	0.3	0.3		0.6	0.6	0.6	0.5	0.5

---

[1] 中国政府网. 2022年中国卫生健康统计年鉴[EB/OL]. (2023-05-17)[2023-7-20]. http：//www.nhc.gov.cn/mohwsbwstjxxzx/tjtjnj/202305/6ef68aac6bd14c1eb9375e01a0faa1fb.shtml.

续表

机构分类	诊疗人次数(万人次)						入院人次数(万人次)					
	2016	2017	2018	2019	2020	2021	2016	2017	2018	2019	2020	2021
乡镇卫生院		25.1	25.3	25.9	26.6	27.3		90.9	91.1	91.0	91.3	89.7
村卫生室		40.4	37.9	35.4	34.7	31.6						
门诊部		2.7	3.1	3.5	3.8	4.4		0.3	0.3	0.3	0.2	0.7
诊所(医务室)		14.2	15.2	16.0	16.3	16.7						

注：数据来源 2021,2022 年《中国卫生健康统计年鉴》

2021年拥有基层医疗卫生机构数量最多的地区是东部地区，共拥有基层医疗卫生机构数量为 373 823 个，比中部地区多出 64 380 个，比西部地区多出 70 421 个。2021年基层医疗卫生机构拥有床位数最多的地区是中部地区，共拥有床位数 615 697 个，比东部地区多出 75 328 个，比西部地区多出 46 740 个。2021年基层医疗卫生机构诊疗人次最多的地区为东部地区，诊疗人次为 206 349 万人次，比中部地区多出 82 799 万人次，比西部地区多出 97 285 万人次。2021年基层医疗卫生机构入院人数最多的地区为西部地区，入院人数为 1 443 万人；比东部地区多出 545 万人，比中部地区多出 113 万人(见表 3-3-11)。[1]

表 3-3-11　2021年各地区基层医疗卫生机构工作情况统计

地区	机构数(个)	床位数(张)	人员数(人)	诊疗人次数(万人次)	入院人次数(万人次)
总计	977 790	1 699 776	4 431 546	425 024	3 592
东部	373 823	525 396	1 893 807	206 349	875
中部	308 224	615 697	1 278 992	118 225	1 274
西部	295 743	558 683	1 258 747	100 449	1 443

注：数据来源 2022 年《中国卫生健康统计年鉴》

(二)社区卫生服务机构服务供给能力不足

社区卫生服务中心的数量逐年增加，由 2015 年的 8 806 个增加到 2021 年的 10 122 个，年均增长率为 2.32%；社区卫生服务站的数量逐年增加，由 2015 年的 25 515 个增加到 2021 年的 26 038 个，年均增长率仅为 0.02%。政府办的社区卫生服务机构的数量逐年减少，由 2015 年的 18 246 个减少到 2021 年的 17 673 个，年均减少率为 1.06%。非政府办的社区卫生服务机构的数量逐年增加，由 2015 年的 16 075 个增加到 2021 年的 18 487

---

[1] 中国政府网. 2022 年中国卫生健康统计年鉴[EB/OL]. (2023-05-17)[2023-7-20]. http://www.nhc.gov.cn/mohwsbwstjxxzx/tjtjnj/202305/6ef68aac6bd14c1eb9375e01a0faa1fb.shtml.

第三章　我国社区公共卫生治理体系建设的主要短板

个，年均增长率为 2.44%。2021 年政府办的社区卫生服务机构数量比非政府办的社区卫生服务机构数量少 705 个（见表 4-3-12）。社区卫生服务机构的数量仍需增加。

按床位来看，2021 年无床位的社区卫生服务机构的数量为 28 622 个，占社区医疗卫生机构总数的比例为 79.89%。拥有 1—9 张床位数的社区卫生服务机构数量为 1 877 个，占社区医疗卫生机构总数的比例为 5.85%；拥有 10—49 张床位数的社区卫生服务机构数量为 3718 个，占社区医疗卫生机构总数的比例为 10.51%；拥有 50—99 张床位数的社区卫生服务机构数量为 3 811 个，占社区医疗卫生机构总数的比例为 3.89%；拥有 100 张及以上床位数的社区卫生服务机构的数量为 403 个，占社区医疗卫生机构总数的比例为 1.03%（见表 3-3-12）。

社区卫生服务中心拥有床位的数量逐年增加由 2015 年的 178410 张增加到 2021 年的 225 539 张，年均增长率为 5.28%。社区卫生服务站拥有床位数的数量整体呈现减少，2021 年拥有床位数量为 12 581 张，比 2019 年减少了 10 082 张，比 2015 年减少了 9 765 张（见表 4-3-12）。

2021 年社区卫生服务机构卫生技术人员逐年增加，由 2015 年的 431158 人增加到 2021 年 592 061 人，年均增长率为 5.90%。社区卫生服务机构拥有执业（助理）医师的数量逐年增加，由 2015 年的 181 670 人增加到 2021 年的 245 328 人，年均增长率为 5.73%；社区卫生服务机构拥有注册护士的数量逐年增加，由 2015 年的 153 393 人增加到 2021 年的 237 441 人，年均增长率为 8.63%；社区卫生服务机构其他技术人员数量逐年增加，由 2015 年的 20305 人增加到 2021 年的 33310 人，年均增长率为 6.85%；社区卫生服务机构中管理人员数量逐年增加，由 2015 年的 207 90 人增加 2021 年的 17 082 人，年均增长率为 3.53%；社区卫生服务机构中工勤技能人员数量逐年增加，由 2015 年的 32 564 人增加到 2021 年的 40 459 人，年均增长率为 3.19%（见表 3-3-12）。[①]

表 3-3-12　2015 年—2021 年社区卫生服务人员数统计（人）

	2015	2017	2018	2019	2020	2021
机构数合计（个）	34 321	34 652	34 997	35 013	35 365	36 160
社区卫生服务中心	8 806	9 147	9 352	9 561	9 826	10 122
社区卫生服务站	25 515	25 505	25 645	25 452	25 539	26 038
按主办单位分						
政府办	18 246	18 014	17 715	17 374	17 330	17 673

---

① 中国政府网. 2022 年中国卫生健康统计年鉴[EB/OL]. (2023-05-17)[2023-7-20]. http://www.nhc.gov.cn/mohwsbwstjxxzx/tjtjnj/202305/6ef68aac6bd14c1eb9375e01a0faa1fb.shtml.

续表

	2015	2017	2018	2019	2020	2021
非政府办	16 075	16 638	17 282	17 639	18 035	18 487
按床位分						
无床	27 357	27 556	27 769	27 769	28 253	28 622
1—9 张	2 053	1 993	1 962	1 939	1 652	1 877
10—49 张	3 573	3 538	3 630	3 688	3 718	3 811
50—99 张	1 057	1 235	1 282	1 299	1 376	1 447
100 张及以上	281	330	354	352	366	403
床位数合计(张)	200 979	218 358	231 274	237 445	238 343	251 720
社区卫生服务中心	178 410	198 586	209 024	214 559	225 539	239 139
社区卫生服务站	22 569	19 772	22 250	22 886	12 804	12 581
人员数合计(人)	504 817	554 694	582 852	610 345	647 875	682 912
卫生技术人员	431 158	474 010	499 296	524 709	558 404	592 061
内容：执业(助理)医师	181 670	198 203	209 392	220 271	233 761	245 328
注册护士	153 393	175 984	189 207	202 408	219 574	237 441
其他技术人员	20 305	23 752	24 680	25 756	27 263	33 310
管理人员	20 790	22 749	23 455	23 918	24 457	17 082
工勤技能人员	32 564	34 183	35 421	35 962	37 751	40 459

注：数据来源 2022 年《中国卫生健康统计年鉴》

(三)社区卫生服务中心服务供给水平不均衡

社区卫生服务中心门诊人次各科室数量不均衡。2021 年社区卫生服务中心预防保健科门急诊人次数 6 880.7 万，占社区卫生服务中心门急诊总人次数的比例为 10.6%；社区卫生服务中心全科医疗科门急诊人次数为 33 533.3 万，占比为 51.4%；社区卫生服务中心内科门急诊人次数为 7 445.9 万，占比为 11.4%；社区卫生服务中心外科门急诊人次数为 2 028.4 万，占比为 3.1%；社区卫生服务中心儿科门急诊人次数为 1 536.9 万，占比为 2.4%(见表 3-3-13)。[1]

---

[1] 中国政府网. 2022 年中国卫生健康统计年鉴[EB/OL]. (2023-05-17)[2023-7-20]. http://www.nhc.gov.cn/mohwsbwstjxxzx/tjtjnj/202305/6ef68aac6bd14c1eb9375e01a0faa1fb.shtml.

表 3-3-13　2021年社区卫生服务中心分科床位.门急诊人次.出院人数及构成统计

科室分类	床位数(张)	构成(%)	人次数(万人次)	构成(%)	人次数(万人次)	构成(%)
总计	239 139	100.0	65 188.7	100.0	318.3	100.0
预防保健科	3 511	1.5	6 880.7	10.6	0.9	0.3
全科医疗科	81 181	33.9	33 533.3	51.4	81.4	25.6
内科	68 336	28.6	7 445.9	11.4	123.1	38.7
外科	20 729	8.7	2 028.4	3.1	31.2	9.8
儿科	5 647	2.4	1 536.9	2.4	8.7	2.7
妇产科	9 194	3.8	1 477.9	2.3	11.4	3.6
中医科	17 785	7.4	6 878.6	10.6	24.9	7.8
其他	32 756	13.7	5 407	8.3	36.8	11.5

注：数据来源2022年《中国卫生健康统计年鉴》

各地区社区卫生服务中心服务供给能力存在差距。按照地区来看，东部地区社区卫生服务中心诊疗人次数最多，为500 535 129人，比中部地区多出373 822 626人，比西部地区多出379 089 376人。西部地区社区卫生服务中心入院人数最多，为1 141 883人；比东部地区多出29 939人，比西部地区多出35 198人。西部地区社区卫生服务中心病床使用率最高，达到47.5%；比东部地区多出2%，比西部地区多出5.8%。东部地区社区卫生服务中心平均住院14.5日，比中部地区多出6.9日，比西部地区多出7.3日。东部地区社区卫生服务中心医师日均担负诊疗人次最多，达到17.0人；比西部地区多出5.8人，比中部地区多出7.7人。西部地区社区卫生服务中心医师日均担负住院床日最长，为0.8日；比东部地区多出0.4日，比中部地区多出0.2日。东部地区社区卫生服务站诊疗人次最多，为73 831 252人，比中部地区多出33 897 981人，比西部地区多出67 280 603人。东部地区社区卫生服务站医师日均担负诊疗人次最多，为12.4日；比中部地区多出2.7日，比西部地区多出3.4日(见表3-3-14)。

社区卫生服务中心(站)病床使用率先增加后减少，由2015年的54.7%增加到2017年的54.8%，后又减少到2020年42.8%，2021年达到43.2%。2021年社区卫生服务中心(站)的平均住院日为9.8日。2021年医师日均担负诊疗人次为14.6人，比2020年减少了2.6人。2021年医师日均担负住院床日为0.5日，比2020年减少了0.1日。社区卫生服务站医师日均担负诊疗人次逐年减少，由2016年的14.5日减少到2020年10.8日，后又增加到2021年的11.0日。整体来看，社区卫生服务中心的服务供给能力有待加强(见表

3-3-14)。①

表 3-3-14 2015 年—2021 年各地区社区卫生服务中心(站)医疗服务情况统计

地区	社区卫生服务中心						社区卫生服务站	
	诊疗人次数	入院人次数	病床使用率(%)	平均住院日(日)	医师日均担负诊疗人次数	医师日均担负住院床日	诊疗人次数	医师日均担负诊疗人次数
2015	559 025 520	3 055 499	54.7	9.8	16.3	0.7	147 424 820	14.1
2017	607 432 288	3 442 497	54.8	9.5	16.2	0.7	159 823 646	14.1
2018	638 978 662	3 395 371	52.0	9.9	16.1	0.6	160 115 334	13.7
2019	691 106 915	3 395 234	49.7	9.7	16.5	0.6	168 056 582	13.9
2020	620 683 853	2 927 288	42.8	10.3	13.9	0.5	134 037 234	10.8
2021	695 966 057	3 192 971	43.2	9.8	14.6	0.5	140 058 791	11.0
东部	500 535 129	993 378	43.9	14.5	17.0	0.3	73 831 252	12.7
中部	105 175 415	1 057 710	38.8	7.9	10.3	0.6	37 167 137	9.8
西部	90 255 513	1 141 883	47.5	7.6	11.2	0.8	29 060 402	9.3

注：数据来源 2022 年《中国卫生健康统计年鉴》

(四)家庭卫生服务人次数各地区不均衡

2021 年东部地区家庭卫生服务人次数为最多,达到 48 704 514 人;比中部地区多出 4 346 960 人,比西部地区多出 6 356 185 人。2021 年东部地区医院中家庭卫生服务人次数为 2 072 364 人,占医院中家庭卫生服务人次总数的比例为 41.60%;中部地区医院中家庭卫生服务人次数为 2 520 549 人,占比为 29.98%;西部地区医院中家庭卫生服务人次数为 2 904 963 人,占比为 28.42%。东部地区社区卫生服务中心(站)中家庭卫生服务人次数为 20 946 555 人,占社区卫生服务中心(站)中家庭卫生服务人次总数的比例为 50.90%;中部地区社区卫生服务中心(站)中家庭卫生服务人次数为 11 278 911 人,占比为 30.11%;西部地区社区卫生服务中心(站)中家庭卫生服务人次数为 4 987 895 人,占比为 18.99%。东部地区街道卫生院中家庭卫生服务人次数为 174 317 人,占街道卫生院中家庭卫生服务人次总数的比例为 59.82%;中部地区街道卫生院中家庭卫生服务人次数为 75 443 人,占比为 25.89%;西部地区街道卫生院中家庭卫生服务人次数为 7 261 493 人,占比为 14.29%。东部地区其他医疗卫生机构中家庭卫生服务人次数为 25 056 990 人,占其他医疗卫生机构中家庭卫生服务人次总数的比例为 28.77%;中部地区其他医疗卫生机构中家

---

① 中国政府网. 2022 年中国卫生健康统计年鉴[EB/OL]. (2023-05-17)[2023-7-20]. http://www.nhc.gov.cn/mohwsbwstjxxzx/tjtjnj/202305/6ef68aac6bd14c1eb9375e01a0faa1fb.shtml.

庭卫生服务人次数为 27 365 445 人，占比为 34.09%；西部地区其他医疗卫生机构中家庭卫生服务人次数为 181 940 94 人，占比为 37.14%（见表 3-3-15）。[①]

表 3-3-15 2021 年各地区家庭卫生服务人次数统计

地区	合计	医院	社区卫生服务中心（站）	街道卫生院	其他医疗卫生机构
总计	118 784 375	7 497 876	39 486 959	1 183 011	70 616 529
东部	48 704 514	2 072 364	20 946 555	628 605	25 056 990
中部	41 603 250	2 520 549	11 278 911	438 345	27 365 445
西部	28 476 611	2 904 963	7 261 493	116 061	18 194 094

注：数据来源 2022 年《中国卫生健康统计年鉴》

（五）县级医疗卫生机构服务水平有待提升

县医院公共卫生服务供给能力有待提升。县医院的机构数逐年增加，由 2015 年的 8 919 个增加到 2021 年的 11 545 个，年均增长率为 5.39%。县医院的床位数逐年增加，由 2015 年的 1 462 234 张增加到 2021 年的 2 018 029 张，年均增长率为 6.56%。县医院的人员数逐年增加，由 2015 年 1 455 619 人增加到 2021 年 1 986 255 人，年均增长率为 6.06%。2021 年县医院人员诊疗人次数为 817 628 184 人，比 2020 年县医院诊疗人次数减少了 73 319 181 人。2021 年县医院入院人数为 55 723 554 人，比 2020 年减少了 7 640 586 人（见表 3-3-16）。

按照地区来看，县医院服务能力各地区存在差异。西部地区县医院的机构数最多，为 5 749 个，比中部地区多出 899 个，比西部地区多出 1 604 个。东部地区县医院床位数最多，为 447 265 张；比中部地区多出 16 840 张，比西部地区多出 233 975 张。东部地区县医院人员数最多，达到 491 604 人；比西部地区多出 178 064 人，比中部地区多出 30 792 人。东部地区县医院诊疗人次最多，达到 252 158 682 人次；比西部地区多出 38 832 588 人次，比中部地区多出 39 003 243 人次。东部地区县医院入院人数最多，为 11 616 126 人。（见表 3-3-16）。

[①] 中国政府网. 2022 年中国卫生健康统计年鉴[EB/OL]. (2023-05-17)[2023-7-20]. http://www.nhc.gov.cn/mohwsbwstjxxzx/tjtjnj/202305/6ef68aac6bd14c1eb9375e01a0faa1fb.shtml.

表 3-3-16 2015 年—2021 年各地区县医院工作情况统计

地区	县医院 机构数（个）	床位数（张）	人员数（人）	诊疗人次数（人次）	入院人次数（人次）	县级市医院 机构数（个）	床位数（张）	人员数（人）	诊疗人次数（人次）	入院人次数（人次）
2015	8 919	1 462 234	1 455 619	644 862 576	49 989 782	4 155	741 710	816 226	386 039 266	22 953 907
2017	9 828	1 669 441	1 634 777	714 653 301	57 575 376	4 654	841 746	906 372	426 450 839	26 066 923
2018	10 516	1 773 940	1 723 831	745 235 603	59 938 545	4 958	910 854	962 162	441 514 104	27 507 689
2019	11 007	1 897 108	1 839 669	802 598 660	62 260 013	5 168	958 797	1 023 214	475 407 390	29 089 504
2020	11 322	1 941 802	1 896 806	729 279 479	54 619 427	5 482	1 028 348	1 085 769	432 550 490	26 029 744
2021	11 545	2 018 029	1 986 255	817 628 184	55 723 554	5 749	1 084 110	1 137 520	498 108 612	28 057 059
东部	3 123	519 153	556 635	259 148 635	13 785 388	2 332	447 265	491 604	252 158 682	11 616 126
中部	3 874	756 060	707 574	265 275 840	20 462 861	1 857	352 979	342 033	128 469 108	8 890 966
西部	4 548	742 816	722 046	293 203 709	21 475 305	1 560	283 866	303 883	117 480 822	7 549 967

注：数据来源 2022 年《中国卫生健康统计年鉴》

县妇幼保健院(所、站)公共卫生服务供给能力不足。县妇幼保健院(所、站)的机构数逐年减少，由 2015 年的 1566 个减少到 2021 年的 1 446 个，年均减少率为 1.31%。县妇幼保健院(所、站)的床位数逐年增加，由 2015 年的 74 303 张增加到 2021 年的 91 464 张，年均增长率为 3.81%。县妇幼保健院(所、站)的人员数逐年增加，由 2015 年 115 909 人增加到 2021 年 172 743 人，年均增长率为 8.47%。2021 年县妇幼保健院(所、站)人员诊疗人次数为 79 561 479 人，比 2020 年县妇幼保健院(所、站)诊疗人次数减少了 7 989 660 人。2021 年县妇幼保健院(所、站)入院人数为 2 579 748 人，比 2020 年减少了 412 012 人（见表 3-3-17）。[①]

按照地区来看，县妇幼保健院(所、站)服务能力各地区存在差异。中部地区县妇幼保健院(所、站)的机构数最多，为 150 个，比中部地区多出 9 个，比西部地区多出 10 个。东部地区县妇幼保健院(所、站)床位数最多，为 17 455 张；比西部地区多出 13407 张，比中部地区多出 181 张。东部地区县妇幼保健院(所、站)人员数最多，达到 36 793 人；比中部地区多出 24 262 人，比西部地区多出 30 792 人。东部地区县妇幼保健院(所、站)诊疗人次最多，达到 24 484 758 人次；比西部地区多出 8 929 909 人次，比中部地区多出 5 525 702 人次。东部地区县妇幼保健院(所、站)入院人数最多，为 649 126 人；比西部地区多出 509 508 人，比中部地区多出 43 219 人（见表 3-3-17）。

[①] 中国政府网. 2022 年中国卫生健康统计年鉴[EB/OL]. (2023-05-17)[2023-7-20]. http://www.nhc.gov.cn/mohwsbwstjxxzx/tjtjnj/202305/6ef68aac6bd14c1eb9375e01a0faa1fb.shtml.

第三章 我国社区公共卫生治理体系建设的主要短板

表 3-3-17　2015 年—2021 年各地区县妇幼保健院(所、站)工作情况统计

地区	县妇幼保健院(所、站)					县级市妇幼保健院(所、站)				
	机构数(个)	床位数(张)	人员数(人)	诊疗人次数(人次)	入院人次数(人次)	机构数(个)	床位数(张)	人员数(人)	诊疗人次数(人次)	入院人次数(人次)
2015	1 566	74 303	115 909	63 136 415	2 810 760	392	31 381	56 337	37 832 079	1 371 778
2017	1 523	81 457	140 226	74 912 356	3 070 421	394	34 812	66 886	43 381 244	1 574 957
2018	1 505	84 976	146 428	76 885 878	2 917 213	402	36 196	71 432	44 308 820	1 535 579
2019	1 497	87 039	156 560	82 013 037	3 011 326	406	38 257	76 475	47 736 255	1 600 678
2020	1 470	88 464	164 983	74 023 377	2 599 314	417	40 612	80 732	42 693 863	1 393 331
2021	1 446	91 464	172 743	79 561 479	2 579 748	422	41 856	86 327	48 119 118	1 417 342
东部	316	22 128	43 892	22 826 438	567 637	141	17 455	36 793	24 484 758	649 126
中部	446	35 129	60 985	25 624 067	976 275	150	14 504	28 302	12 323 856	413 947
西部	684	34 207	67 866	31 110 974	1 035 836	131	9 897	21 232	11 310 504	354 269

注：数据来源 2022 年《中国卫生健康统计年鉴》

县专科疾病防治院(所、站)公共卫生服务供给能力不足。县专科疾病防治院(所、站)的机构数逐年减少，由 2010 年的 517 个减少到 2021 年的 325 个，年均减少率为 3.68%。2021 年县专科疾病防治院(所、站)的床位数为 9 856 张，比 2020 年减少了 1 635 张。县专科疾病防治院(所、站)的人员数逐年减少，由 2010 年 13 061 人减少到 2021 年 10 553 人，年均减少率为 2.38%。2021 年县专科疾病防治院(所、站)人员诊疗人次数为 3 637 518 人，比 2020 年县专科疾病防治院(所、站)诊疗人次数减少了 621 498 人。2021 年县专科疾病防治院(所、站)入院人数为 97 746 人，比 2020 年减少了 32 791 人(见表 3-3-18)。[①]

按照地区来看，县专科疾病防治院(所、站)服务能力各地区存在差异。中部地区县专科疾病防治院(所、站)的机构数最多，为 152 个，比中部地区多出 117 个，比东部地区多出 62 个。中部地区县专科疾病防治院(所、站)床位数最多，为 4 785 张；比东部地区多出 2 379 张，比西部地区多出 4 678 张。中部地区县专科疾病防治院(所、站)人员数最多，达到 4 807 人；比东部地区多出 1 843 人，比中部地区多出 3 934 人。东部地区县专科疾病防治院(所、站)诊疗人次最多，达到 1 455 848 人次；比中部地区多出 472 264 人次，比西部地区多出 1 098 661 人次。中部地区县专科疾病防治院(所、站)入院人数最多，达到

[①] 中国政府网. 2022 年中国卫生健康统计年鉴[EB/OL]. (2023-05-17)[2023-7-20]. http://www.nhc.gov.cn/mohwsbwstjxxzx/tjtjnj/202305/6ef68aac6bd14c1eb9375e01a0faa1fb.shtml.

48 072 人；比东部地区多出 352 890 人，比西部地区多出 39 321 人(见表 3-3-18)。[1]

表 3-3-18　2010 年—2021 年各地区县专科疾病防治院(所、站)工作情况统计

地区	机构数（个）	县专科疾病防治院(所、站) 床位数（张）	人员数（人）	诊疗人次数（人次）	入院人次数（人次）	机构数（个）	县级市专科疾病防治院(所、站) 床位数（张）	人员数（人）	诊疗人次数（人次）	入院人次数（人次）
2010	517	8 081	13 061	4 169 366	89 564	263	4 468	8 347	3 511 977	59 013
2015	497	10 443	12 802	4 415 846	144 283	264	6 163	8 634	3 727 678	95 425
2017	466	10 422	11 909	4 199 859	131 068	260	7 169	8 494	3 792 502	102 637
2018	450	10 544	11 800	4 032 517	136 670	250	6 963	8 183	3 948 467	109 535
2019	432	11 528	12 075	3 913 819	125 527	254	7 457	9 010	4 044 001	109 799
2020	378	9 893	10 553	3 292 321	92 736	247	8 074	9 011	3 685 811	87 693
2021	325	9 856	9 884	3 107 397	85 412	222	8 670	8 439	3 637 518	97 746
东部	116	3 548	3 540	1 455 848	19 175	81	3 639	3 996	2 544 631	28 954
中部	152	4 785	4 807	1 152 107	48 072	119	4 591	3 669	785 549	56 856
西部	57	1 523	1 537	499 442	18 165	22	440	774	307 338	11 936

注：数据来源 2022 年《中国卫生健康统计年鉴》

四、社区医疗卫生机构选址和布局不合理

第一，我国的医疗卫生机构的选址不科学。受到疫情的影响，地方政府都非常重视社区医疗卫生服务中心和卫生院的用房情况，地方政府将并不是规划给社区医疗卫生服务中心和卫生院的房源给予社区医疗卫生服务中心和卫生院，但是这些房源并没有达到医疗卫生防疫等卫生健康规划的要求。从而导致有一些社区医疗卫生服务机构处于综合的商业楼里办医，这种现象在城市的中心地带较为常见。第二，我国的基层医疗卫生机构科室的设置存在短板。门诊部门不符合防疫的要求。社区医疗卫生机构混合设置感染科室和普通科室，对于普通病人和传染性病人没有实行分流管理的制度，传染性病人和普通病人共用楼梯道。社区医疗卫生机构一方面更多的是应对上级的考核，注重提供服务的数量，而忽视了医疗卫生服务的质量。另一方面更注重临床效益，基层社区卫生服务中心在基础设施的建设过程中更加注重临床科室的建设，大都设置了导医台来引导患者临床就诊，但是对于传染性防治中的预诊、分诊和隔离空间等设置不足，有的卫生机构即使设置了也不能规范

---

[1] 中国政府网. 2022 年中国卫生健康统计年鉴[EB/OL]. (2023-05-17)[2023-7-20]. http://www.nhc.gov.cn/mohwsbwstjxxzx/tjtjnj/202305/6ef68aac6bd14c1eb9375e01a0faa1fb.shtml.

地运用。

五、政府购买公共卫生服务机制不健全

自2009年新医改以来，我国财政公共卫生支出主要存在机构补助和项目补助两种形式，在项目补助中，国家基本公共服务项目主要由社区卫生服务机构、乡镇卫生院、村卫生室等基层医疗卫生机构来承担，而国家重大公共卫生服务项目则由专业的医疗卫生机构来承担，这是具有政府购买服务性质的。政府购买服务性质主要的作用是由政府筹资，促进服务提供方之间的竞争，从而使服务提供方降低成本，提高服务质量。但是如今的公共卫生服务项目补助大都通过行政辖区来进行划分，同地区的服务提供机构并不存在竞争的关系。例如，在一个行政片区内，一般存在一个社区卫生服务中心或者卫生院，片区的居民没有选择权，在这种情况下片区居民无法通过"用脚投票"的形式来对社区卫生服务机构进行监督。只能由上级机关对社区卫生服务机构进行监督，但是这样会出现形式主义的问题；除了竞争机制的缺失外，基层医疗卫生机构可能还存在项目资金被上级部门克扣的现象。

政府购买城市社区公共卫生服务实施以来至今还处于探索阶段，从2002年至今，二十几年的时间内取得了巨大的成就但同时也暴露出了许多问题，本章通过分析购买过程中存在的问题为完善这一政策奠定基础。只有找到制约我国政府购买城市社区公共卫生服务发展的原因才能更好地解决当前存在的问题。本章通过对相关制约因素进行分析，探究问题背后的本质，更好地解决当前存在的困境。

(一)政府购买的公共卫生服务项目未得到有效实施

2009年以来，国家基本公共卫生服务项目不断扩容，当前，国家基本公共卫生服务项目有14项内容。即，城乡居民健康档案管理、健康教育、预防接种、0—6岁儿童健康管理、孕产妇健康管理、老年人健康管理、慢性病患者健康管理(高血压、糖尿病)、严重精神障碍患者管理、结核病患者健康管理、传染病及突发公共卫生事件报告和处理服务、中医药健康管理、卫生计生监管协管服务、免费提供避孕药具、健康素养促进行动。服务项目的调整势必会影响整个项目的运行，因此，项目的调整应遵循科学、完善、目标导向的原则，即以实现均等化和提高公众健康水平为目标，但是至今科学的项目遴选和调整机制尚未形成[1]，这就导致了购买的项目内容可能与实际不接轨。

尽管当前我国社区提供的公共卫生服务项目较多但服务水平普遍较低，甚至部分服务项目无法实施。例如：基层慢性病管理存在重治疗轻管理、信息化建设迟缓等情况。由于慢性病管理工作存在情况复杂、评价具有困难，导致基层慢性病管理多选择内容明确、易

---

[1] 郑重，夏挺松，侯万里，等.社区基本公共卫生服务成本研究[J].中国全科医学，2015(10)：1129-1131.

于评估的疾病后治疗工作，未能真正实现慢性病基层管理。慢病管理信息建设存在横向区域内慢病管理多源异构数据的整合难、共享难，不同医疗机构间存在信息共享限制造成了慢性病健康管理持续进行难度大[①]。当前社区公共卫生服务的实施大多停留在健康管理、疾病发现等基础层面，缺乏后续治疗的实施能力，导致部分公共卫生服务项目无法开展。

项目的设定与实际执行还存在着一定的差距，尽管各地区在政府购买社区公共卫生服务的项目设置上呈现出覆盖面越来越广的趋势，但在实际执行中很多项目并没有得到真正实施，以健康教育为例，2020年我国居民健康素养水平为23.1%，距离2030年的30%的目标值仍有较大差距，当前，我国注重儿童与老年人的健康管理却忽视了一般群体的健康管理，健康档案建设较为滞后、健康信息严重缺失。公共卫生项目的开展与公民的实际需求还存在差距。

基层医疗卫生机构服务能力不足。基层医疗卫生服务体系是社区服务体系的重要组成部分。当前我国存在着基层诊疗机制建设不完善、综合服务能力欠缺、人才队伍建设不完善的情况，这些都导致了社区卫生机构服务水平低，服务项目实施不到位。

当前我国还未建立起有效的社区首诊的分级诊疗体系，患者就医仍选择较大医疗服务机构而非社区医疗卫生机构。社区医疗机构与医院之间的联系不够紧密，双向转诊渠道不畅。患者少势必会导致部分服务项目的需求较少，久而久之一些服务项目就开展得越来越简化。其次，基层医疗卫生机构的服务质量有待提高，一些疾病看不了、看不好，导致群众宁愿花更多的钱去大医院就诊也不愿去基层医疗卫生机构就医，这也造成了社区首诊难以推行[②]。

而作为服务提供方的各类社区公共卫生服务机构服务能力不足，在卫生人员数量、技术水平、服务项目、服务设备方面都难以满足当前的服务需求，导致购买的服务内容得不到有效落实，制约了我国政府购买城市社区公共卫生服务的发展。

(1) 卫生人员数量少、技术水平较低

从表3-3-19中可以看出，尽管近年来我国社区公共卫生服务中心(站)的医疗技术人员数量逐年增加，但距离2025年每千人口执业(助理)医师数3.20的目标还有一定的差距，医疗卫生技术人员数量的不足直接导致了我国社区公共卫生服务能力的不足。

---

① 吕奕鹏，程帆，张晓琼等.新时期我国基层公共卫生服务发展现况与展望[J].中华全科医学，2022，20(10)：1631-1634.

② 孔丽丽.政府投入下社区卫生服务项目供给问题研究[D].天津：天津大学，2012.

表 3-3-19 2021年社区公共卫生服务站(中心)医疗技术人员数

	执业(助理)医师	执业医师	注册护士	药师(士)	技师(士)
全国	4 287 000	3 590 000	5 018 000	521 000	692 000
社区卫生服务中心(站)	1 614 973	1 102 532	1 149 879	36 524	30 669
社区卫生服务中心	245 328	202 900	237 441	5 465	2 016
社区卫生服务站	192 445	158 976	186 035	81 799	83 802

注：数据来源2022年《中国卫生健康统计年鉴》

从表3-3-20中可以看出，我国社区卫生服务中心人员学历主要集中于大学本科，其中注册护士中学历为大专的人数最多，在其他类型的医疗技术人员中，大专和中专学历人数占有较大比重，研究生学历人数较少。社区卫生服务中心人员专业技术资格方面，中级和师级/助理占比较大正高占比最小。高学历水平和高专业技术资格的医疗技术人员数量较少影响了社区医疗卫生技术的水平。高专业技术资格的医疗卫生技术人员数量少也不利于吸引医疗卫生人员留在社区医疗卫生机构。同时我国社区医疗卫生机构普遍存在全科医生缺乏的情况，特别是高职称和高学历医护人员，社区医疗卫生机构难以吸引高素质人才。对于部门内部人员也难以留住，人员流失现象严重。机构储备人员呈现逐年减少的趋势，造成了后备力量严重不足，严重影响了社区医疗卫生机构的发展。[1]

表 3-3-20 2021年社区卫生服务中心人员学历及职称构成(%)

	执业(助理)医师	执业医师	注册护士	药师(士)	技师(士)
按学历分					
研究生	4.4	5.3	0.1	0.9	0.4
大学本科	53.1	59.9	33.0	44.0	41.9
大专	30.2	25.4	45.3	35.3	41.5
中专	11.2	8.5	21.1	16.4	15.0
高中及以下	1.2	0.9	0.5	3.4	1.3
按专业技术资格分					
正高	1.8	2.2	0.2	0.2	0.3
副高	11.4	13.9	3.3	2.7	3.2
中级	34.4	41.6	25.3	22.1	21.9
师级/助理	37.9	37.9	29.7	38.1	33.4
士级	11.5	1.7	38.1	31.2	35.1
助理	3.0	2.7	3.3	5.6	6.2

注：数据来源2022年《中国卫生健康统计年鉴》

---

[1] 中国政府网. 2022年中国卫生健康统计年鉴[EB/OL]. (2023-05-17)[2023-7-20]. http://www.nhc.gov.cn/mohwsbwstjxxzx/tjtjnj/202305/6ef68aac6bd14c1eb9375e01a0faa1fb.shtml.

(2)服务设备差

医疗卫生设备是影响医疗机构医疗服务水平的重要影响因素。从表3-3-21中对2021年医疗卫生机构万元以上设备台数统计可以看出,社区卫生服务中心和社区卫生服务站的万元以上设备总价值(万元)以及万元以上设备台数都与综合医院存在较大差距,社区公共卫生服务中心(站)的医疗设备有待提升。①

表 3-3-21 2021年医疗卫生机构万元以上设备台数

机构类型	万元以上设备总价值(万元)	万元以上设备台数			
^	^	合计	50万元以下	50万—99万元	100万元及以上
综合医院	149 279 905	8 004 008	7 501 652	248 489	253 867
社区卫生服务中心	3 406 292	396 279	384 284	7 960	4 035
社区卫生服务站	136 794	21 964	21 684	203	77

注:数据来源2022年《中国卫生健康统计年鉴》

(二)政府购买城市社区公共卫生服务的购买方式单一

按照《政府采购法》的相关要求通过以公开招标为主的多种购买方式购买社区公共卫生服务,大多数地区在购买时多采用公开招标、签订购买合同的购买方式。也有部分地区采取了凭单制、审批制、特许经营的购买方式。但采取其他购买方式的地区较少。仅有少数几个地区存在有审批制及特许经营的购买方式,凭单制作为一种特殊购买方式可以在对于特定人群、特定公共卫生服务领域开展,但就实践情况而言也并未得到广泛应用。

公开招标的购买方式是最为常见也是国家大力提倡的购买方式,这种购买方式要求购买对象具有一定的数量。在实际执行的过程中受到传统观念以及非政府办公共卫生服务机构较少的现实因素影响,导致公开招标制度也未能有效开展,虽然是公开招标但最后的服务提供权还是落到了固定的公立医疗卫生服务机构中,由于部分公立医疗机构与政府间存在着紧密的依附关系,导致实际控制权还是掌握在政府手中,背离了政府购买的初衷。

由于购买方式的标准不明确,导致地方政府在选择购买方式时存在一些不科学的情况,不知道如何买成为制约政府购买的一大问题,造成了各主体间责任不清,导致公共资源的浪费。

购买方式不健全。尽管从法律层面上规定了购买方式的多样性但是实际情况上却存在着购买方式单一的情况,当前普遍存在的公开招标的方式适用于公共卫生服务市场上数量充足的卫生服务机构,可以根据提供的服务质量和价格进行自由选择,由于我国公共卫生

---

① 中国政府网. 2022年中国卫生健康统计年鉴[EB/OL]. (2023-05-17)[2023-7-20]. http://www.nhc.gov.cn/mohwsbwstjxxzx/tjtjnj/202305/6ef68aac6bdl4cleb9375e01a0faalfb.shtml.

服务机构发展不健全,私立性质的公共卫生服务机构发展缓慢,导致公开招标方式未能得到很好的落实。

缺乏对于购买方式使用标准的明确规定,业界也未有统一定论,导致在进行购买方式的选择时采取避重就轻原则,并不根据实际情况进行选择,而是哪种方式常见哪种方式操作简单选哪种,但是对于一些特殊的公共卫生服务项目并不是所有的公共卫生服务机构都能开展,这就导致部分服务项目无法开展。

但无论采取何种购买方式,最终都会与服务提供机构签订购买合同,由于购买方式的单一与服务机构的公立性为主,在签订购买合同时存在着大量内部合同的情况,这种合同签订方式由于主体间的依附关系难免会产生监督效果不足的情况,最终可能会导致服务质量不高。

(三)我国社区基本公共卫生服务发展存在的问题

1. 社区基本公共卫生服务项目

一是居民建档率低且不平衡。一方面,2021年4月,《全民健康信息化调查报告——区域卫生信息化与医院信息化(2021)》正式发布。调查结果显示,省、市、县三级平台居民电子健康档案库建档率主要集中在70%以上,离国家的目标(95%)有一定差距。另一方面,天津市2021年全市累计建立电子健康档案1267.51万份,电子健康档案建档率为91.41%。截至2020年,甘肃省全省累计发放电子健康卡2239.39万张,约占全省人口总数的83%,而西藏2015年城乡居民健康档案建档率已经达到了97.58%。二是部分城市的社区卫生服务机构尚未开设妇幼保健项目,这严重影响妇幼保健工作的开展。另外,现在城市居民都较为重视妇幼保健管理,一般会选择到大医院就诊,这种情况在地级市及其以下的城市表现较为突出,只有预防接种,部分居民才选择社区卫生服务机构,这些都给妇幼保健工作带来很大难度。三是对老年人的健康保健项目开展不到位。许多城市在对老年保健的项目成本进行测算,往往低于老年人实际体检成本,限制了老年体检工作的开限,在实际操作中的主要服务内容限于测血压、量身高、测体重等常规化工作。

2. "预防为主"的方针未完全落实,基层公共卫生服务内容亟须完善

新中国成立以来,我国就确定了"预防为主"的卫生工作方针,并始终坚持贯彻这一卫生工作方针,在疾病防控方面取得显著成效。社区作为疾病预防控制的前沿阵地,全面贯彻预防为主的方针是社区卫生服务的基本指导思想和基本准则。2019年底至今的新冠疫情显示:我国社区公共卫生服务体系在防范和化解公共风险方面能力不足、应对公共卫生防疫及重大传染性疾病防控体系不健全。医疗与预防资源存在结构矛盾,对疾病治疗的重视程度大于对公共卫生的重视程度;在卫生投入方面,疾病治疗领域的投入增加大于公共卫生领域的投入,从而使得预防为主的方针得不到全面贯彻。例如:2008—2018年这10年间卫生总费用不断增长,但公共卫生费用所占比重却在下降,从非典结束后的9%,下

降到了2018年的6%；同时疾控中心的支出占政府医疗服务支出从30%下降到了10%左右。观念上的影响以及投入不足，使得社区公共卫生服务体系中公共卫生功能发挥不足，公共卫生服务内容不完善，公共卫生服务质量不高，不能真正有效贯彻预防为主方针，一些社区的疾控预防体系非常薄弱，缺少专业的公卫人才，健康教育与传染病预防等工作无法取得实效。

3. 服务质量管理制度不健全

主要体现在相关政策不匹配，现有严格的工作人员标准，很多非专业人士在建立社区公共卫生的最初就掺杂在这些工作人员当中，政府没有制定相关的规定来约束他们。同时医保政策也不完善，部分地区仍然没有为职工提供基本医疗保险，导致职工患病后不能自主选择就医地点，给他们造成了极大的不便。再加上没有一个健全的补偿机制，政府对公共卫生服务机构的建立只重前期的投入，后期没有后续的补充，导致大量的人力物力没有得到应有的补偿，使社区服务工作在群众心中的信任感也大大降低了。

第四节　公共卫生执法监督力度有待加强

公共卫生执法监督是国家管理社会公共卫生的政府职能的特定称谓，是行政权的一部分。从法律的角度来看，公共卫生执法监督是公共卫生执法主体依据现有的职权将公共卫生的法律规范应用于当今社会关系中的一种行为。公共卫生执法监督体系是执行国家公共卫生法律法规，维护国家公共卫生秩序以及医疗服务秩序的载体。卫生监督是指国家授权卫生部门对其辖区内的企业和事业单位贯彻国家公共卫生法律法规的情况进行管理和监督，对违反卫生法规的并造成人身伤害的组织进行严肃处理。卫生监督主要包括医疗卫生监督、公共卫生监督、职业卫生监督、学校卫生监督、传染病监督、计划生育监督以及环境卫生监督。卫生监督工作需要通过监督检查等方式来进行。本节将通过分析我国公共卫生执法监督的发展历程，进而得出我国公共卫生执法监督存在的弊端。

一、公共卫生执法监督的发展历程

我国公共卫生执法监督的建立和发展过程时间久远。在抗日战争时期，中国共产党仍然在各抗日根据地加强改革卫生执法监督的法律体系建设。解放战争时期，各解放区政府把加强公共卫生工作，贯彻预防为主，防止疾病蔓延作为施政纲领的重要内容。

新中国成立以来，特别是改革开放以来，我国的公共卫生执法监督体系不断完善。新中国成立以来，1949年到1956年是我国公共卫生执法监督体系的初创阶段。1950年8月

第三章 我国社区公共卫生治理体系建设的主要短板

召开的第一届全国卫生会议明确了建立中央防疫总队，恢复和新建海陆空检疫机构和寄生虫病防治专业机构，并实行传染病报告制度。1953年，经政务院批准，全国各级行政区划都建立了卫生防疫站，在各级卫生行政部门的领导下，开展经常性的卫生监督和传染病管理工作，把卫生监督作为主要任务之一，我国的卫生监督进入了起步阶段。1954年8月，政务院批准了《第一届全国工业卫生会议决议》对加强工业卫生的监督提出了具体的要求。第三届全国卫生监督会议指出"应逐步建立国家卫生监督制度"，把公共卫生执法力度由部门层面提升到国家层面。1956年到1965年是我国公共卫生执法监督的建设阶段。1957年第一届全国人大常委会通过的《中华人民共和国国境卫生检疫条例》，进一步明确了国家卫生监督制度。同时，卫生部还制定了上百件条例和规章制度。1964年年底，卫生防疫监督机构在全国各级行政区划中共建立了2499个卫生防疫站，公共卫生执法监督工作进一步加强。同年，国务院还颁布了《食品卫生管理试行条例》。新中国成立后的三十年内，我国的卫生监督工作一直参照前苏联模式。由卫生防疫机构实施执法、履行行政业务管理、技术指导与服务的职能。卫生法律制度建设不健全，主要是由卫生行政部门颁布相应的规章制度，没有专门的法律法规进行约束。"文化大革命"时期，卫生防疫机构被取消，我国的卫生执法监督工作基本处于停滞状态。

1977年至今是我国公共卫生执法进度的完善与发展阶段。在党的十一届三中全会召开以后，我国的民主与法治建设不断加强，卫生监督的立法和执法工作得到加强。1979年《食品卫生管理条例》颁布。1982年颁布的《中华人民共和国食品卫生法（试行）》，该法律的颁布是我国公共卫生执法史上的一个重要的转折点，是我国卫生法治建设的里程碑，标志着我国公共卫生执法监督由卫生行政管理向法制管理的转变，我国公共卫生执法监督进入了一个新的时期。改革开放和社会主义市场经济体制的确立为卫生监督工作的开展带来了机遇和挑战。公共卫生监督不仅要提高社会卫生水平、改善人民的生活质量、改善公共卫生现状，而且对规范投资环境、维护消费者权益、调整商品经营行为、促进经济发展、规范市场经济秩序等方面起着积极的作用。1995年颁布的《食品卫生法》中明确规定卫生行政部门是卫生监督的执法主体，标志着我国卫生监督法律体系初步形成，明确规定了国家实行食品卫生监督制度。至此，我国的公共卫生监督工作进入了法制管理阶段。此后，相继颁布了《职业病防治法》《传染病防治法》和《执业医师法》等法律，《尘肺病防治条例》《公共场所卫生管理条例》《医疗机构管理条例》等行政法规以及大量地方性卫生法规和规章，这些法律法规既是我国法律的重要组成部分，也是我国公共卫生执法监督的理论依据。

随着《国境卫生检疫法》《传染病防治法》《母婴保健法》《献血法》《执业医师法》《职业病防治法》及《公共场所卫生管理条例》《化妆品卫生监督条例》《学校卫生工作条例》《医疗机构管理条例》《放射性同位素与射线装置放射防护条例》《传染病防治法实施细则》和《食盐加碘

消除碘缺乏危害管理条例》等几十部卫生法律法规公布实施,我国的卫生监督执法从食品卫生领域向社会公共卫生领域拓展。我国还建立了专职卫生监督队伍,基本形成了劳动卫生、环境卫生、学校卫生、食品卫生、放射卫生以及医疗服务的监督监测网络,在把好预防性监督关的同时,做好经常性的预防监测。1996年《卫生部关于进一步完善公共卫生监督体制的通知》,标志着卫生执法行为和卫生技术服务行为的分离。1997年《中共中央、国务院关于卫生改革与发展的决定》提出建立"卫生服务、医疗保障、卫生执法监督"三大卫生体系。1998年卫生部成立卫生法制与监督司,主要负责卫生立法和公共卫生监督管理工作。2002年1月,卫生部卫生监督中心成立。2003年7月中央政治局会议强调要"进一步加强疾病预防控制体系建设、卫生执法监督体系建设和医疗救治体系建设",卫生执法监督体系不断发展壮大。

目前,我国的省、市、县、乡镇的卫生监督体系已经形成,2021年全国拥有卫生监督员8万人,执法力度不断加大,队伍管理不断规范。已经成为保障人民群众健康及其权益、维护公共医疗卫生秩序和社会和谐稳定的一支重要力量,得到各级政府的高度重视和人民群众的广泛认可。

二、公共卫生法律体系不健全

2020年中共中央印发的《法治社会建设实施纲要(2020—2025年)》中明确指出"要完善疫情防控相关立法,全面加强公共卫生领域相关法律法规建设。"[①]在全球化的背景下,公共卫生安全已经与政治安全和经济安全处于同等重要的位置。公共卫生体系的建设离不开有效的法治支撑,因此建立起科学规范、系统完备、运行高效的公共卫生法律法规体系,对保障人民群众生命健康安全以及国家和社会的稳定具有重要的意义。我国公共卫生立法开始于20世纪80年代末,目前有30多个有关公共卫生的法律法规体系,已经初步建立起完备的公共卫生法律法规框架。其中的综合性立法包括《基本医疗卫生与健康促进法》《传染病防治法》《突发事件应对法》《生物安全法》《动物防疫法》《进出境动植物检疫法》等;还有十余部与公共卫生相关的专门法律,如《药品管理法》《疫苗管理法》《职业病防治法》等;此外,在有关法律中还涉及诸多的公共卫生法律条款。在过去的三十多年里,我国的公共卫生法律体系在防治传染病和重大疾病方面、维护公共卫生安全方面发挥了重要的作用。但是随着突发疫情的暴发,我国的公共卫生法律体系也暴露出来许多短板。我国的公共卫生法律体系不健全,存在着公共卫生相关法律法规不完善、法律权利保障制度不完善、预防性卫生监督缺乏专项法律、卫生标准滞后、公共卫生法律法规体系内容庞杂、公

---

① 中华人民共和国中央人民政府. 中共中央印发《法治社会建设实施纲要(2020-2025年)》[EB/OL]. (2020-12-07)[2022-11-19]. http://www.gov.cn/zhengce/2020-12/07/content_5567791.htm

共卫生法律法规缺少前瞻性等问题。

(一)公共卫生法律法规体系内容庞杂

公共卫生法律法规内容庞杂、种类繁多、涉及的范围较大。其内容包括突发公共卫生事件的应急管理、传染病、慢性病、职业病的防治、重点人群的保健、院前急救、精神卫生等多个方面。公共卫生法律法规的表现形式包括法律、行政法规、部门规章、国务院及其行政卫生主管部门的规范性文件、中国疾病预防控制中心的技术规范、我国参加的国际公共卫生公约。长期以来,公共卫生法学在学术界处在医学和法学的边缘领域,属于交叉学科,有关公共卫生法律的理论研究较少,缺少相应的理论体系。并且在立法方面,我国缺少一部统领公共卫生治理的公共卫生基本法,缺少对公共卫生的目标和宗旨、公共卫生的机构部门设定、人才队伍的建设、功能定位、基础设施保障等基本方面进行明确定位的基本法,从而影响了我国公共卫生法律法规的发展进程。

(二)公共卫生法律法规缺少前瞻性

虽然我国公共卫生的法律法规数量较多,但是立法的前瞻性和系统性不强。存在"头痛医头脚痛医脚"的被动立法现象,各个法律法规之间经常会出现相互不协调、交叉重复、相互矛盾的情况。《传染病防治法》和《突发事件应对法》中信息收集主体、信息的研判和发布、预警机制、应急机制、应急措施、防控措施以及疫区和传染区的划分等方面都存在着相互抵触的情况。以应急响应为例,《传染病防治法》中规定应急模式的启动是自上而下的,地方政府无权自行启动应急模式,必须得到国务院、省、自治区、直辖市的政府下达的传染预警以后才可以启动。而《突发事件应对法》中则规定应急响应的方式是自下而上,地方政府是防治危机扩散的第一责任人,地方政府拥有开启应急响应的权力。

我国现行的法律法规还存在着滞后的现象,没有根据时代的发展而更新,原则性较强,但是缺乏可操作性。例如,《传染病防治法》的适用范围是法定的传染病,而对于新出现的传染病,只有在需要采取甲类传染病的预防和控制措施时,国务院卫生行政部门报国务院批准后,才能实施。同时,《传染病防治法》和《突发事件应对法》中关于人身自由的限制内容不够明确,对于采取行政强制措施的主体、权限、内容、流程等方面没有明确的规定,行政执法人员行政裁量权过大,容易引起纠纷。

(三)公共卫生相关法律法规不完善

2019年,武汉新冠疫情的暴发,蔓延和防控的过程中暴露了我国在突发公共卫生事件中法律制度的一些短板。2020年2月14日,中央全面深化改革委员会第十二次会议上,习近平总书记强调针对这次疫情暴露出来的短板和不足,抓紧补短板、堵漏洞、强弱项,并明确要求认真评估传染病防治法、野生动物保护法等法律法规的修改完善,尽快推动出台生物安全法。[①] 我国虽然陆续颁布了《传染病防治法》《突发公共卫生事件应急条例》《国家突发公共卫生事件应急预案》等法律法规，但法律只规定了什么情形下构成特别重大突发公共卫生事件和一级响应的启动与终止程序，对于二级、三级、四级应急响应的具体适用情形未做明确规定。同时，对个人和公共部门的补偿规定并不完善[②]。

随着卫生监督领域新业态层出不穷，现有的法律法规已无法满足执法监督需要，对不断出现的新问题、新情况及社会高度关注的热点问题等缺乏明确规范要求。例如，目前社会热门的养生活动游离在中医诊疗和养生保健行为之间，没有相关法律法规对其范围进行界定，出现健康损害事件后，给卫生健康执法带来困惑。公共场所行政许可已实行承诺告知制，在事后的监管中发现，少数公共场所经营单位，不符合公共场所卫生许可条件，违背了承诺，卫生健康行政部门按法律规定拟撤销卫生许可，但目前对撤销具体程序没有法律规定，给执行带来问题。新冠肺炎疫情发生后，对公共场所、学校、水厂等重点场所传染病防治提出新的要求。卫生执法监督工作"点多、面广、线长"，涉及法律法规多，人均监督任务重，基层执法人员很难"面面俱到"，有时因客观情况使监管无法到位而被追责。同时，医疗卫生行业和人体健康密切相关，社会关注度高，卫生监督人员也容易成为追责对象，工作压力大。[③]

（四）法律权利保障制度不完善

在突发应急公共卫生安全事件爆发时，要保证行政隔离、疫情封锁等行政应急权的有效实施。但是行政应急权的实施，不可避免地会影响到人民群众的人身权以及居民、法人和企业的财产权。从以前的应对突发公共卫生事件的实践中可以看出，我国法律对于行政应急权实行后的征用补偿标准是由行政执行方制定的，并且赔偿标准过低，而且赔偿的时间比较晚，缺乏国家的法律法规等制度的规范化。2008年全国卫生会议就明确了基本公共卫生服务的基本内容。其中就包括疾病预防控制、健康教育、卫生监督、计划免疫、妇幼保健、精神卫生、卫生应急和急救、采血服务、食品安全、职业病防治和安全饮水等12个领域。[④] 自国家实行基药改革和药品零差价后，基层医疗机构没有了主要的收入来源，国家也并没有出台相应的资金补偿政策。这导致了社区医疗卫生机构的优秀的工作人员流失，社区医疗卫生服务机构的服务能力下降。所以国家要对实行基本医药改革的基层医疗卫生机构定岗定编、核定收支，维持基层医疗机构的经常性支出纳入财政预算。

---

① 张睿.我国突发公共卫生事件应对法律制度的检视与完善[D].河北大学，2023.
② 单爽爽.突发公共卫生事件中的风险交流法律制度研究[D].天津商业大学，2023.
③ 石华斌，王金敖，吴涛，陈宇，张昌明.新冠肺炎疫情防控后强化卫生监督体系建设有关问题的思考[J].中国卫生监督杂志，2020，27(06)：534−541.
④ 吴炳义，董惠玲，武继磊，等.社区卫生服务水平对老年人健康的影响[J].中国人口科学，2021，(04)：114−125+128.

(五)预防性卫生监督缺乏专项法律

《中华人民共和国食品卫生法》《公共场所卫生管理条例》等有关公共卫生的法律法规都有关于预防性卫生监督方面的规定,但是在法律责任上缺乏明确的肯定,卫生部门没有成为"施工许可"前的审查单位,致使预防性卫生监督难以落实,在实际工作中基本上也没有开展施工前的卫生审查和预防性卫生监督,从而造成一些场所从一开始就存在卫生条件不足的问题,给以后的卫生许可和经常性监督带来了很大的困难。相关法律文件中对于卫生监督有明确的管理措施,但是对于卫生监督的法律责任却没有明确的规定。我国各省市能够做成预防性调查的寥寥无几,绝大多数省市对于预防性卫生监督工作几乎达不到要求。例如,在实际的工作中,土建工程的卫生许可和经常性监督有很大的困难来开展工作,因为建筑性项目大都是在其竣工后才对其进行卫生行政监督,无法在其施工过程中进行相应的评估。对于被监管单位无证经营的违法行为没有具体处罚措施和具体的法律法规,来采取强制措施,导致违法经营部门肆虐发展,对社会造成了很大的危害。

各类卫生法律法规自成一体,无统一的执法主体。一方面各类卫生法律法规没有明确设定卫生行政部门为执法主体,并且分别设定和任命卫生监督员,虽然对监督人员的具体职责做出了规定,但是监督人员并不具备卫生综合监督执法的资格,使得各个专业卫生监督工作各自为政不能形成合力,造成了人力和物资的浪费,严重影响了公共卫生监督执法的效率。如《食品卫生法》规定,县级以上人民政府卫生行政部门设立食品卫生监督员,由同级卫生行政部门发给证书《放射防护条例》规定,县以上的卫生行政部门设放射防护监督员,由省级卫生行政部门任命,同时规定,必须向省、自治区、直辖市的卫生行政部门申请许可。《公共场所卫生管理条例》规定,"卫生许可证"由县级以上卫生行政部门签发,各级卫生防疫机构,负责管辖范围内的公共场所卫生监督工作,并设立公共场所卫生监督员,由同级人民政府发给证书。[①] 这些规定给卫生综合执法带来了很多的不便。另一方面,个别卫生法规执法权不独立。《学校卫生工作条例》规定,对违反学校卫生工作条例》的单位和个人由卫生行政部门给予催告、限期改正,拒绝或妨碍卫生监督情节严重的可以建议教育行政部门给予行政处分或罚款[②],这表明了具有行政处罚资格的卫生行政部门面对这种非常普通的行政违法行为都没有办法独立实行行政处罚。这种规定下监督主体和管理主体含糊不清,导致监督权与处罚权分离,影响了法律的可操作性。

(六)卫生标准滞后

我国一些地区卫生标准滞后远远不能满足中国特色社会主义市场经济发展的需要。一方面是卫生标准缺乏,有些产品已经在市场上销售了很长的时间却没有具体的卫生标准,

---

① 缪琪.镇江市公共卫生监督执法问题及对策研究[D].江苏大学,2022.
② 杨小毛,任思源,彭建华,等.卫生监督执法机构在新冠肺炎疫情等突发重大公共卫生事件中的作用研究[J].中国卫生监督杂志,2020,27(06):503-508.

如速冻食品。二是有些产品卫生功效缺项，如脑白金，中华鳖精。三是有一些卫生标准要求不具体，可操作性差，在实际的生产过程中很难按照规定执行。四是某些主要的卫生监测指标和卫生标准可操作性不强，在相关法律中对主要卫生指标的规定限制了对违法现象的处理，在卫生监测中就存在一些问题。不能处罚非主要卫生指标超标的产品，但是有一些应该被列为主要卫生指标的却没有被纳入相关的法律法规中。例如，公共场所的一氧化碳和二氧化碳这些重要的指标都没有纳入主要的卫生监测指标之中。

三、卫生监督机构地位尴尬，政府重视有待提升

卫生监督是加强卫生管理的重要手段。各级政府根据需要设立卫生监督机构，在卫生行政部门的领导下进行预防性和经常性监督。各级卫生监督机构是主要的卫生监督管理执行机构。目前，我国卫生监督机构地位尴尬，卫生监督部门与地方政府、其他部门之间存在矛盾，卫生监督部门与被监督对象之间存在矛盾，卫生监督部门传统运行机制和市场经济之间存在矛盾，卫生监督部门自身存在矛盾。

(一)卫生监督部门与地方政府、其他部门之间存在矛盾

第一，卫生监督机构职责模糊，推诿扯皮。2005年原卫生部令第39号《关于卫生监督体系建设的若干规定》第八条中指出："卫生监督工作实行分级管理。中央、省、设区的市、县级人民政府卫生行政部门内设卫生监督机构并下设卫生监督执行机构，负责辖区内卫生监督工作。"[①]由于卫生监督执法工作具有较强的专业性、技术性，在实际工作中，卫生行政部门内设的卫生监督机构限于人员、技术等多方面因素，基本不参与执法，而实际执法工作则委托各级卫生监督执行机构也就是由各级卫生监督所来承担。同一职责被分成机关内设机构与执行机构两套班底来执行的模式，在具体运行中，容易产生相关职责模糊不分，推诿扯皮等情况。从法律意义上说，卫生监督执行机构，也就是各级卫生监督所，是受卫生行政部门委托的行政执法执行机构，不具备执法主体地位，执法机构与执法主体不一致，降低了卫生监督机构的执法效率。尽管这种行政机关委托事业单位执法的模式在农业部门、环保部门等其他部门中也曾有存在，但随着新一轮机构改革特别是综合行政执法改革的推进，国家已经整合组建市场监管、生态环境保护、文化市场、交通运输、农业5个领域综合执法队伍，卫生监督委托执法模式已经与中央深化综合行政执法改革总体部署不相适应。根据政府要求成立公共卫生监督所，在卫生防疫站加挂一牌子，作为卫生行政部门公共卫生执法的办事机构，但是在实际的操作中，公共卫生监督所的人事、财务却隶属于卫生防疫站，并没有取得独立的行政执法资格。卫生防疫站承担了监督和监测的双

---

① 中华人民共和国中央人民政府. 中华人民共和国卫生部令第39号[EB/OL]. (2005－01－05)[2022-11-19]. http://www.gov.cn/gongbao/content/2005/content_75223.htm.

重任务，卫生监督工作本应是卫生局的行政执法工作，但是由于实际上卫生局的人力短缺，导致了卫生防疫站承担起监督和监测两项任务。但是监督与监测在同一机构，影响执法的公正性，使卫生监督工作的独立性、公正性和权威性受到了影响。

第二，部分地区机构面临被撤销或职能调整等问题。随着机构改革的不断推进，卫生监督机构还存在着名称、性质以及人员身份不统一，部分地区机构面临被撤销或职能调整等问题，亟须各级政府及部门重新审视卫生监督工作，进一步提高对卫生监督机构的重视程度。[1] 但是市场经济的运行，使一些地方领导把经济发展作为本届政府的主要业绩，只片面追求地方经济发展，搞活市场，把正常的卫生监督工作放在一边，甚至授意企业拒绝卫生监督，把经济发展、市场繁荣同卫生监督工作对立起来。使卫生监督执法工作陷入两难境地。

第三，强制执行处罚难以实现。由于法制的不断完善，各部门的法律法规逐步出台，但是某些部门的法律法规与卫生法律法规出现交叉重叠，造成重复监督多方管理的现象，各部门为了本部门利益履行其职责，部门间中伤之事时有发生，使卫生监督部门与其他部门之间产生诸多矛盾，不利于工作的开展。虽然卫生法律授予卫生行政部门对于无证经营者取缔的权力，但是在具体的操作中还是会存在很多的问题，例如在具体的行政执法中公共卫生监督执法机构是否有强制执行权，是否可以查封、冻结、拍卖或者变卖被执行人的财产，对于这些问题就没有具体的规定和流程。再者，对企业、经营业主违反卫生法律法规的事实进行处罚，由于受到利益制约，卫生行政部门申请人民法院强制执行的处罚也难以实现。[2] 因此我国很多违法经营行为一直都存在。

(二) 卫生监督部门与被监督对象之间存在矛盾

随着改革开放的深入，城乡经济的日渐繁荣，生活方式的改变，服务种类、项目不断增加，流动摊贩、柜台承包的大商场、新出现的场所及项目，卫生监督无据可依。还由于生活节奏加快，择业观念的改变，市场竞争激烈，出现经济效益差异，你方唱罢我登场，导致转让卫生许可证，服务人员频繁更换的现象。[3] 有些被监督对象卫生法律意识淡薄，认为卫生监督可有可无。这些现象使得卫生监督部门和被监督对象之间的矛盾越演越烈。

(三) 卫生监督部门传统运行机制和市场经济之间存在矛盾

卫生监督部门属于事业单位，往年都依靠财政拨款，许多项目属于无偿服务或只收少量成本费用，由于人员增加，其他开支的增大，财政拨款没有相应增加，市场经济的结果使卫生监督机构只能通过开展有偿服务，以收费养监督的渠道，解决职工的工资、仪器设

---

[1] 石华斌，王金敖，吴涛，陈宇，张昌明. 新冠肺炎疫情防控后强化卫生监督体系建设有关问题的思考[J]. 中国卫生监督杂志，2020，27(06)：534−541.
[2] 缪琪. 镇江市公共卫生监督执法问题及对策研究[D]. 江苏大学，2022.
[3] 缪琪. 镇江市公共卫生监督执法问题及对策研究[D]. 江苏大学，2022.

备的购置更新及其他项目开支等问题。群众对卫生监督认识不足,理解不够,认为卫生部门只是为了收钱。由于经费短缺,交通工具落后,监督力量不足,致使辖区一些边远地方监督监测频次相对减少,卫生要求无法达到。一些商家不办证而照常营业,造成办证与不办证一个样,在当地影响极坏。任何经营都是以盈利为目的,于是商家常常为了减少经营成本而尽量逃避办证。某些地方主义思想严重,出现包庇公共卫生违法现象的事情时有发生,使边远地区的卫生监督工作很难开展。①

(四)卫生监督部门自身存在矛盾

目前卫生监督体制尚未理顺,卫生监督机构仍设立在防疫站内,对外是两块牌子,对内一套班子。卫生监督员与卫生防疫人员调动随意性较大,监督人员不稳定,忙于处理日常事务工作。大部分卫生监督员没有花精力去钻研学习专业知识和涉猎宽广的相关知识,对被监督对象提出的卫生咨询答非所问,一些监督员也常常带着监督中遇到的难题,回到办公室查找有关知识、材料,这样极大影响了卫生监督人员的形象,降低了卫生监督机构的威信。②

四、卫生监督队伍建设薄弱,人才培养不足

卫生监督队伍的建设对改善公共卫生环境,提高我国的基础卫生水平具有重要的作用。对于卫生监督机构来说,卫生监督队伍的建设是非常重要的,卫生监督队伍建设的强弱在一定程度上决定了我国卫生监督事业的发展程度。目前,从我国卫生监督队伍建设的现状来看,主要存在着以下几个问题。

(一)卫生监督员基数少且分布不平衡

我国在卫生监测中相关专业卫生监测技术人员的配置存在着很多的问题。东部沿海城市以及我国的大城市卫生监督技术人员配备的较好,但是西部偏远城市以及小城市卫生监督技术人员配备较差,县级的卫生监督部门更是缺少相应的专业技术人员。全国卫生监督员比例不足0.5/万常住人口,远远低于1—1.5/万常住人口的国家标准。以江苏省为例,江苏省作为东部发达省份,全省8 000万人口,卫生监督员仅3 269名,省、市、县三级分别为:113名、778名和2 378名;全省有卫生监督机构114家,省、市、县三级分别为:1家、13家、100家;省、市、县三级机构平均卫生监督员分别为:113名、59.8名和23.7名;省、市、县三级机构平均卫生监督员数量分布呈"倒三角"。全省每万名常住人口卫生监督员占比0.4,远低于1—1.5/万常住人口的国家配比标准。辖区监管对象有

---

① 杨小毛,任思源,彭建华,等.卫生监督执法机构在新冠肺炎疫情等突发重大公共卫生事件中的作用研究[J].中国卫生监督杂志,2020,27(06):503—508.
② 杨小毛,任思源,彭建华,等.卫生监督执法机构在新冠肺炎疫情等突发重大公共卫生事件中的作用研究[J].中国卫生监督杂志,2020,27(06):503—508.

55万户,包括公立医院、民营医院等各级各类医疗卫生机构3.3万家,公共场所、学校等18.5万户,产生职业病危害的企业33万家等,有医疗卫生从业人员73.9万人。卫生监督员每年人均监管比例达1∶394,县(区)级卫生监督机构作为卫生监督执法任务的主要力量,这一比例更高达1∶544,监督任务难度加大。[①]

(二)卫生监督员身份不统一,职业认同度低

我国的行政法规一般由行政单位执行,执法主体在卫生行政部门,但是卫生监督员基本上在卫生防疫站或者是卫生监督所,也就是说执法主体在卫生行政部门,但是执行机构仍然是在具有事业单位性质的卫生防疫站和卫生监督所。卫生局作为卫生监督的执法主体,但是人力不够,无法承担日常的卫生监督工作。卫生防疫站作为卫生局下属的二级事业单位由有人力,但是不具备法律主体资格,因此,由卫生防疫部门担任卫生监督工作,而由卫生行政部门来进行卫生许可证的颁发和监督卫生处罚是否合法。这个矛盾随着卫生法规体系的不断完善和各项执法任务加重,随着政府机构的精简而日益严重。有的基层卫生院的防保科的公共卫生监督员或者是检查员,随意实施行政处罚,有的事业单位在未经授权的情况下也进行行政处罚。这种执法主体与执法队伍的分离,既不符合国家行政执法的总体思想而且也不利于工作。使卫生监督工作效率低下、工作量增加、职责不明,卫生监督工作难以形成合力。以江苏为例,全省114家卫生监督机构中参照公务员管理单位99家,全额拨款14家,自收自支国企性质只有苏州工业园区卫生监督所1家,全省卫生监督机构参照公务员法管理占比86.8%,而已参公的单位中大多数是在2015年以后完成参公登记的,在此之前,由于机构具备参公条件,卫生监督人员无法参加卫生技术职称的考试和评定,造成卫生监督员普遍在参公之后,职称职级无法达到与同级事业单位同等人员相对应的层次,这种情况在基层卫生监督机构尤为明显,在目前尚未参公管理的单位中仍然存在,从而对卫生监督员职位认同产生负面影响。[②]

(三)卫生监督队伍执法能力不足

1. 卫生监督人才培养乏力

在我国的高等教育三千余个大专院校的学科设置中设有公共卫生与预防医学专业或设立公共卫生学院的大学比重很低,仅有80余家[③],公共卫生人才特别是从事卫生监督专业人才培养相对不足。在日常的法律法规培训学习中,只注重对于卫生实体法的学习,而忽视了《行政诉讼法》《行政复议法》《行政处罚法》以及相关卫生行政执法程序的学习,因而对

[①] 石华斌,王金敖,吴涛,陈宇,张昌明.新冠肺炎疫情防控后强化卫生监督体系建设有关问题的思考[J].中国卫生监督杂志,2020,27(06):534−541.

[②] 石华斌,王金敖,吴涛,陈宇,张昌明.新冠肺炎疫情防控后强化卫生监督体系建设有关问题的思考[J].中国卫生监督杂志,2020,27(06):534−541.

[③] 黄奇帆.新冠肺炎疫情下对中国公共卫生防疫体系改革的建议[N].第一财经日报,2020−02−13(01).

公共卫生行政执法程序不熟悉,从而造成了在执法过程中盲目、被动,甚至造成了不应该出现的败诉现象。有的监督员的学历较低,个别监督员素质较差、工作水平较低,在执行公务时,不能很好地指导被监督单位,甚至有的乱执法,乱收费,存在着吃,拿、卡,要,横等现象。有的执法人员工作作风漂浮,执法人员事业心不强,态度不端正,工作态度不认真,对待工作应付了事,抱着侥幸心理去解决公共卫生存在的问题,用马大哈式的工作作风去从事一项较为严肃的工作。

2. 执法不够公平、公正、公开

首先,滥用行政权。在基层公共卫生行政执法的过程中采用行政控制手段而不做出检查笔录;随意采取行政控制手段,滥用封条,有的甚至将相对人的经营场所的门封了;有的采取行政控制却不让卫生行政部门批准,更有甚者连卫生行政控制,决定书也不送达。有的对于封存的物品和药品封存后并不给予明确的说明,等法律时效过了以后才得以启封。有的随意取消相对人的法定权利。在下达较大的行政罚款,要求相对人的经营场所停产整顿,或者吊销卫生许可证之前,不告知当事人具有行政申辩权,或者是向上级卫生行政部门申请复议,甚至有向法院诉讼的权利。有的会因当事人的处罚和申辩而加重处罚的现象。在基层对管理相对人处于200元以上,对单位处于1000元以上罚款,当场作出处罚决定书,甚至是用各种借口要求当场缴款。有的只给了一张不正规的收据了事,有的是直接现场做出停业整顿或者是取缔卫生许可证的行政处罚。

其次,办案程序混乱,监督检查无序。在进行巡回监督检查时不按法定程序进行,随心所欲。有的不制作现场检查笔录,只是通过口头说服教育的方式,有的在监督检查后不提供书面监督检查意见书,监督重点不突出,应该控制的物品没有及时地采取控制措施,应销毁的物品没有及时地销毁,该处罚的不及时处罚,甚至不处罚。第二,不出示有效证件。在公共卫生行政执法巡回监督检查中,监督人员不出示监督证件亮明身份,有的是无证件可出,被临时拉来充当监督员,有的是不具备发证资格的人员充当监督员,还有的是用失效证件瞒天过海,当管理相对人要求出示证件对其证件进行查看时,则被以态度不好和加重处罚相威胁。第三,监测检验不真实。监测检验不真实是公共卫生行政执法中较为严重的一个问题。有的卫生监督员不明白监测的目的以及检验的项目,盲目随意采样后不填写或者填写不规范的采样单;有的物品虽然被送去检验,但是没有出具检验报告单或者没有检验,卫生监督员凭借自己的主观臆想去填写检验报告单;有的采样后,不及时将检验报告送达当事人,从而导致出现行政诉讼案件。第四,执法文书草率,案卷残缺不全。在基层办案的过程中,有头无尾或者有尾无头或者是中间程序断档,有的案件不履行受理与立案程序就结案,案卷中无立案报告与审批手续,有的案件已经执法还不结案,不履行结案报告程序;有的案件在终结后,不写调查报告,不举行"合议"或者"听证程序"行政处罚决定书就制作完毕并发出;有的则在开始之前就已经有了定性的结论和处罚意见。有的监督员对正规文书档案的内容、格式、项目内容还不熟悉,因而草率从事,随心所欲,造成案卷残缺不全,有的监督员业务生疏,专业性不强,法律用语不规范,对于法律文书任意增减;有的甚至案件办完只有罚款收据,无其他任何材料。第五,重复执法,交叉执法。食品卫生、化妆品卫生等卫生执法存在多个部门参与,如质量技术监督部门也对食品和化妆品的卫生情况进行监督执法,出现了行政部门之间重复执法、交叉执法不利于行政执法的完整性。

再次,法律观念不强。第一,认识不到位。从卫生行政领导到公共卫生监督执法人员,对程序违法淡薄,认识不足,重视不够。只注重实体法而忽视程序法以及其他行政法律法规程序,认识不到规范法定程序在行政卫生执法活动中的重要地位和所取得的作用。另一方面,由于相关的卫生法律法规宣传不到位,一些经营者和从业人员只顾自己的利益得失,而不考虑消费者的身体健康问题,从而导致忽视国家的卫生管理,有的商家甚至故意销售假货。并且在法定时效内必须完成的行政行为随意拖延,对法定时间内应享有的权利和应尽的义务不甚了了。因而不能在法定时间内履行,因而造成了被告还茫然不知。第二,法律意识淡薄,法治观念不强。各地政府大都把精力投入到经济发展中来,对于不能直接创造经济效益的卫生执法相对淡薄。一些地方政府的领导不能清楚认识到卫生监督和经济发展的辩证关系,存在着"先发展后规范","先上车后买票"的思想观念,有的地方甚至用"休克疗法"来限制卫生监督。还有少数卫生监督人员的执法意识不强,对于少数的不符合卫生要求的条件和行为习以为常,不能依法办事和依规办事。

(四)卫生监督经费保障不足,基层人才流失严重

随着卫生监督机构参照公务员法管理,财政经费保障略有好转,但各级卫生监督机构特别是基层卫生监督机构总体建筑规模、设施设备配置、工作经费保障等仍然表现不足,卫生监督人才流失严重。以江苏省为例,江苏省各级卫生监督机构办公面积达标的单位35家,面积达标率仅31%;苏北部分地区政府财政有限,地方财政将卫生监督机构查处案件时产生的罚没款按一定的比例返还作为工作经费,虽然从一定程度上缓解了卫生监督机构的经费保障压力,但这种现象不利于卫生监督机构的长期稳定发展。新一轮车改后,江苏省多数卫生监督机构的执法车辆上交,目前依靠公车租赁平台,无法满足日常监督执法和应急突发事件处置的需求等。而且基层卫生监督员任务繁重,监管压力大,相关待遇较低。2013—2017年期间,江苏省市级和县级卫生监督机构人员呈现净流出,分别为3人和58人,部分县(区)级卫生监督机构陷入无员可派的境地。[①]

由于国家财政对于卫生监督的经费投入不足,卫生监督工作中所需的执法仪器设备不

---

① 石华斌,王金敖,吴涛,陈宇,张昌明.新冠肺炎疫情防控后强化卫生监督体系建设有关问题的思考[J].中国卫生监督杂志,2020,27(06):534-541.

能满足工作的需要。卫生监督工作中所需的监测器材和设备陈旧落后，对于监测的质量有一定的影响，而且还会限制监测的速度、水平和项目，从而使卫生监督工作不能很好地开展。另一方面，卫生执法机构由于经费较少，会选择进行有偿的监测服务，对于那些没有收入或者是收入较少的项目制止不加以重视，这就违背了卫生监督的初衷，影响了卫生执法的严肃性和公正性。人员经费和办公经费严重困乏，部分县级卫生监督部门的人员经费和办公经费不足，基本没有的保障，面对卫生监督工作点多面广，而且具有一定的风险的情况下，卫生监督工作举步维艰，甚至陷入了瘫痪的状态。卫生监督机构靠创收来弥补经费缺口，使得卫生监督的职责履行受挫。

协管服务辅助作用有限，技术支撑力量不足。卫生监督协管作为基层卫生监督力量的重要补充，是卫生监督重心下沉，关口前移的重要抓手。目前多数卫生监督协管员为乡镇卫生院、社区卫生服务中心、村卫生室等医疗机构的医护人员，协管员身兼数职，投入到卫生监督协管工作中的精力有限，开展的卫生协管项目较单一。基层公共卫生服务经费中，卫生监督协管经费所占比例只有2%左右，基层卫生监督协管工作重视程度较低。在协管巡查过程中，被巡查单位对协管员身份不予认同，出现不配合情形。这些因素导致协管服务辅助作用有限，很难充分发挥卫生监督重心下沉、关口前移的作用。另外，卫生监督机构部分执法工作需要依托第三方技术服务机构的支持，但近年来疾控中心实施绩效考核后，其为卫生监督机构提供各类卫生技术支持服务的工作积极性降低。监督抽检及专项检查中，基层一些疾控中心因不具备检测资质或人力不足，无法完成检测任务，需送至上级疾控机构检测，排队等待时间较长，而借助第三方检测机构也会面临费用、资质、能力等方面问题，这大大降低了卫生执法监督工作的效率。[①]

五、政府购买城市社区公共卫生服务的监管力度有待加强

在评定人群方面，主要集中于政府财政部门和卫生健康部门，本质上都属于政府方面缺乏公众、新闻媒体及第三方的监督。而政府购买社区公共卫生服务本身就涉及政府自身角色由服务提供者向购买者的转变，在这一转变下政府承担主要的监管职责就难免存在不公正的可能性，且由于政府方存在一定的信息差和不够专业的劣势，需要更多社会力量发挥监督作用。

在监督评价体系方面，监督评价指标的制定不够科学，主观方面的评价指标过多导致评价结果的适用性不强。在评价内容方面，存在着评价内容方面存在着评价内容不全面的情况，当前评价内容主要局限在服务项目是否实施，对实施情况的评价不全面，对于资金

---

① 石华斌，王金敖，吴涛，陈宇，张昌明. 新冠肺炎疫情防控后强化卫生监督体系建设有关问题的思考[J]. 中国卫生监督杂志，2020，27(06)：534—541.

拨付使用，社区医疗卫生机构的环境及设施等方面涉及较少。在考评频次方面，当前大多数地区采取的是一年两次考评甚至存在一年一次考评的情况，且在固定时间进行，导致了考评结果失真。在考评结果的应用方面，虽然大部分地区将考评结果与绩效挂钩但受到现实因素的影响，实际操作中并未严格落实。

在考评对象方面，各地的考评办法大多针对社区公共卫生服务机构，缺乏对政府、财政部门、卫生行政部门的考评，导致考评不全面。

相关法律法规和监督评价机制不完善。从国家层面看，当前我国对于政府购买城市社区公共卫生服务的法律法规较少，大多通过意见、通知的形式作出规定，缺乏强制性。

2002年，出台了《关于加快发展城市社区卫生服务的意见的通知》，提出了实行政府调控与市场配置卫生资源相配合，打破部门垄断和所有制界限，引入竞争机制；社区预防保健等公共卫生服务，可按照有关规定由政府举办的社区卫生服务机构提供，也可采取政府购买的方式，由其他社区卫生服务机构提供。

2003年，出台了《中华人民共和国政府采购法》对购买的当事人、内容、合同、绩效等进行了规定。

2006年，出台了《关于发展城市社区卫生服务的指导意见》，提出了地方政府要按照购买服务的方式，根据社区服务人口、社区卫生服务机构提供的公共卫生服务项目数量、质量和相关成本核定财政补助。

2007年，出台了《财政部关于开展政府购买社区公共卫生服务试点工作的指导意见》，对购买内容、服务机构选择、绩效、购买流程等内容进行了说明。

2009年，出台了《中共中央国务院关于深化医药卫生体制改革的意见》，注重发挥市场机制作用，动员社会力量参与，促进有序竞争机制的形成，提高医疗卫生运行效率、服务水平和质量，满足人民群众多层次、多样化的医疗卫生需求。对包括社会力量举办的所有乡镇卫生院和城市社区卫生服务机构，各地都可采取购买服务等方式核定政府补助。

2013年，出台了《国务院办公厅关于政府向社会力量购买服务的指导意见》，在购买内容中明确提出了医疗卫生服务，并对购买主体、承接主体、资金、绩效等方面做出了规定。

2015年，出台了《中华人民共和国采购法实施条例》，对政府购买的当事人、采购方式、采购程序、采购合同等进行了规定，将购买的服务明确为向公众提供的公共服务。

2019年，出台了《中华人民共和国基本医疗卫生与健康促进法》，对于基层医疗卫生机构提供的服务内容、医疗机构的举办条件、各类项目的实施进行了规定。

2020年，出台了《基层医疗卫生机构绩效考核指标体系（试行）》，明确了对基层医疗卫生机构考核的4个方面42项指标及绩效考核程序。

以上为2002年至今与政府购买社区公共卫生服务相关的政策规定，其中与政府购买城市公共卫生服务相关的政策法规中大部分为意见，上升到法律层面的较少，且在现有的政策规定中大部分针对的是公共服务或者是基层医疗卫生机构，仅有的一部专门性意见也已经废止，当前在政府购买社区公共卫生服务领域的法律仍然是空白。

在监督评价机制方面，可以看到当前仅有一部专门针对基层医疗卫生机构绩效考核指标的规定，且这一规定并不包含对购买过程中的资金使用、购买方式等的规定，在《政府采购法》中的监督检查部分仅对实施过程是否符合要求以及采购人员的专业素质及技能做出了要求，在相关的监督评价指标、评价方式、评价主体等方面都缺乏明确的规定。

在充分肯定我国公共卫生法治工作取得巨大成效的同时，我们也应清醒认识到，当前的卫生法律规范体系建设还有很大上升空间。中国特色社会主义进入新时代，人民群众的健康需求也随之提升，现存公共卫生法律法规还未能充分满足推进健康中国建设的战略要求，卫生监管制度还有待健全和强化，以法治思维和法治方式推进工作与改革的能力有待进一步提升。

1. 卫生法律制度的分散化、碎片化、失衡化凸显

在党和国家领导下，我国卫生法律制度建设取得重大发展，但当前其分散化、碎片化、失衡化现象尚未得到根本化解。在卫生法律制度体系中，在以往部门主导立法的路径下，卫生法的不同板块内容由卫生主管部门、人社部门、民政部门、医疗保障主管部门、应急管理部门、市场监管部门等分别推进展开，因各部门工作理念和原则存在差异，彼此间机制规范时有冲突，给卫生法治的体系化建设、医疗卫生机构及医务人员守法、司法机关裁判带来不利影响。与此同时，全国人大及其常委会出台的法律虽有增加但占比相对较低，主要依靠部门规章和行政规范性文件以及各类标准、规范、指南予以支撑。从内容上看，医疗机构诊疗服务相关法律较为丰富，而基本医疗保险、医疗救助、医疗福利相关立法则有待加强。总体来说，就法律渊源面来看，当前卫生法治体系化建设的均衡性仍不足。

2. 卫生领域法治意识相对薄弱

法治意识是法治建设有效推进的关键因素之一，但当前我国卫生与健康领域存在专业导向过强而法治意识相对滞后的突出问题，其治理更多依赖政策而非法律。卫生健康行政部门、医疗保障行政部门等相关部门的不少工作人员乃至领导干部，对卫生法治的重视程度相对欠缺，医疗卫生体制改革探索与法律制度建设存在不匹配的问题。一些医疗机构及医护人员的法治意识也有待加强，如医疗机构泄露患者信息、与患者及家属沟通告知不到位、诊疗手术不规范、病历不规范的现象，时有发生。

3. 执法监管不完善不到位

近年来，医疗卫生相关产业快速发展，社会各界对医疗卫生领域相关违法犯罪现象的容忍度不断下降，监管体系和监管能力存在的短板问题凸显。在医疗保障领域，虽然医保

监管能力已有较大提升,但侵害医保基金和侵犯民众健康权益的现象仍有发生。一些城乡居民重复参保、漏保的现象仍未杜绝,骗保现象一度较为多发。"看病难、看病贵"问题尚未得到根本解决,因病致贫、因病返贫的风险仍不同程度存在。有的卫生行政主管部门在执法时,对不同等级层次的医疗机构存在不合理的区分对待,执法公平性、平等性方面需要加强。

4. 司法审判引导保障引领未到位

医患纠纷压力居高不下,且在不少地方公立医疗机构系被诉大户。其中既有医疗资源稀缺、结构不均衡的问题,也与司法审判在卫生法治发展中的作用尚未得到充分发挥有关。卫生领域的民事行政刑事问题交织,医疗专业性与法律专业性混杂,司法审判难度较大,未能很好发挥规则确定、示范引领的功能。医疗机构及医护人员不同程度存在病历资料记录不全面不完整、书写不规范的问题,有些医疗机构还有诊疗不及时与诊疗过度并存的现象。患者及其家属在医患纠纷中,既存在未能妥善保管有关病历材料、履行举证义务不妥当不到位等依法维权意识能力不足的问题,也存在无正当理由否认病历材料真实性、无理由拒绝配合鉴定、拒不缴纳鉴定费、不配合尸检等不理性维权、过度维权的问题。对于并非少见的漏诊、误诊、误治现象,究竟属于医学发展的局限性、疾病的复杂性问题,还是医疗机构与医务人员的过失过错问题,医院、患者、法院往往认识迥异,而相关司法审判的权威公信和各界信任尚未稳固确立。

第五节 社区公共卫生治理评估体系不完善

习近平总书记指出:"完善公共卫生重大风险评估、研判、决策机制。"[1]公共卫生风险评估是指为了能够在突发公共卫生事件中做出正确的决策,以科学的手段和方法对于突发的不确定的公共卫生事件的进程和结构进行逻辑判断的过程。[2] 中国国家标准化管理委员会发布的风险管理标准提出,风险评估包括风险识别、风险分析和风险评价。[3] 风险评估最早是在20世纪30年代的保险行业兴起,后来到20世纪80年代逐渐发展到各个行业。2020年暴发的新冠肺炎疫情对公共卫生安全造成了严重的威胁,公共卫生风险评估的重

---

[1] 新华网.(两会受权发布)习近平看望参加政协会议的医药卫生界教育界委员[EB/OL].(2021-03-06)[2022-11-19] http://www.xinhuanet.com/politics/leaders/2021-03/06/c_1127177680.htm.

[2] 高宏生,刘淑红,金海英,等.层次分析法对人禽流感流行控制措施的风险评估研究[J].武警医学,2009,20(3):201-204.

[3] 中国国家标准化管理委员会.风险管理—原则与实施指南(GB/T24353-2009)[S].2009.

要性日益显现。

一、突发事件公共卫生风险评估存在问题

2012年卫生部制订《突发事件公共卫生风险评估管理办法》和《突发事件公共卫生风险评估技术方案》中对突发的公共卫生事件评估的方法、范围和步骤进行了明确的规定。并要求省级疾控中心每月至少要进行一次日常的风险评估。但是我国的突发公共卫生事件中的风险评估存在着判断主观性，缺乏客观指标；专项经费不足，制约评估质量的问题。

(一)判断主观性，缺乏客观指标

《突发事件公共卫生风险评估管理办法》提到，突发事件公共卫生风险评估是指通过风险识别、风险分析和风险评价，对突发公共卫生事件风险或其他突发事件的公共卫生风险进行评估，并提出风险管理建议的一个过程。主要方法有专家会商法、德尔菲专家咨询法、风险矩阵法和决策流程图法等。专家会商法、德尔菲专家咨询法均为专家主观判断。风险矩阵法虽通过对风险因素发生的概率和影响程度进行量化评分，使得风险评估从定性分析转向半定量分析，但对事件发生可能性及影响因素的定量分级仍为经验性判断、分级、缺少量化指标。这些方法与定量分析相比虽然简单且易于操作，但影响到评估结果的精确度，甚至会因专家专业背景、工作经验的不同以及对自己研究领域内容的特别关注，导致风险判断的偏移。例如：传染病学专家可能因对食物中毒等突发事件的掌握较为局限，而忽视或降低食物中毒的风险级别，但对传染病疫情可能存在人为提升风险级别的现象。专家会商法更是存在面对面集体讨论时，因为某些专家的职称职务的高低、工作经验等因素可能会放弃甚至否定自己原来的观点，使得评估结果产生偏倚。[1]

(二)专项经费不足，制约评估质量

开展突发事件公共卫生风险评估工作需要经费的支持，如聘请本部门外的专家咨询费用和订阅杂志查阅资料、交通费用等开支，但目前该项工作没有经费来源，严重影响风险评估工作的开展，制约了风险评估工作的质量。[2]

二、基本公共卫生服务第三方评估存在问题

基本公共卫生服务是我国向人民群众提供的服务，它满足了人民群众对于健康的需求。在传统基本公共卫生服务评估中是由政府卫生行政部门出面，缺乏一定的公正性和信服度。为了使基本公共卫生服务的评估具有更高的公信力，政府一般会选择当地的公共卫

---

[1] 熊励，王思媛.基于多源地理数据的城市突发公共卫生事件风险评估研究[J/OL].河南师范大学学报(自然科学版)，1—12[2024—06—29].

[2] 王丹丹，贾慧聪，杜恩宇.北京市重大突发公共卫生事件特征分析及风险评估研究[J].安全，2024，45(02)：14—21.

生专业机构的专业人员来进行评估,使评估更加透明化。但是第三方进行公共卫生服务评估存在着第三方评估法律制度不完善、第三方评估的标准和要求与实际情况不一致、第三方评估信息公布制度不健全、公共卫生一体化还未形成的问题。

(一)第三方评估法律制度不完善

一般来说,基本公共卫生服务是由政府来采购的,但是在实际的采购过程中,由于基本公共卫生服务的内容、提供单位以及对象的特殊性,基本公共服务的内容和政府采购法中提出的要求是有不同之处的。[①] 例如政府采购法中要求,政府采购的内容不需要与基本公共卫生服务的内容完全相同,有的内容并不是基本公共卫生服务的内容,但是作为工作要求已经包含到基本公共卫生服务中,因此,在一定程度上,政府的采购法对于政府购买基本公共卫生服务的约束力是远远不够的。所以说在进行第三方评估时就没有相应的法律作为保障来对基本公共卫生服务进行有效的约束。

(二)第三方评估的标准和要求与实际情况不一致

第三方评估是指购买服务方对基本公共卫生服务的提供单位实施项目工作的情况进行工作质量和效果评价,由于基本公共卫生服务的专业性强,只能邀请具有专业性的专家进行评估。进行第三方评估的专家一般都是周边的一线专家,由于项目内容众多,各地的项目工作的标准和要求,各类项目的工作水平不一致,使得评估工作的要求与实际情况存在一定的脱节,每个地区的评估要求都有其自己地区特点。基本公共卫生服务是一项长期、连续的工作,工作要求会随着时间和环境的变化而发生改变,有的要求并没有在标准和要求中体现出来。

(三)第三方评估信息公布制度不健全

第三方评估基本公共卫生服务真实有效性评估要通过完整准确的信息来进行发展观,这样群众才能够直观地进行观察。所以如果第三方评估公布信息不足的话,第三方评估就大大减少了其有效性。就目前来看,我国的信息网络技术发展速度较快,但是关于第三方服务等相关服务的信息公开程度并不高,社会、政府和群众之间他们获得信息程度是不一样的。如果信息不完整的话,那么一切评估工作都将无法正常地进行下去,群众对信息的获取也是盲目的。我国政府正在强力推进信息公布制度,但是就实际的执行情况来看我国的信息公布制度还不够完善,群众获取信息的程度还不够高。由于政府对于第三方评估信息的公布程度不够,人民群众对于第三方评估工作不能进行有效的监督,从而降低了第三方评估工作的公信力,使得第三方评估工作的作用也大大降低。

(四)公共卫生一体化还未形成

首先,我国的基本公共卫生服务项目没有很好地实施,很多项目的实行都存在形式主

---

① 吴相雷. 政府购买公共体育服务的第三方评估机制研究[D]. 苏州大学, 2020.

义。在2018年调整之前，国家的基本公共卫生服务项目主要涉及到居民健康档案管理、特殊群体、特殊病种的健康管理、突发公共卫生事件报告等12个服务项目。在这12个基本公共服务项目中工作量很大，非常重要，但又不能很好地进行监测和考核的是居民健康档案管理和对于特殊群体和特殊病种的健康管理。但是对于居民的健康档案管理和健康管理是最为基础性的工作，如果做得好可以使社区医生真正成为家庭医生更好地为社区居民服务，而且可以在突发公共卫生事件暴发时做出及时有效的应对。这些工作都存在于社区医疗卫生机构日常检测的积累和认真执行中，政府部门是很难监管的。基本公共服务项目的执行情况主要是通过上级部门的监管，然而上级部门并不是实际的服务对象，上级部门只能通过社区卫生服务机构提供的纸质版报告、统计表格等来判断其基本公共服务项目的完成情况，这样就导致了社区卫生服务机构在工作中出现形式主义，社区卫生服务机构的工作人员将更多的时间花费在填写表格上，而不是提升社区医疗卫生机构的服务水平上。

其次，公共卫生管理体制和运行机制还不完善。虽然我国的公共卫生体系的基本框架已经建立，但是其管理碎片化，资源分散化的矛盾还是十分的突出。例如，公共卫生资源分散在公共卫生监管部门、专业医疗卫生机构以及各类医疗服务机构等部门，难以有效地整合。特别是在发生重大公共卫生事件时，各个部门之间难以形成强大的合力，并且部分公共卫生体系之间还存在着恶意竞争。

(五)社区公共卫生服务评估存在的问题

1. 管理目标复杂且缺乏必要的需求评估

一方面，组织的管理目标要考虑经济目标与社会目标、有形目标与无形目标、近期目标与长远目标的权衡。相比之下，企业管理突出的是经济目标，而公共组织的管理目标要复杂得多，有时候，社会目标、无形目标和长远目标更具有根本意义。由于我国各地区之间经济社会发展不平衡，因此，现阶段各地区社区卫生服务工作的经济目标、社会目标、近期目标和长远目标不尽相同，管理目标复杂。另一方面，社区卫生服务的产品大部分是无形的，服务成效不具有可比性。社区卫生服务机构提供的产品主要是服务性质的，相当多的产品是无形的，过程中所体现的卫生服务公平性、人员责任、人员素质等难以简单进行定量分析。社区卫生服务绩效的难测量性，影响和制约了政府对社区卫生服务的购买。

2. 社区公共卫生服务评估并不是真正的多元反馈

多元反馈评价法，即改变传统由上级对组织或个人绩效进行评价的方式，转而通过被评价者的领导、同事、下属、自己和顾客五个维度分别对其进行匿名评价。据 Maylett 的调查统计，全球500强企业中约有90%的企业都在使用多元评价考核法。但在社区公共卫生服务评估考核团队，大部分仅包括上级主管部门和抽调的专家，这种"一言堂"评价制度，评价主体并不是实际意义上的多元化，缺少必要的自评和互评。此外，社区公共卫生服务难以直接测度性以及服务本身内隐性，增加了获取评价信息和信息加工解释的难度，传统单纯的直接上级单一评价源模式难以保证评价结果的客观、公正、科学、合理。因此，借助外部机构(上级主管部门评估，同性质社区单位互评)的专业化、社区内人员评估和被服务人员(社区居民)的社会化来对其绩效进行评价，以此保证评价结果的客观公正是未来的评估的必然趋势。

3. 社区公共卫生服务评估体系不完善

我国医疗卫生服务体系由医疗卫生机构、预防保健服务机构和基层卫生保健服务机构三个层次构成，要实现新医改目标，构建完善的卫生服务体系是基本前提。我国卫生体系构成的实际状况决定了新医改目标的实现必须把基层卫生改革作为切入点，只有建立完善的社区公共卫生服务体系，才能有效解决看病难、看病贵的现实问题，才能较好地构建高效的卫生服务体系。但目前来看，我国的社区卫生服务工作尚无一个统一的绩效评估体系。一方面，各地仅根据各自的不同情况从不同的角度去开展社区卫生服务工作并对其进行评价，已开展的社区卫生服务的作用、效果、效益等不能给予全面、正确的评价，同一地区的各社区卫生服务机构之间所开展的社区卫生服务工作状况缺乏定性定量的比较和描述。另一方面，基层卫生分级诊疗体系不健全，不能全方位满足居民健康需求。由于受社区医疗机构水平以及传统诊疗观念等因素的影响，分级诊疗制度在基层落地十分困难。此外，上级医疗机构对社区医疗机构缺乏业务指导和帮助，社区卫生服务能力与业务量难以提升，大医院门庭若市，小医院及社区基层医院门可罗雀的状况仍没有得到改变。分级诊疗制度不能有效开展，影响到社区卫生体系能力提升，无法为居民提供全方位的医疗服务，不能满足居民日益增长的健康需要。

4. 缺乏必要的信息化水平项目考核

社区卫生信息化建设缺乏整体规划和前瞻性。大多数社区卫生服务中心领导已初步认识到社区信息化建设对提高社区业务工作效率、提高领导管理和决策水平的重要性。社区卫生服务信息化建设已经取得一定的成绩，但进度与社区卫生事业发展要求不相适应。但就考核内容来看，评估内容虽然多层化，但缺乏必要的信息化水平项目考核。如：天津市河西区社区卫生服务工作8项评价指标中，没有信息化水平项目考核；北京市丰台区对政府办14所社区卫生服务中心设定一级考核指标四项，分别是社区卫生工作数量、工作质量、居民满意度、临时性工作及特色工作四个部分，在社区卫生服务质量考核中，也缺乏信息化水平项目考核；重庆市璧山区把综合管理、服务质量、服务反馈作为一级指标，其中服务质量二级指标包括健康档案、预防接种、儿童健康管理、孕产妇健康管理、老年人健康管理、患病人群健康管理、传染病及突发公共卫生事件报告和处置服务，也没有信息化水平项目考核项目。

第六节　居民公共卫生管理意识薄弱

习近平总书记在党的二十大报告中指出："重视心理健康和精神卫生。""深入开展健康中国行动和爱国卫生运动，倡导文明健康生活方式。"社区居民不仅是疫情防控的服务接受者，同时也是服务的递送者，风险防控的第一响应人、提升社区韧性的重要支柱力量。拥有健康意识和法治观念的公民是社区疫情防控中的"积极分子"，他们可以做到勤洗手、戴口罩、勤消杀、配合社区疫情防控，他们是抗疫的主力军也是疫情防控取得胜利的关键。社区居民的有效配合，不仅可以有效地阻断疫情的传播，而且也有利于和谐有效的社区治理环境做出贡献。但是由于社区对于居民的健康教育和法治教育的缺失，社区居民的健康意识和法治观念较为淡薄。疫情开始时，由于对于疫情的认识不足，而不重视自我的防护，疫情暴发后，又出现过度防护的问题。在疫情中，对居民、社区和社会破坏性巨大的是人的恐慌和绝望的情绪下所做出的非理性行为。

一、公共卫生观念淡薄

长期以来，我国对于公共卫生的建设的投入相对滞后，我国居民的公共卫生意识较为淡薄。公民缺乏有关的医疗卫生知识，对于疫情的防护意识不强，勤戴口罩、勤洗手、消毒的习惯还未养成。居民不能清醒地意识到社区突发公共卫生安全事件可能造成的生存危机，他们的理念中长期存在着"我的身体素质很好，不需要注意公共卫生"，"每天都有人生病，村委会小题大做"等思想，对乡村医疗卫生机构的公共卫生工作不支持、不配合有的甚至还进行软抵抗；尤其在一些基层社区人民的文化素质较低，对于公共卫生管理认识不足。并且有一些社区生活环境较差，垃圾乱堆，存在卫生死角和盲区，容易在社区内传播传染性疾病。很多人对于个人卫生都不注重，更不要谈对于公共卫生维护和参与，从而导致各种疾病在基层地区的发生。

在中国人民的传统观念中认为，得病就打针，看病就吃药是常态，认为保持个人卫生参与到公共卫生治理中来没有必要，加强个人卫生和公共卫生的引导，提高人民的卫生意识是当务之急。疫情防控期间，存在不戴口罩、不规范戴口罩，扎堆聚集行为，以及瞒报、故意隐瞒信息的人群。这次疫情防控暴露出来了，我们在公共卫生体系、联防联控机制、乡村卫生基础设施、个人科学卫生素养等方面的问题。要解决这些问题首先要从思想观念入手。按照公共管理学的相关理论，当以社会个体为主要价值对象的国家和社会行为与个体行为发生错位时，国家和社会的行为效益就打了折扣。① 在这种错位的情况下，各地出现了不听劝阻，聚集瞒报者。不少乡村居民仍然信奉"不脏不净吃了没病"的传统观念。不注重个人饮食的卫生和自身卫生，这些都会是影响安全堤坝的"蚁穴"。

二、公共卫生知识匮乏

(一) 公民个体卫生应急素养的缺乏，群防群控难度加大

由于我国公共卫生素养教育的起步较晚，我国群众在面临突发的公共卫生安全事件时，由于缺乏公共卫生素养、生物疫情的蔓延以及有关疫情信息的叠加而造成的大医院资源挤兑的现象。这次疫情发生之后，群众蜂拥而至大医院，造成医院负荷较重，疫情控制进程缓慢。我国目前推广的公民卫生应急素养条目中的内容较为浅显，缺乏关于详细规范、防护措施、细则标准和操作流程的具体指引。并且相应的宣传工作还没有常态化，对于公共卫生应急素养的形成还具有一定的局限性。

在疫情发生以后，群众迅速开展了自救和互救的行动，但因缺乏相关的专业知识，群众难以对很多疫情有关的信息进行识别。老龄人口、残疾人群、贫困人群获得相关信息的途径较少，这也加剧了他们面对未知疫情的恐慌和无措。当健康码、形成码、体温在线上报等技术成为疫情防控中必不可少的一部分时，而缺乏这方面技能的人群又面临着诸多的不便。突发公共卫生事件爆发后，由于缺乏具有公信力的相关部门的引导，一部分群众没有对其重视，认为"没事"而不采取相应的防护措施，而有一部分群众草木皆兵，居民的公共卫生心理素质脆弱。有部分居民在得知周围有新冠肺炎感染者时，会情绪严重紧张，心理素质脆弱，心理防线崩溃，稍有一点不舒服就去医院，造成医院、药店人员聚集，并且对公共医疗卫生资源造成了浪费，加剧了疫情的传播和蔓延。

(二) 健康责任观的缺失

健康责任观的缺失是指人们把健康寄托在医生、药品和保健品上，而不注重改善自身的生活习惯、生活方式和行为。我国很多人为了自身的健康，定期体检、求医问药，更有甚者花费巨资购买保健品和营养品上，只要是专家和媒体推荐就毫不犹豫地去买去吃，认为这是聪明之举，是投资健康。尽管他们对健康越来越重视，投资在健康上的金钱越来越多，但是因为他们健康观责任观的缺失，导致他们很难得到相应的回报。自新中国成立以来，有病去医院的观念根深蒂固，医院是治疗人类疾病的主要场所，大部分群众把自己的健康寄希望于医院的治疗。早前，在江西南昌就出现了老百姓提着菜篮子买药的现象，是因为有的药店以比国家核定的价格低近一半的价格出售药品。从表面上看人民群众的健康意识越来越强，但是人民群众过于注重和依赖医院和药物的治疗，而忽视了进行积极的预

---

① 周其森. 以疫情防控为契机补齐乡村卫生短板[N]. 光明日报，2020-02-11(02).

防。实际上，医疗预防不仅能够降低医药费用的开支，而且不能提高生命的质量。

健康投资不仅仅指的是金钱的投资，更多的是时间和行动上的投资。在美国健身已经成为一种国民意识，每天的报纸、广播和电视都有与医学健康有关的新闻，小学生从一年级开始就被灌输均衡饮食和生命在于运动的思想观念，无论何时何地都能看到在跑步健身的男女老少。但是在我国有一部分人没有健康投资的概念，特别是一些中年人，由于生活和工作的巨大压力不注重健康投资，实际上健康投资是一项十分明智的选择，在健康投资上回报永远大于投资。

三、忽视公共卫生科学知识普及

为什么当病毒已经严重地危害了人民群众的健康，甚至已经危害到群众的生命的时候，一些居民仍然不能改掉自己身上的不良行为呢？这是因为各个地区的政府忽视精神文明"软件"造成的。很多地方政府把纠正群众的不文明行为作为精神文明建设的一项重要的内容。但是地方政府在进行精神文明建设时常常注重"硬件"的建设，因为"硬件"建设是看得见摸得着的，如果建设得好还有可能被评为文明城市。在"软件"建设方面，公共卫生科学知识的普及尤其被人民所重视。"软件"的建设必须遵守《文明公约》、提高个人的道德水准来代替公共卫生科学知识的普及。一些地方在制定软件规划时并没有把公共卫生科学知识作为一项重要的内容列入其中。科学知识发挥的作用是其他东西所不能代替，如果不向居民普及公共卫生科学知识，居民是很难形成时时刻刻讲究公共卫生的习惯，不能从根本上纠正不文明的行为。

卫生工作片面讲求转移路线，群众性爱国卫生运动意识薄弱。开展"爱国卫生运动"，卫生工作和群众工作相结合是我国开展卫生工作独特的传统和优势。2016年全国卫生健康大会对"爱国卫生运动"提出了明确的要求。近年来，公共卫生工作的专业水平不断提升，但是群众性卫生运动的开展却逐渐减少。我国的群众性卫生工作没有去积极地占领社区、网络、企业等群众聚集的地方，基层政府和基层医疗卫生机构没有良好地开展群众性卫生工作的能力。

第七节 多元主体公共卫生治理协同机制不健全

习近平总书记在党的二十大报告中指出："创新医防协同、医防融合机制，健全公共卫生体系，"2020年初暴发的新冠肺炎疫情的暴发给人民群众的生命健康带来较大的危害，与此同时在这次疫情中也暴露出城镇社区公共卫生治理体系的短板；如社区居民对于公共卫生治理参与不充分，社区医疗卫生机构等社会组织能力薄弱等问题。在协同治理的背景下，多元主体之间相互配合是实现社区公共卫生治理体系现代化的决定性因素。社会动员可以增进居民的社会共识，整合社会资源，增进社会团结。在疫情防控期间，党和政府的强有力动员对于阻断疫情的传播具有重要的作用。但是在突发公共卫生事件发生后，不能仅仅依靠党和政府自上而下地治理，而且需要社区居民自下而上地广泛参与。在社会动员的条件下，社会成员的参与程度以及多元主体之间的协调联动情况都会对协同治理的社区公共卫生治理机制产生影响。在共享、共治共建的理念下，城镇社区公共卫生治理体系建设离不开多元主体有效参与。目前我国多元主体公共卫生治理协同机制不健全，常有错位、越位和缺位的现象发生。

一、政府与公共卫生组织间的矛盾

（一）角色定位模糊，职能发挥错位

在社区公共卫生治理中，我国政府将制度优势转化为治理优势；政府在社区公共卫生治理中发挥着重要的作用。政府在社区公共卫生治理中起着动员的作用，而社会组织主要起着协同政府与社会参与者的作用。但是这种分工，在突发公共卫生事件发生时，容易出现角色和职能定位模糊的问题。

公共卫生与个人医疗之间具有明显的区别。公共卫生具有公益性和公共性，其主要的目的是防护，而个人医疗的主要目的是进行治疗。公共卫生的这种属性也决定了政府要对公共卫生负绝对的责任。但是政府的这种责任并不是大包大揽地包揽所有的公共卫生服务。政府的定位是解决群众的各种公共卫生服务需求。社区公共卫生组织既要完成上级的考核而且要满足社区群众的公共卫生服务需求。

我国的社区治理行政化较为严重，缺乏社区共同体意识，社区公共卫生治理组织积极地参与到社区卫生治理实践中来。社区公共卫生服务组织的主要作用是协调政府和社区居民之间的关系。为了更好地发挥社会组织的作用，从2010年起国家开始赋权于基层，以增强社区居民的参与意愿以及更好地发挥社区卫生组织的协调作用。在公共卫生治理层面赋权，除了赋予一定的行政权力之外，更重要的是要赋予社区公共卫生组织一定的技术权力，只有这样才能实现关口前移。

从行政权力方面来看，基层政府是国家行政权力最后一环，基层政府权力较小，但是事务繁多，责任大，权小责大。政府与社区卫生服务中心之间的理论上应当是动员与协同的关系，但是在实际的运行过程中，政府与社区卫生服务中心之间的关系是命令与执行的关系。

从技术赋权的角度来看，社区公共卫生服务组织与群众的健康有着密切的联系，而且社区公共卫生服务组织比政府拥有更强的专业性。但是技术赋权并没有达到理想的效果。

以2020年初暴发的新冠肺炎疫情为例，在新冠肺炎疫情暴发初期我国社区卫生服务中心没有核酸检测点，大量感染者涌入三级医院，造成了医疗卫生资源的浪费，增加了三级医院工作的负担。新冠疫苗研制的初期，由于人民群众对其安全性担忧，大部分群众对于接种新冠疫苗处于观望的状态，此时的政府并没有发挥其应有的效能，没有对新冠疫苗的接种进行大力宣传，只是在不断地"辟谣"；导致后期新冠疫苗的接种出现了"排队三公里"的状况。政府不列出一份详细的赋权清单，只是把赋权当作一种形式，使得社区公共卫生组织不能发挥其效能，而且政府的工作效率也大大降低。

街道办事处的赋权很难落实，这也造成了街道办事处和社区卫生服务组织之间衔接出现问题。在突发公共卫生危机发生时，社区公共卫生服务组织虽然积极地发挥其作用，但是由于和政府之间的衔接不畅，从而导致公共事业发展出现问题。

(二)防疫主体职责不清

目前重大疫情防控工作中协同联动、统一行动的能力不足。一是，多头防控职责不清。在人员密集的场所，如商场、学校、车站、港口、码头等地，这些单位所在的基层网格(社区)和主管部门通过不同的方式来传达上级的疫情防控措施，部分单位的疫情防控职责不清，不能根据应急防控等级的变化来调整疫情防控的措施。二是，群体防控能力薄弱。在人员密集的地方，如学校、商场、农贸市场、公共交通工具等场所中缺乏专业的疫情防控人员和疫情防控设施。在商场、农贸市场等人口密集的场所，只有安保人员进行体温的策略，并不具备处理突发公共卫生事件的能力和设施。第三，是综合防控能力不足。在基层防控单元，虽然由专业公共卫生人员参与疫情防控，但是由于基层基数大，人口数量多，而专业人员数量少，很多基层疫情防控中心的工作人员大都由非专业人员代岗，并且在隔离点和核酸采样地点等疫情防控的重点区域，疫情防控措施不到位。我国在基本上控制住疫情后，北京和黑龙江等地出现了多起输入性感染病例，这说明我国的海关检疫不完善。

(三)政府购买公共卫生服务中各主体责任未得到有效落实

政府购买社区公共卫生服务的实现意味着政府将原本的权力让渡出一部分，同时公共责任也由原来的政府独自承担转变为责任共担，将原本由政府承担的公共责任部分转嫁到了承接主体的身上。政府与服务提供者之间存在着一种委托代理关系，但是这种关系具有一定的特殊性，即政府需要保证公共卫生服务的公共性不被破坏，这就要求即便政府向社会机构购买了公共卫生服务，其自身还需要承担一定的责任。在这一情况下，政府购买社区公共卫生服务的过程中各主体经常会出现一些问题导致公共卫生服务未能实现效用最大化。

对服务购买方而言，政府存在着越位和缺位情况的出现。在整个购买的过程中，政府扮演着多重角色，一是筹资者。二是服务购买者，与服务提供者或者承接者签订服务合同。三是政策制定者。四是监督者。五是服务需求者即公众的委托人。其中第五种角色通常不以任何方式约定,长期以来被人们默许接受。在这种多重角色下容易出现角色定位的偏差,导致政府出现越位或者缺位的情况。政府购买本意是将公共卫生服务进行适度市场化运行,政府则是承担起规则制定和监督管理的宏观调控职责,但是在实施过程中存在着政府的行政和经济干预,行政干预主要体现在存在着大量内部合同购买的情况而非主要通过招投标方式进行,存在着寻租与腐败的危险,经济干预指的是提供服务的社区公共卫生服务机构多为政府出资的公办卫生服务机构缺乏社会和私人资本的参与。政府缺位的情况主要体现在政府对于相关信息的公开不到位、监督管理不到位,对于不符合条件的相关机构未进行及时处理。

从服务提供方来看,社区公共卫生服务站(中心)存在着责任推诿与服务能力不足的问题。在政府购买社区公共卫生服务的过程中,服务提供主体通过契约方式从政府手中接过部分服务的同时也伴随着更多的公共责任,显然部分承接主体并未做好承担更多公共责任的准备。尽管我国近年来一直强调加强基层社区公共卫生服务能力,但目前我国社区公共卫生服务中心(站)的服务能力还难以满足公众的公共卫生服务需求。各地区普遍存在着社区公共卫生服务提供服务内容难以满足群众需求的情况。赵小云、何坪、罗利刚通过对重庆市部分社区公共卫生服务中心的调查研究得出了重庆市存在着财政投入不足、设施设备落后、人员素质较低、居民对服务的满意度差等问题,财政前期拨款的不足导致卫生机构只能通过医疗机构的盈利来维持运营,调研机构的每万名公共卫生人员数、公共卫生人员占技术人员的比例都未能达到国家标准的要求[1]。陈楠对宁波部分地区实施调研,在受访者中,大部分人认为当前社区公共卫生服务机构的服务能力较弱。同时我国社区公共卫生服务中心(站)普遍存在着医护人员数量不足的情况,且水平普遍较低,大多数高职称医护人员不愿留在社区公共卫生服务中心(站),医护人员流失严重。相较于大型医院,社区医疗卫生机构就诊环境较差,基础设施落后,许多患者不愿意到社区医疗卫生机构就诊。社区医疗卫生机构的数量也存在地域性差距,东部较大城市的社区医疗卫生机构较多而中西部地区的中小城市社区医疗卫生机构数量较少[2]。

在购买主体部分服务需求方即公众最容易被忽略,存在着公众诉求表达重视不足的情况。在整个购买过程中公众的诉求都存在着一定程度的忽视,在前期购买过程中,公众的公共卫生服务偏好往往被政府或者社会机构的偏好替代,在后期的监督评价环节中,公众也很难有效参与到评价过程中去,公众的诉求得不到重视。同时,公民也缺乏相应的主人翁意识,认为自身的反馈无用或出于对政府的信心不足导致不去积极反馈自身意见。

---

[1] 赵小云,何坪,罗利刚. 重庆市城乡社区卫生服务能力现状与对策研究[J]. 中国全科医学,2012,15(28):3226-3229.

[2] 陈楠. 政府购买社区公共卫生服务研究[D]. 宁波:宁波大学,2020.

主体边界不清。从政府购买城市社区公共卫生服务的实践中看，作为购买方的政府并不是单一的主体，从大的角度看涉及中央和地方的不同层级，从每个层级来看又涉及财政部、卫生部门等多个部门。在中央与地方层面存在着互相推诿的情况，国家出台政策规定公共卫生服务按照项目类型分别由国家和地方财政分别承担，但是部分地区经济发展水平不高拒绝承担自己本该承担的资金支出或者资金支出大大缩水，在实施的过程中，财政部门负责出台指导意见及购买目录并根据当地经济发展的实际情况进行调整，但是离不开相关职能部门的配合，特别是涉及公共卫生专业领域的内容卫生局等专业部门拥有业务管理的主动权就难免会出现职能交叉造成互相推诿。首先，就是由于各级政府部门间事权与财权的不对等，按照我国的实际执行情况，在购买公共卫生服务的资金构成方面大部分来自中央财政拨款，但是在实际执行中由区级政府部门负主要职责，包括最终的拨款以及监督考核等工作，区政府的事权明显超出了其财权范围。其次是因为主管部门的职能边界模糊，并未明确各级部门应承担的实际责任，包括上下级职能以及同级不同部门之间的职能都存在着较为模糊的情况。最后作为购买方的政府部门缺乏相关专业知识水平与能力，在确定购买项目、进行成本测算、进行招投标工作、对服务提供方进行监督考核等方面都缺乏专业性，政府在角色转变的过程中还没能够在短时间内将所学的专业知识熟练运用到实践中。

二、社区公共卫生组织和社区居民之间的矛盾

(一)应急能力不足和应急需求的增长之间的矛盾

社区公共卫生组织的主要职能是满足群众的基本卫生需求，发挥保障群众基本卫生权利的作用。但是如果遇到突发的公共卫生事件，社区公共卫生组织则有些力不从心，社区居民的应急需求增长，心理疏导需求加强、防护物资的需求骤增、隔离居民的场所需求增加。隔离居民的监控以及疑似病例的筛查需要更多的人力物力。但是新冠疫情的暴发却暴露出社区公共卫生组织处理突发公共卫生事件能力的缺乏，并且反复出现的疫情让社区卫生组织一直处于"平战"之间来回转换。应急能力和需求之间的矛盾对社区公共卫生组织的应急能力带来挑战。社区公共卫生组织存在着，借鉴大型医院的服务流程和服务内容的问题，服务模式落后、服务内容的单一和服务质量不高的问题。社区卫生服务组织的医师的专业水平和医疗卫生资源的数量难以满足需求。医护人员的数量和其专业水平是影响社区公共卫生组织服务的重要因素。但是社区公共卫生服务组织的医务工作人员的学历大多集中在大专和中专层面。并且在新冠疫情暴发以后，社区卫生组织医务人员数量不足的弊端更加明显，在新冠疫情防控阶段，在定期进行楼道的消杀工作中无法找出足够的专业医护人员指导楼宇的消杀工作，而且在疑似病例筛查的过程中由于专业的医护人员数量的不足，很多医护人员每天只能休息五个小时。应急能力的不足和需求增长之间的矛盾，成为

阻碍社区公共卫生组织发挥效能的重要原因。

(二)目的不同,信任不足

虽然大多数居民认同社区卫生服务组织的重要作用,但是与大型公立医院相比,居民对于社区卫生服务组织的信任度较低。出现这种现象是因为社区卫生服务组织的定位存在问题,社区卫生服务组织被认为是大医院的延伸和补充,主要是为了满足居民的基本医疗卫生服务需求,对于公共卫生服务的内容涉及较少。社区居民选择社区医院最主要的原因是社区医院的优惠的价格、较近的距离、便捷的手续等原因。随着疫情防控的好转,社区居民开始意识到社区卫生服务组织的重要作用,社区居民对于社区公共医疗卫生服务已经不再停留在治疗感冒发烧等常见病的层次,他们更需要社区医疗卫生服务组织承担起健康监测。疾病预防、环境卫生监测的任务。因此,社区公共卫生组织服务目的与社区居民意愿之间产生了矛盾。

社区公共卫生服务中心在基本医疗服务方面能力较低,在公共卫生服务方面资源匮乏,在个人基本医疗卫生服务上比不上大医院。长期以来我国"重医轻卫"现象,使得社区公共卫生服务组织在面对突发新冠疫情时力不从心。社区公共卫生服务机构较低的医疗卫生服务能力,使得社区居民对其信任度较低。社区公共卫生服务组织很难实现对公共卫生服务和基本医疗服务"两手抓"。

三、政府与社区居民间的矛盾

(一)积极动员与消极参与间的矛盾

我国特有的中国特色社会主义制度催生了以党和政府为核心的强力社会动员模式。这种强大的动员能力为社区疫情防控打下了坚实的基础。但是在国家强制力的保障之下,一些基层工作人员滥用权力,运用简单粗暴的方式去完成上级的任务,而不重视居民的现实需求,"一刀切"的现象时有发生。社区对居民管控严格,外来人员无论任何事情都不得进入社区,而社区内的居民无论何种原因都不能离开社区。严格的疫情防控政策对于控制新冠肺炎的传播有着重要的作用,但同时也降低了居民的参与的积极性。在疫情防控期间出现小区居民翻墙外出、不戴口罩、硬闯防疫关卡、社区出入登记信息胡编乱造等居民抵制相关的防疫政策和制度的现象,居民带着消极的情绪来参与到社区公共卫生治理中。

在疫情防控期间高效的社会参与主要表现为参与方式合理、参与渠道畅通、参与过程简单,但是在实际的过程中,社区居民的疫情防控参与并没有体现出高效性。政府除了运用强制的措施来进行疫情防控外,还通过广播、微信公众号、条幅等方式来进行疫情防控知识的宣传,告知居民75%浓度的酒精可以消灭新冠病毒、连花清瘟可以治疗新冠、室内要勤洗手勤消毒勤通风、佩戴外科医用口罩可以有效地阻断新冠病毒的传播等。但是这些疫情防控知识的宣传却造成了社区居民的恐慌,出现居民大量抢购酒精、口罩以及连花清瘟等防疫物资的现象，导致真正需要这些物资的居民无法购买。在疫情防控阶段，由于医护人员数量有限，一些社区也通过招募志愿者，增加疫情防控的人员的数量，但是志愿者由于缺乏专业知识，无法胜任一些工作，无法有效地提供志愿服务。

(二)社会广泛参与机制不健全

新冠疫情暴发后大量工作下沉到社区，导致社区的工作量超出平时的工作量。给本来人手少，工作量大的社区带来了严峻的挑战，社区工作者工作量大、任务重、压力大。有的社区工作人员不仅要负责调查任务，而且要实地巡逻，连续加班，持续作战，极度劳累。在抗疫早期，社区的医疗防护资源不足，社区工作人员的风险加大；社区工作人员需要逐户摸排，有的调查需要入户进行，这样就更加加剧了社区工作人员的感染风险。在抗击疫情期间一些社会组织暴露出其严重的官僚主义和形式主义。在疫情防控中出现层层上报填表的现象，各种各样的防控表格和数据让信息填报变成了为纸上谈兵，形式主义严重，没有起到很好的疫情防控的作用，反而增加了基层疫情防控的负担。出现这种情况的原因主要是社会力量动员不足、能力不足、参与不足、行动不足、效能不足。如果能在疫情暴发之前夯实社区的防控力量，社会力量及时有效地介入，就能够有效地缓解社会的恐慌，减轻社区工作的压力，而且可以防止医疗卫生资源处于崩溃的状态，提高抗击疫情的效果。

四、医疗体系与公共卫生体系之间的矛盾

(一)公共卫生治理体系改革落后于卫生健康体系改革

2009年，《中共中央 国务院关于深化医药卫生体制改革的意见》提出：完善医药卫生四大体系，建设覆盖城乡居民的公共卫生服务体系、医疗服务体系、医疗保障体系、药品供应保障体系，形成四位一体的基本医疗卫生制度，到2020年为所有中国公民提供基本医疗卫生服务的全民覆盖[①]。经过10年改革发展，医疗服务体系、医疗保障体系和药品供应保障体系改革及其联动机制建设进展明显。[②]但是与三医改革相比，我国公共卫生体制改革处于落后的状态，难以满足人民群众的健康需求。

现行的有关公共卫生体系的改革没有对专业医疗卫生机构的职能进行明确的界定，导致各个医疗卫生机构之间存在职能的交叉，各个医疗卫生机构之间的信息和医疗资源难以共享，履行整合公共医疗资源的卫生机构没有建立，造成公共医疗卫生机构资源的浪费。与此同时，有关吸烟、饮食、酗酒、工作环境暴露等问题造成的人民群众健康危险问题的

[①] 高一览，陈秀芳. 苏北地区农村老年人卫生服务需求的影响因素研究[J]. 卫生职业教育，2023，41(19)：113—116..

[②] 董佳兰，许旭艳，王晓娜. 疾病预防控制机构公共卫生人才培养的优化[J]. 中国卫生标准管理，2024，15(10)：70—73.

建设以及医疗卫生机构人才培养队伍的建设都存在不足。我国的公共卫生体系调整和转型还面临着很大的困难,我国的公共卫生体系难以应对人口老龄化和疾病谱快速发展所带来的挑战。

(二)公共医疗卫生体系分工协作不顺畅

我国的公共卫生服务体系、医疗服务体系、医疗保障体系和基础研究体系之间的分工不协调。而且民众对于整个体系的运转,尤其是基础研究体系的认识不足。基础研究是临床治疗和疾病预防的基础,是整个体系的基础化解,而公共卫生服务体系主要的任务是预防疾病,它在整个体系中承担的是防火墙的功效;医疗服务体系主要的任务是保障人民群众的健康和生命安全,是整个体系的中流砥柱;医疗保障体系是为整个体系的运转提供财政支持,是整个体系的财政支柱。这四个体系之间相互协调,共同合作,各自承担相应的责任,从而形成一个运转良好的基本医疗卫生体系。在新冠肺炎暴发期间,由于基础研究体系的研究成果并没有及时地和其他的三个体系共享,从而导致了其他体系在应对新冠肺炎时缺乏相应的理论和经验的支撑,新冠肺炎在全国的蔓延。并且普通群众对于基础研究体系的认识存在严重的偏差,认为基础研究体系中的科学家在进行研究的主要目的是发论文,完成自己的科研任务,实际上基础研究体系的研究为社会和政府对于疫情的控制起到了至关重要的作用。另外,由于公共卫生服务体系的服务能力较为薄弱,没有在疫情暴发时起到第一防线的作用,从而导致医疗服务体系承受巨大压力,医疗卫生资源出现挤兑的现象。

(三)医疗体系和公共卫生体系之间缺乏合作

由于医疗和公共卫生之间分别属于不同的体系,公共卫生机构在医疗卫生机构中处于边缘化的地位,从而导致公共卫生工作在很多的地区和机构没有得到很好的开展。政府对于公共卫生机构的功能定位并不清晰,没有制定一套标准的公共卫生机构履职情况分析体系,很难对各个地区的公共卫生机构的履职情况进行监督和测评。我国的医疗机构更加注重对于疾病的治疗,而对于疾病的预防没有引起足够的重视,从而导致医疗机构对于公共卫生工作重视程度不高。目前我国的医疗卫生工作体系并没有为"医防融合"创造相应的体制机制。这都严重影响了公共卫生服务的高效性与连续性,不利于"健康中国"提出的实现全人群、全生命周期健康管理的防治结合的整合型医疗卫生服务体系的建设目标。[①] 医疗机构在临床治疗的过程中容易忽略人类传染病传播模式的改变。在医学院里,有关的医学教育中临床医学和预防医学的交叉教学的教学模式较少。部分基层医疗卫生机构在实际的实践中也存在着将公共卫生和医疗服务分开考虑的现象。分工协作和运行机制不健全。我

---

① 吴凡,陈勇,付晨,等.中国疾病预防控制体系发展改革的若干问题与对策建议[J].中国卫生资源,2020, 23(3):185-190.

国公共卫生、医疗服务和基础研究的分工协作和运行机制不健全。存在着"预防－救治－科研"三者之间相分离的状态，公共卫生机构、医疗服务机构和科研机构之间信息共享不足，联系性不强。遇到突发公共卫生安全事件时不能及时合作，难以形成反应及时、信息透明共享、统一部署、职责分工明确的统一应对机制，造成基本医疗与公共卫生脱节。

(四)信息化基础薄弱

《国家"十四五"规划和2035年远景目标纲要》中指出："构建基于5G的应用场景和产业生态，在智能交通、智慧物流、智慧能源、智慧医疗等重点领域开展试点示范。"[①]"聚焦教育、医疗、养老、抚幼、就业、文体、助残等重点领域，推动数字化服务普惠应用，持续提升群众获得感。推进学校、医院、养老院等公共服务机构资源数字化，加大开放共享和应用力度。"[②]卫生信息化不完善，防治资源没有完全共享，公共卫生体系和医疗体系之间联动不强。在流感预防和传染病防治的过程中，公共卫生和医疗服务机构之间的联系不紧密，缺乏密切的联系和协作，难以实现早发现、早预防。在此次疫情防控过程中，"在线咨询诊疗""智慧医药""大数据摸排"等数字技术手段应用于疫情防控的实践中，极大地提高了工作效率，增强了疫情防控的安全系数，并且方便了群众就医看病。部分地区通过信息化的技术手段更好地进行疫情防控，有些地方由于缺乏信息化的设施，只能通过人力资源进行疫情防控，加重了工作人员的负担。例如，不能通过大数据等信息化的手段来监测和识别返乡人员，只能通过人力挨家挨户地上门排查，无法通过远程手段等来指导有就医需求的群众，有购药需求的患者没有相应的药品配送平台做保障。这些现象影响了疫情防控的效率，浪费了很多人力资源，暴露了我国基层疫情防控的短板。

第八节　中医药服务有待提升

习近平总书记指出："要做好中医药守正创新、传承发展工作，建立符合中医药特点的服务体系、服务模式、管理模式、人才培养模式，使传统中医药发扬光大。"[③]人民健康一直是我国卫生工作的重中之重，党和国家一直十分重视基层中医服务的提升。党的十八大的召开，为中医药事业的发展迎来了良好的机遇，党中央把中医药工作摆在更加突出的

---

① 共产党员网.中华人民共和国国民经济和社会发展第十四个五年规划和2035年远景目标纲要[EB/OL].(2021－03－13)[2022-11-19] https：//www.12371.cn/2021/03/13/ARTI1615598751923816.shtml#d1.

② 共产党员网.中华人民共和国国民经济和社会发展第十四个五年规划和2035年远景目标纲要[EB/OL].(2021－03－13)[2022-11-19] https：//www.12371.cn/2021/03/13/ARTI1615598751923816.shtml#d1.

③ 新华网.(两会受权发布)习近平看望参加政协会议的医药卫生界教育界委员[EB/OL].(2021－03－06)[2022-11-19] http：//www.xinhuanet.com/politics/leaders/2021－03/06/c_1127177680.htm.

位置，为中医药工作的开展开辟了更广阔的空间。并在2012年实施了"基层中医药服务能力提升工程"，以此来深化中医药机制改革，提升基层中医药服务能力，满足城乡中医药服务的需求。目前，在我国中医药服务发展的过程中仍然存在着中医药服务供给能力不足、中医类医疗卫生机构数不足、中医类医疗机构床位数短缺、中医药人员数不足等问题。

一、中医服务供给能力较弱

近五年来，我国中医类总诊疗量整体处于减少的趋势。我国中医类总诊疗量先增加后减少，由2015年的90 912.4万人次增加到2018年的107 147.1万人次，再减少到2020年的105 764.1万人次，后又增加到2021年的120 233.0万人次；2020年中医类总诊疗量比2018年减少了1 383万人次。中医类医院诊疗人次先增加后减少，由2015年的54 870.9万人次增加到2019年的67 528.2万人次，然后又减少到2020年59 699.2万人次，之后增加到2021年的68 912.9万人次，2020年的中医类医院的诊疗人次比2019年减少了7 829万人次。中医类门诊部的诊疗人次先减少后增加，由2015年的1 761.9万人次增加到2019年的3 182.7万人次，然后减少到2020年的3 113.6万人次。2020年中医类门诊部诊疗人次先减少后增加，由2015年的1761.9万人次增加到2019年3182.7万人次，然后到2020年又减少到3113.6万人次，2021年增加到3 104.9万人次，2020年中医类门诊部诊疗量比2019年减少了69.1万人次。中医类诊所的诊疗人次先减少后增加，由2015年的11 781.4万人次增加到16 469.8万人次，然后到2020年减少到15 738.2万人次，后又增加到2021年的16 875.7万人次，2020年中医类诊所的诊疗人次数比2019年减少了731.6万人次。

其他机构中医类临床科室的诊疗人次数先减少后增加，由2015年的22 498.3万人次增加到2019年的29 209.2万人次，然后到2020年减少到27213.2万人次，2021年增加到30 938.4万人次；2020年其他机构中医类临床科室的诊疗人次数比2019年减少了1996万人次。中医类诊疗量占总诊疗量的比例逐年增加由2015年的15.7%增加到2021年的16.9%（表3-8-1）。[①] 整体来看，中医类医疗机构诊疗次数减少。

[①] 中国政府网. 2022年中国卫生健康统计年鉴［EB/OL］.（2023-05-17）[2023-7-20]. http：//www.nhc.gov.cn/mohwsbwstjxxzx/tjtjnj/202305/6ef68aac6bd14c1eb9375e01a0faa1fb.shtml.

表 3-8-1　2015 年—2021 年中医类医疗机构诊疗人次统计(人)

机构分类	2015	2017	2018	2019	2020	2021
中医类总诊疗量(万人次)	90 912.4	101 885.4	107 147.1	116 390.0	105 764.1	120 233.0
中医类医院	54 870.9	60 379.8	63 052.7	57 528.2	59 699.2	68 912.9
中医医院	48 502.6	52 849.2	54 840.5	58 620.1	51 847.8	59 667.8
中西医结合医院	5 401.4	6 363.0	6 821	7 456.6	6 542.4	7 790.1
民族医医院	966.8	1 167.5	1 391.1	1 451.5	1 309.1	1 455.0
中医类门诊部	1 761.9	2 322.6	2 821.0	3 182.7	3 113.6	3 505.9
中医门诊部	1 567.4	2 063.9	2 504.8	2 816.6	2 741.0	3 104.9
中西医结合门诊部	192.1	253.0	310.0	360.8	368.2	394.8
民族医门诊部	2.4	5.7	6.2	5.3	4.4	6.2
中医类诊所	11 781.4	13 660.9	14 973.2	16 469.8	15 738.2	16 875.7
中医诊所	9 215.8	10 894.3	11 993.5	13 363.2	12 808.7	13 256.9
中西医结合诊所	2 446.7	2 644.4	2 856.9	2 987.6	2 816.8	2 918.3
民族医诊所	118.8	122.2	122.8	119.0	112.7	122.0
中医诊所(备案)						578.5
非中医类机构中医类临床科室	22 498.3	25 522.2	26 300.3	29 209.2	27 213.2	30 938.4
中医类诊疗量占总诊疗量(不包含村卫生室的比例%)	15.7	15.9	16.1	16.4	16.8	16.9

注：数据来源 2022 年《中国卫生健康统计年鉴》

我国中医类医疗机构诊疗人次各地区不均衡。2021 年东部地区中医类医疗机构诊疗人次为 62 162.6 万人次，中部地区中医类医疗机构诊疗人次为 25 963.6 万人次，西部地区中医类医疗机构诊疗人次为 32 106.8 万人次；中医类医疗机构诊疗人次最多的地区为东部地区、其次为西部地区，诊疗人次最少的地区是中部地区。2021 年东部地区中医类医院的诊疗人次为 35 374.8 万人次，比中部地区中医类医院诊疗人次多 17 130.1 万人次，比西部地区中医类医院诊疗人次多 15 477.3 万人次(见表 3-8-2)。[①] 中医类门诊部、中医类诊所、其他机构中医类临床科室也都是东部地区诊疗人次数最多，中部地区诊疗人次数最少。

[①] 中国政府网. 2022 年中国卫生健康统计年鉴[EB/OL]. (2023-05-17)[2023-7-20]. http://www.nhc.gov.cn/mohwsbwstjxxzx/tjtjnj/202305/6ef68aac6bd14c1eb9375e01a0faa1fb.shtml.

表 3-8-2　2021年各地区中医类医疗机构诊疗人次统计(万人次)

地区	总计	中医类医院	中医医院	中西医结合医院	民族医医院	中医类门诊部	中医类诊所	非中医类医疗机构中医类临床科室
总计	120 233.0	68 912.9	59 667.8	7 790.1	1 455.0	3 505.9	16 875.7	30 938.4
东部	62 162.6	35 374.8	30 148.7	5 200.3	25.8	2 587.1	6 890.2	17 310.5
中部	25 963.6	16 083.7	14 950.2	1 117.1	16.4	542.3	3 390.9	5 946.6
西部	32 106.8	17 454.4	14 569.0	1 472.7	1 412.7	376.4	6 594.6	7 681.3

注：数据来源2022年《中国卫生健康统计年鉴》

2021年中医医院病床使用率为73.9%，比2019年减少了1.6%；中医医院平均住院日为9.3天，比2020年减少了0.2天；中医医院日均担负诊疗人次为6.6人，比2019年增加了0.5人；医师日均担负住院床日为2.0天，比2019年减少了0.3天。按医院等级来看，2021年三级医院的病床使用率最高，为82.7%，其次为二级医院，病床使用率为70.7%；一级医院病床使用率最低，为45.1%。三级医院的平均住院日最长，为9.9天；其次为一级医院，平均住院日为9.1天，二级医院的平均住院日最短，为8.8天。医师日均担负诊疗人次最多的为三级医院，为7.7人；其次为二级医院，为6.0人次；最少的为一级医院，为4.4人次。医师日均担负住院床日最长的为三级医院，为2.1天，其次为二级医院为2.0天，最短的为一级医院，为1.1天。2021年公立医院的病床使用率、医师日均担负诊疗人次、医师日均担负住院床日都多于民营医院。公立医院的平均住院日为9.3日，民营医院的平均住院日为9.7日。按医院类别来看，2021年中医综合医院的病床使用率和医师日均担负诊疗人次都多于中医专科医院。而中医专科医院的平均住院日比中医综合医院多出2.3天；中医综合医院和中医专科医院的医师日均担负住院床日分别为6.7日和5.0日。(见表3-8-3)。[1]

---

[1] 中国政府网.2022年中国卫生健康统计年鉴[EB/OL].(2023-05-17)[2023-7-20]. http://www.nhc.gov.cn/mohwsbwstjxxzx/tjtjnj/202305/6ef68aac6bd14c1eb9375e01a0faa1fb.shtml.

表 3-8-3　2021 年中医医院病床使用及工作效率统计

分类	病床使用率(%) 2020	病床使用率(%) 2021	平均住院日 2020	平均住院日 2021	医师日均担负诊疗人次数 2020	医师日均担负诊疗人次数 2021	医师日均担负住院床日 2020	医师日均担负住院床日 2021
中医医院合计	72.3	73.9	9.5	9.3	6.1	6.6	2.0	2.0
按医院等级分								
三级医院	79.7	82.7	10.4	9.9	6.8	7.4	2.0	2.1
内：三甲医院	79.4	83.4	10.7	10.2	6.8	7.7	2.0	2.0
二级医院	70.7	70.7	8.8	8.8	5.7	6.0	2.1	2.0
一级医院	43.8	45.1	8.9	9.1	4.2	4.4	1.1	1.1
按登记注册类型分								
公立医院	75.2	77.0	9.5	9.3	6.3	6.9	2.0	2.1
民营医院	52.7	54.2	9.5	9.7	4.0	4.3	1.6	1.6
按医院类别分								
中医综合医院	73.0	74.5	9.4	9.2	6.1	6.7	2.0	2.0
中医专科医院	62.0	65.8	11.6	11.5	4.6	5.0	2.0	2.1

注：数据来源 2022 年《中国卫生健康统计年鉴》

医院的次均门诊费用逐年增加，由 2015 年的 208.2 元增加到 2021 年的 289.5 元，年均增长率为 7.32%；2021 年公立中医医院的门诊药费占门诊费用的比例为 51.9%，比 2015 年减少了 6.9%；公立中医医院人均住院费用为逐年增加，由 2015 年的 6715.9 元增加到 2021 年 8739.6 元，年增长率为 5.17%；2020 年公立中医医院的住院药费占住院费用的比例为 26.9%，比 2015 年减少 11.3%（见表 3-8-4）。[①]

表 3-8-4　2015 年—2021 年公立中医类医院病人医药费用统计

	次均门诊费用(元)	药费	门诊药费占门诊费用(%)	次均住院费用(元)	药费	住院药费占住院费用(%)
2015	208.2	122.5	58.8	6 715.9	2 564.5	38.2
2017	229.8	128.0	55.7	7 197.6	2 341.1	32.5
2018	243.0	132.8	54.6	7 510.3	2 231.2	29.7
2019	255.3	139.2	54.5	7 867.2	2 272.7	28.9

---

① 中国政府网. 2022 年中国卫生健康统计年鉴[EB/OL]. (2023-05-17)[2023-7-20]. http://www.nhc.gov.cn/mohwsbwstjxxzx/tjtjnj/202305/6ef68aac6bd14c1eb9375e01a0faa1fb.shtml.

续表

	次均门诊费用(元)		门诊药费占门诊费用(%)	次均住院费用(元)		住院药费占住院费用(%)
		药费			药费	
2020	284.4	151.5	53.3	8 450.5	2 277.2	26.9
2021	289.5	150.3	51.9	8 739.6	2 256.7	25.8

注：数据来源2022年《中国卫生健康统计年鉴》

二、中医类医疗卫生机构数量不足

从中医类医疗卫生机构的数量来看，中医类医院的数量逐年增加，由2015年的3 966个增加到2021年5 715个，年平均增长率为7.64%；与2020年综合医院的数量20 133个还存在较大的差距。中医类门诊部的数量逐年增加，由2015年的1 640个增加到2021年的3 539个，年平均增长率为23.16%。中医类诊所的数量逐年增加，由2015年40 888个增加到67 743个，年平均增长率为10.96%。中医类研究机构的数量先增加然后减少最后又增加，整体来看中医类研究机构的数量处于减少的趋势，2021年中医类研究机构比2015年中医类研究机构减少了9个(见表3-8-5)。[①]

表3-8-5 2015年—2021年中医类医疗卫生机构数统计(个)

机构名称	2015	2017	2018	2019	2020	2021
总计	46 541	54 243	60 738	65 809	72 355	77 336
中医类医院	3 966	4 566	4 939	5 232	5 482	5 715
中医类门诊部	1 640	2 418	2 958	3 267	3 539	3 840
中医类诊所	40 888	47 214	52 799	57 268	63 291	67 743
中医类研究机构	47	45	42	42	43	38

注：数据来源2022年《中国卫生健康统计年鉴》

二级及以上公立综合医院设立中医类临床科室的机构的数量逐年上升，由2015年的3 948个上升到2021年的4 110个，年平均增长率为0.62%；社区卫生服务中心设立中医类临床科室的机构的数量逐渐上升由2015年的3 013个增加到2021年的4 944个，年平均增长率为10.47%。2021年二级及以上公立综合医院设立中医类临床科室的机构的数量为4 110个占同类机构总数的比例88.3%。2021年社区卫生服务中心设有中医类临床科室的机

[①] 中国政府网. 2022年中国卫生健康统计年鉴[EB/OL]. (2023-05-17)[2023-7-20]. http://www.nhc.gov.cn/mohwsbwstjxxzx/tjtjnj/202305/6ef68aac6bd14c1eb9375e01a0faa1fb.shtml.

构占同类机构总数的比例为63.1%（见表3-8-6）。①

表3-8-6 2015年—2021年设有中医类临床科室的医疗卫生机构数统计

机构名称	2015	2017	2018	2019	2020	2021
设立中医类临床科室的机构数（个）						
二级及以上公立综合医院	3 948	3 932	3 986	4 010	4 071	4 110
社区卫生服务中心	3 013	3 391	3 630	3 940	4 590	4 944
乡镇卫生院	11 886	12 985	13 835	14 654	17 414	18 609
设有中医类临床科室的机构占同类机构总数的%						
二级及以上公立综合医院	82.3	83.6	84.4	85.0	86.7	88.3
社区卫生服务中心	51.1	53.1	54.7	56.3	63.1	65.8
乡镇卫生院	33.4	36.6	39.1	41.7	50.1	55.1

注：数据来源2022年《中国卫生健康统计年鉴》

从提供中医服务的基层医疗卫生机构来看，社区卫生服务中心中提供中医服务的机构的数量逐年上升，由2015年的5 718个增加到2021年的7 513个。提供中医服务的社区卫生服务中心占社区卫生服务中心的比例也不断上升，由2015年的96.9%上升到2021年的99.1%。2021年中国共有社区卫生服务中心7 513个，其中提供中医服务的社区卫生服务中心共有7 480个；2020年社区卫生服务中心提供中医服务已经实现了全覆盖。社区卫生服务站中提供中医服务的机构数量逐年上升，由2015年的7 734个增加到2021年的11 509个；提供中医服务的社区卫生服务站的数量占社区卫生服务站总数的比例不断上升，由2015年的81.0%上升到2021年的93.0%。2021年中国共有社区卫生服务站12 381个，其中提供中医服务的社区卫生服务站的数量达到10 868个，所占比重为93.0%。②

表3-8-7 2015年—2021年提供中医服务的基层医疗卫生机构数统计

机构名称	2015	2017	2018	2019	2020	2021
社区卫生服务中心（个）	5 899	6 387	6 640	6 995	7 271	7 513
提供中医服务的机构	5 718	6 274	6 540	6 878	7 201	7 480
所占比重（%）	96.9	98.2	98.5	98.3	99	99.6
社区卫生服务站（个）	9 552	10 289	10 880	11 615	11 995	12 381
提供中医服务的机构	7 734	8 792	9 490	9 981	10 868	11 509
所占比重（%）	81.0	85.5	87.2	85.9	90.6	93.0

① 中国政府网.2022年中国卫生健康统计年鉴[EB/OL].(2023-05-17)[2023-7-20]. http://www.nhc.gov.cn/mohwsbwstjxxzx/tjtjnj/202305/6ef68aac6bd14c1eb9375e01a0faa1fb.shtml.
② 中国政府网《中国卫生健康统计年鉴》[EB/OL]. http://www.nhc.gov.cn/mohwsbwstjxxzx/tjtjnj/202305/6ef68aac6bd14c1eb9375e01a0faa1fb.shtml

续表

机构名称	2015	2017	2018	2019	2020	2021
乡镇卫生院（个）	33 070	35 509	35 350	35 154	34 757	33 760
提供中医服务的机构	33 052	34 095	34 304	34 148	34 068	33 470
所占比重（%）	93.0	96.0	97.0	97.1	98	99.1
村卫生室（个）	587 472	584 851	577 553	573 186	568 590	559 992
提供中医服务的机构	354 113	388 518	398 471	408 588	423 492	447 455
所占比重（%）	60.3	66.4	69.0	71.3	74.5	79.9

注：数据来源2022年《中国卫生健康统计年鉴》

我国各地区中医类医疗卫生机构分布不均衡。2021年东部地区拥有中医类医疗卫生机构数量为30 484个，占全国中医类医疗卫生机构总数的比例为39.60%；中部地区拥有中医类医疗卫生机构的数量为19 817个，占全国中医类医疗卫生机构总数的比例为25.44%；西部地区拥有中医类医疗卫生机构的数量为27 035个，占全国中医类医疗卫生机构总数的比例为34.96%。2021年东部地区拥有中医类医院的数量为1 985个，中部地区拥有中医类医院的数量为1 851个，西部地区拥有中医类医院的数量为1 879个，三个地区有用中医类医院的数量相差不大。2021年东部地区拥有中医类门诊部的数量为2 136个，比中部地区多出1 204个，比西部地区多出1 581个。东部地区中医类诊所的数量最多，达到26 343个；其次是西部地区，数量为24 569个，数量最少的是中部地区，数量为16 831个。2021年中医类研究机构数量最多的是东部地区，数量为20个，数量最少的为中部地区，仅有6个（见表3-8-8）。整体来看，中医类医疗卫生机构的分布不均衡。[1]

表3-8-8　2021年各地区中医类医疗卫生机构数统计（个）

地区	总计	中医类医院	医院中医	中西医结合医院	民族医医院	中医类门诊部	中医类诊所	中医类研究机构
总计	77 336	5 715	4 630	756	329	3 840	67 743	38
东部	30 484	1 985	1 715	265	5	2 136	26 343	20
中部	19 817	1 851	1 586	257	8	1 129	16 831	6
西部	27 035	1 879	1 329	234	316	575	24 569	12

注：数据来源2022年《中国卫生健康统计年鉴》

---

[1] 中国政府网. 2022年中国卫生健康统计年鉴［EB/OL］.（2023-05-17）[2023-7-20]. http://www.nhc.gov.cn/mohwsbwstjxxzx/tjtjnj/202305/6ef68aac6bd14c1eb9375e01a0faa1fb.shtml.

三、中医类医疗机构床位数量不足

中医类医院的床位数逐年增加，由2015年819 412个增加到2021年的1 197 032个，年平均增长率为8.02%。中医类门诊部的床位数先减少然后增加最后又减少，整体来看中医类门诊部的床位数处于减少趋势，由2015年的585个减少到2021年的438个，年平均减少率为6.71%。其他医疗机构中医类临床科室的床位数逐年增加，由2015年的137 526个增加到2021年的307 330个，年平均增长率为21.35%。虽然中医类医疗机构的床位数不断增加，但是与2021年医院床位数7 131 186张相比还存在很大的差距。[①]

表3-8-9 2015—2021年中国历年中医类医疗机构床位数统计（张）

机构名称	2015	2017	2018	2019	2020	2021
总计	957 523	1 135 615	1 234 237	1 328 752	1 432 900	1 505 309
中医类医院	819 412	951 356	1 021 548	1 091 630	1 148 135	1 197 032
中医医院	715 393	818 216	872 052	932 578	981 142	1 022 754
中西医结合医院	78 611	99 680	110 579	117 672	124 614	132 094
民族医医院	25 408	33 460	38 917	41 380	42 379	42 184
中医类门诊部	585	494	548	536	438	947
中医门诊部	370	409	423	402	294	590
中西医结合门诊部	197	72	112	124	142	303
民族医门诊部	18	13	13	10	2	54
非中医类医疗机构中医类临床科室	137 526	183 765	212 141	236 586	284 327	307 330

注：数据来源2022年《中国卫生健康统计年鉴》

综合医院中中医类临床科室床位数逐年增加，由2018年的106745张增加到2021年的142415张，年平均增长率为12.59%；2021年综合医院中中医类临床科室床位数量为142 415张，赞同机构床位数的比例为3.0%。专科医院中中医类临床科室床位数逐年增加由2018年18 112张增加到27311张，年平均增长率为22.69%；2021年专科医院中中医类临床科室床位数为27311张，占同类机构床位数的比例为2.0%。社区卫生服务中心（站）中中医类临床科室床位数逐年增加，由2018年的12 362张增加到2021年的18 756张，年平均增长率为15.39%；2021年社区卫生服务中心（站）中中医类临床科室床位数为

[①] 中国政府网《中国卫生健康统计年鉴》[EB/OL]. http://www.nhc.gov.cn/mohwsbwstjxxzx/tjtjnj/202305/6ef68aac6bd14c1eb9375e01a0faa1fb.shtml

18 756 张，占同类机构床位数的比例为 7.5%（见表 3-8-10）。[①]

表 3-8-10　2018 年—2021 年其他医疗卫生机构中医类临床科室床位数统计

科别	其他医疗卫生机构中医类临床科室床位数（张）				占同类机构床位数的 %			
	2018	2019	2020	2021	2018	2019	2020	2021
总计	212 141	236 586	284 327	307 330				
综合医院	106 745	115 551	133 628	142 415	2.4	2.5	2.9	3.0
专科医院	18 112	20 743	26 333	27 311	1.7	1.8	2.1	2.0
社区卫生服务中心（站）	12 362	13 678	16 167	18 756	5.3	5.8	6.8	7.5
乡镇卫生院	71 148	81 846	101 833	111 512	5.3	6.0	7.3	7.9
其他医疗卫生机构	3 774	4 768	6 366	7 336	0.7	0.9	1.1	1.2

注：数据来源 2022 年《中国卫生健康统计年鉴》

2021 年东部地区中医类医疗机构床位数为 520 540 张，占中国中医类机构床位总数的比例为 35.00%；中部地区中医类医疗机构床位数为 475 341 张，占中国中医类机构床位总数的比例为 31.37%；西部地区中医类医疗机构床位数为 509 428 张，占中国中医类机构床位总数的比例为 33.63%。整体来看三个地区中医类医疗机构床位数量差别不大。2021 年东部地区中医类医院床位数为 432 583 张，比中部地区多出 53 403 张，比西部地区多出 58117 张。2021 年中医类门诊部床位数最多的地区是中部地区，床位数为 367 张；比西部地区多出 52 张，比东部地区多出 124 张。2021 年其他机构中医类临床科室床位数量最多的是西部地区，拥有床位数 128 961 张，拥有床位数最少的是东部地区，共 87 692 张（见表 3-8-11）。[②]

---

① 中国政府网. 2022 年中国卫生健康统计年鉴[EB/OL]. (2023-05-17)[2023-7-20]. http://www.nhc.gov.cn/mohwsbwstjxxzx/tjtjnj/202305/6ef68aac6bd14c1eb9375e01a0faa1fb.shtml.

② 中国政府网. 2022 年中国卫生健康统计年鉴[EB/OL]. (2023-05-17)[2023-7-20]. http://www.nhc.gov.cn/mohwsbwstjxxzx/tjtjnj/202305/6ef68aac6bd14c1eb9375e01a0faa1fb.shtml.

表 3-8-11　2021 年各地区中医类医疗机构床位数统计

地区	总计	中医类医院	中医医院	中西医结合医院	民族医医院	中医类门诊部	非中医类医疗机构中医类临床科室
总计	1 505 309	1 197 032	1 022 754	132 094	42 184	947	307 330
东部	520 540	432 583	367 960	64 027	596	265	87 692
中部	475 341	384 297	352 600	31 035	662	367	90 677
西部	509 428	380 152	302 194	37 032	40 926	315	128 961

注：数据来源 2022 年《中国卫生健康统计年鉴》

四、中医药人员短缺

我国中医药人员数逐年上升，由 2015 年的 58 万人增长到 2020 年的 88.5 万人，年均增长率为 8.59%。其中，中医类别执业（助理）医师数量逐年上升，由 2015 年 45.2 万人增加到 2021 年的 73.2 万人，年均增长率为 10.22%；中药师（士）的数量逐年上升，由 2015 年的 11.4 万人增加到 2021 年的 13.7 万人，年均增长率为 2.98%；见习中医师的数量先增加后减少，由 2015 年和 2016 年的 1.4 万人增加到 2017 年和 2018 年的 1.6 万人后又减少到 2019 年和 2020 年的 1.5 万人，2021 年又增加到 1.6 万人。2021 年中医类别执业（助理）医师数量为 73.2 万人，占同类人员总数的比例为 17.1%；见习中医师的数量为 1.6 万人，占同类人员总数的比例为 9.6%；中药师（士）的数量为 13.7 万人，占同类人员总数的比例为 26.3%（见表 3-8-12）。由此可见，中医药人员的配置仍需加强。

表 3-8-12　2015 年—2021 年中医药人员数统计

人员类别	2015	2017	2018	2019	2020	2021
中医药人员总数（万人）	58.0	66.4	71.5	76.7	82.9	88.5
中医类别执业（助理）医师	45.2	527	57.5	62.5	68.3	73.2
见习中医师	1.4	1.6	1.6	1.5	1.5	1.6
中药师（士）	11.4	12.0	12.4	12.7	13.1	13.7
占同类人员总数的 %						
中医类别执业（助理）医师	14.9	15.6	16.0	16.2	16.7	17.1
见习中医师	6.4	7.7	7.6	7.9	8.2	9.6
中药师（士）	26.9	26.6	26.5	26.3	26.4	26.3

注：数据来源 2022 年《中国卫生健康统计年鉴》

中医药人员分布不均衡，2021年东部地区中医药人员数量为381 681人，比中部地区多出135 928人，比西部地区多出115 939人。中医类别执业（助理）医师数量最多的地区是东部地区，共拥有中医类别执业（助理）医师294 414人；中医类别执业（助理）医师数量最少的是中部地区，共拥有中医类别执业（助理）医师数量为199 017人。见习中医师数量最多的地区为西部地区，共拥有见习中医师的数量为7 953人，比东部地区多出2 197人，比中部地区多出2197人。东部地区拥有中药师（士）的数量为63 422人，比中部地区多出24328人，比西部地区多出27 764人（见表3-8-13）。[1]

表 3-8-13　2021年各地区中医药人员数统计

地区	合计	中医类别执业（助理）医师	见习中医师	中药师（士）
总计	884 815	731 677	16 419	136 719
东部	381 681	313 392	4 867	63 422
中部	241 071	199 017	3 599	38 455
西部	262 063	219 268	7 953	34 842

注：数据来源2022年《中国卫生健康统计年鉴》

中医类医院人员数逐年增加，由2015年的940 387人增加到2021年的1 394 421人，年均增长率为8.10%。中医类门诊部的人员数逐年增加，由2015年的21 434人增加到2021年的51 44人，年均增长率为25.02%。中医类诊所人员数逐年增加，由2015年的79 314人增加到2021年的154 378人，年均增长率为15.52%。中医类研究机构人员数量由2015年的3107人增加到2016年的2 965人后又减少到2020年的2 509人，后又增加到2021年的2 516人，年均减少率为3.63%（见表3-8-14）。中医类研究机构的人员数量有待提高。[2]

表 3-8-14　2015年—2021年中医类医疗卫生机构人员数统计（人）

机构类别	2015	2017	2018	2019	2020	2021
总计	1 044 242	1 226 170	1 321 902	1 421 203	1 513 024	1 602 459
中医类医院	940 387	1 094 773	1 169 359	1 260 689	1 321 390	1 394 421
中医类门诊部	21 434	32 731	40 468	44 868	48 248	51 144
中医类诊所	79 314	96 111	109 662	123 116	140 877	154 378
中医类研究机构	3 107	2 555	2 413	2 530	2 509	2 516

注：数据来源2022年《中国卫生健康统计年鉴》

---

[1] 中国政府网. 2022年中国卫生健康统计年鉴[EB/OL].（2023-05-17）[2023-7-20]. http://www.nhc.gov.cn/mohwsbwstjxxzx/tjtjnj/202305/6ef68aac6bd14c1eb9375e01a0faa1fb.shtml.

[2] 中国政府网. 2022年中国卫生健康统计年鉴[EB/OL].（2023-05-17）[2023-7-20]. http://www.nhc.gov.cn/mohwsbwstjxxzx/tjtjnj/202305/6ef68aac6bd14c1eb9375e01a0faa1fb.shtml.

2021年中医类医院中的中医类别执业（助理）医师数量为216 881人，占中医类别占同类机构执业（助理）医师总数的比例为50.0%。中医类医院中中药师（士）的数量为39 392人，占中药师（士）占同类机构药师（士）总数的比例为50.5%。中医类门诊部中中医类别执业（助理）医师的数量为19 694人，占中医类别占同类机构执业（助理）医师总数的比例为81.0%。中医类门诊部中中药师（士）的人数为3307人，占中药师（士）占同类机构药师（士）总数的比例为79.9%。2021年中医诊所中中医类别执业（助理）医师数量为62 961人，占中医类别占同类机构执业（助理）医师总数的比例为86.3%。中医诊所中中药师（士）的数量为13 030人，占中药师（士）占同类机构药师（士）总数的比例为93.0%（见表3-8-15）。[①]

表3-8-15 2021年中医类医疗机构卫生技术人员数统计

机构类别	中医类别执业（助理）医师（人）2020	2021	中药师（士）（人）2020	2021	注册护士（人）2020	2021	中医类别占同类机构执业（助理）医师总数的% 2020	2021	中药师（士）占同类机构药师（士）总数的% 2020	2021
总计	288 939	313 026	54 822	57 596	545 017	584 784	56.5	57.4	58.6	58.5
中医类医院	202 166	216 881	38 196	39 392	506 394	542 962	50.0	50.7	51.0	50.5
中医类门诊部	17 853	19 694	3 163	3 307	9 602	10 466	79.8	81.0	80.5	79.9
中医诊所	60 719	62 961	12 545	13 030	19 366	21 198	86.3	86.3	93.0	93.0

注：数据来源2022年《中国卫生健康统计年鉴》

2021年综合医院中中医类别执业（助理）医师的人数为131 148人，占中医类别占同类机构执业（助理）医师总数的比例为7.9%；综合医院中中药师（士）的人数为32 374人，占中药师（士）占同类机构药师（士）总数的比例为15.6，与2019年综合医院中中药师（士）数量占中药师（士）占同类机构药师（士）总数的比例相比，占比减少了0.3%。2021年专科医院中中医类别执业（助理）医师人数为26 989人，占中医类别占同类机构执业（助理）医师总数的比例为8.8%；专科医院中中药师（士）人数为6 102人，占中药师（士）占同类机构药师（士）总数的比例为14.9%，与2019年专科医院中中药师（士）数量占中药师（士）占同类机构药师（士）总数的比例相比，占比减少了0.3%。2021年社区卫生服务中心中中医类别执业（助理）医师的人数为40 631人，占中医类别占同类机构执业（助理）医师总数的比例为21.1%；社区卫生服务中心中中药师（士）的人数为9 192人，占中药师（士）占同类机构药师（士）总数的比例为25.2%，与2019年社区卫生服务中心中中药师（士）数量占中药

---

① 中国政府网《中国卫生健康统计年鉴》[EB/OL]. http://www.nhc.gov.cn/mohwsbwstjxxzx/tjtjnj/202305/6ef68aac6bd14c1eb9375e01a0faa1fb.shtml

师(士)占同类机构药师(士)总数的比例相比,占比减少了0.4%。2021年社区卫生服务站中中医类别执业(助理)医师人数为15 790人,占同类机构执业(助理)医师总数的比例为29.9%;社区卫生服务站中中药师(士)的人数为1 812人,占同类机构药师(士)总数的比例为33.2%。门诊部中中医类别执业(助理)医师的人数为13 323人,占同类机构执业(助理)医师总数的比例为8.0%;门诊部中中药师(士)的人数为2 248人,占同类机构药师(士)总数的比例为25.5%,与2019年门诊部中中药师(士)数量占中药师(士)占同类机构药师(士)总数的比例相比,占比减少了0.6%。诊所中中医类别执业(助理)医师的人数为26 960人,占同类机构执业(助理)医师总数的比例为9.9%;诊所中中药师(士)人数为3 120人,占同类机构药师(士)总数的比例为36.2%。2021年妇幼保健机构中中医类别执业(助理)医师的人数为10 264人,占同类机构执业(助理)医师总数的比例为6.4%;妇幼保健机构中中药师(士)的人数为2 480人,占同类机构药师(士)总数的比例为13.4%,与2021年妇幼保健机构中中药师(士)数量占中药师(士)占同类机构药师(士)总数的比例相比,占比减少了0.3%。2021年专科疾病防治机构中中医类别执业(助理)医师的人数为945人,占同类机构执业(助理)医师总数的比例为6.9%;专科疾病防治机构中中药师(士)人数为341人,占同类机构药师(士)总数的比例为14.3%。

其他医疗卫生机构中中医类别执业(助理)医师数量为13 047人,占同类机构执业(助理)医师总数的比例为8.0%,与2019年其他医疗卫生机构中中医类别执业(助理)医师占同类机构执业(助理)医师总数的相比,占比增加了0.3%;2021年其他医疗卫生机构中中药师(士)数量为1 991人,占同类机构药师(士)总数的比例为21.4%。[1]

表3-8-16　2021年其他医疗卫生机构中医类人员数统计

机构类别	中医类别执业(助理)医师(人)			中药师(士)(人)			中医类别占同类机构执业(助理)医师总数的比例(%)			中药师(士)占同类机构药师(士)总数的比例(%)		
年份	2019	2020	2021	2019	2020	2021	2019	2020	2021	2019	2020	2021
总计	359 129	393 241	418 651	75 205	76 269	79 123	10.6	10.6	11.2	19.0	18.9	18.7
综合医院	114 440	123 263	131 148	31 118	31 118	32 374	7.5	7.5	7.9	15.7	15.5	15.6
专科医院	22 189	24 529	26 989	5 485	5 673	6 102	8.5	8.5	8.8	15.4	15.0	14.9
社区卫生服务中心	34 541	37 753	40 631	8 354	8 706	9 192	20.3	20.3	21.1	25.6	25.2	25.2
社区卫生服务站	14 085	15 337	15 790	1 752	1 807	1 812	28.1	28.1	29.9	31.6	33.0	33.2
乡镇卫生院	82 985	91 168	95 506	19 121	18 897	18 651	16.5	16.5	18.2	24.3	23.8	23.0

---

[1] 中国政府网. 2022年中国卫生健康统计年鉴[EB/OL]. (2023-05-17)[2023-7-20]. http://www.nhc.gov.cn/mohwsbwstjxxzx/tjtjnj/202305/6ef68aac6bd14c1eb9375e01a0faa1fb.shtml.

续表

机构类别	中医类别执业（助理）医师（人）			中药师（士）（人）			中医类别占同类机构执业（助理）医师总数的比例（%）			中药师（士）占同类机构药师（士）总数的比例（%）		
门诊部	11 076	11 946	13 323	1 932	2 025	2 248	9.2	9.2	8.0	26.5	25.7	25.5
诊所	25 426	26 794	26 960	2 973	3 013	3 120	10.9	10.9	9.9	36.3	36.9	36.2
妇幼保健机构	7 874	9 069	10 264	2 193	2 289	2 480	5.5	5.5	6.4	13.5	13.3	13.4
专科疾病防治机构	1 012	1 026	945	380	380	341	6.7	6.7	6.9	14.6	14.7	14.3
村卫生室	33 698	39 655	44 048			812	15.8	15.8	18.6			20.7
其他医疗卫生机构	11 803	12 701	13 047	1 897	2 361	1 991	7.7	0.4	8.0	22.0	27.3	21.4

注：数据来源2022年《中国卫生健康统计年鉴》

2021年东部地区中医医院人员数为489 676人，占全国中医医院人员数的比例为41.31%；中部地区中医医院人员数为370 168人，占全国中医医院人员数的比例为31.13%；西部地区中医医院人员数为329 493人，占全国中医医院人员数的比例为27.56%。2021年卫生技术人员数量最多的地区为东部地区，共拥有卫生技术人员417912人；卫生技术人员数量最少的地区为西部地区，拥有卫生技术人员282 246人。2021年拥有执业（助理）医师、注册护士、药师（士）、技师（士）数量最多的地区是东部地区，拥有执业（助理）医师、注册护士、药师（士）、技师（士）数量最多的地区是西部地区（见表3-8-17）。[1] 因此，西部地区和中部地区中医医院有待进一步引进优秀的中医类卫生人才。

表3-8-17　2021年各地区中医医院人员数统计

地区	合计	卫生技术人员小计	执业（助理）医师	执业医师	注册护士	药师（士）	技师（士）	其他卫生技术人员	其他技术人员	仅从事管理人员	工勤技能人员
总计	1 189 337	1 016 890	363 624	338 570	464 899	67 654	66 967	53 746	52 604	37 661	82 182
东部	489 676	417 912	158 031	149 060	184 559	29 917	26 072	19 333	22 589	15 054	34 121
中部	370 168	316 732	113 393	103 785	147 054	20 711	21 537	14 037	18 005	11 218	24 213
西部	329 493	282 246	92 200	85 725	133 286	17 026	19 358	20 376	12 010	11 389	23 848

注：数据来源2022年《中国卫生健康统计年鉴》

从人员年龄来看，公立中医医院中各职务中人员年龄在25岁以下的人员占比均不超过9%，最小的比例达到0.5%；60岁以上的人员占比都在0.3%以上，最大的比例达到

---

[1] 中国政府网. 2022年中国卫生健康统计年鉴［EB/OL］.（2023-05-17）［2023-7-20］. http：//www.nhc.gov.cn/mohwsbwstjxxzx/tjtjnj/202305/6ef68aac6bd14c1eb9375e01a0faa1fb.shtml.

4.7%。公立中医医院人员的年龄集中分布在25—54岁之间,在这之中各个年龄段的各类人员占比均超过10%(见表3-8-18);公立中医医院人才的年龄和工作年限分布同样也存在着较大的差距。

从人员工作年限来看,公立中医医院工作人员的工作年限集中在5—9年,占比为25.4%。公立中医医院中工作年限30年的人员占比为10.7%。疾病预防控制中心中的医疗卫生人员工作年限为5年以下的人员占比为24.7%(见表3-8-18),这一部分人才存在着极其不稳定性。

从人员学历情况来看,公立中医医院中卫生人员的学历大多集中在大学本科和大专学历,公立中医医院卫生人员中各类工作人员的大学本科学历占比都在33%以上,其中占比最高的是执业(助理)医师,学历为大学本科的执业(助理)医师占比已经达到51.9%。公立中医医院卫生工作人员中大专学历占比都在18%以上,其中占比最高的是注册护士,学历为大专的注册护士的占比为50.7%。而公立中医医院人员中各类工作人员的研究生学历占比都低于17%,其中占比最高的是执业(助理)医师,学历为研究生的执业(助理)医师占比为16.9%,占比最低的是注册护士,学历为研究生的注册护士的占比为0.1%(见表3-8-18)。由此可见,公立中医医院卫生人员的学历还有待提升。

从公立中医医院卫生人员的专业技术资格来看,公立中医医院人员的专业技术资格主要集中在师级/助理和士级。公立中医医院人员中的各类工作人员中专业技术资格为师级/助理的人员占比都高于15%,其中占比最高的为药师(士),药师(士)中专业技术资格为师级/助理的人员占比为35.8%。公立中医医院人员中的各类工作人员中专业技术资格为士级的人员占比都高于8%,其中占比最高的是注册护士,占比为43.5%。专业技术资格为副高的各类公立中医医院人员占比都低于16%,其中占比最高的为执业(助理)医师,占比为15.6%;占比最低的为注册护士,占比为3.4%。专业技术资格为正高的各类卫生技术人员占比都低于7%,其中占比最高的为执业(助理)医师,占比为6.5%,占比最低的为注册护士,占比为0.4%(见表3-8-18)。因此,公立中医医院人员的专业技术资格还有待提升。

从公立中医医院人员的聘任技术资格来看,公立中医医院人员的聘任技术资格主要集中在师级/助理和士级。公立中医医院人员中的各类工作人员中聘任技术资格为师级/助理的人员占比都高于20%,其中占比最高的为药师(士),药师(士)中专业技术资格为师级/助理的人员的占比为35.4%。公立中医医院人员中的各类工作人员中聘任技术资格为士级的人员占比都高于7%,其中占比最高的是注册护士,占比为42.1%。聘任技术资格为副高的各类卫生技术人员占比都低于16%,其中占比最高的为执业(助理)医师,占比为15.6%;占比最低的为注册护士,占比为3.3%。聘任技术资格为正高的各类卫生技术人员占比都低于7%,其中占比最高的为执业(助理)医师,占比为6.1%,占比最低的为注册护士，占比为 0.3%（见表 3-8-18）。因此，公立中医医院人员的聘任技术资格还有待提升。[①]

表 3-8-18 2021 年公立中医医院人员性别、年龄、学历及职称构成统计（%）

分类	卫生技术人员合计	执业（助理）	执业医师	注册护士	药师（士）	技师（士）	其他卫生技术人员	其他技术人员	管理人员
总计	100.0	100.0	100.0	100.0	100.0	100.0	100.0	100.0	100.0
按性别分									
男	27.2	53.8	54.1	2.9	32.4	38.9	42.9	38.9	43.2
女	72.8	46.2	45.9	97.1	67.6	61.1	57.1	61.1	56.8
按年龄分									
25 岁以下	9.0	0.6	0.2	13.8	4.3	10.3	19.2	5.0	3.2
25—34 岁	47.1	34.1	33.7	55.4	40.5	48.2	57.6	43.8	32.6
35—44 岁	24.7	33.6	33.9	20.0	26.9	23.3	15.0	28.9	28.1
45—54 岁	14.5	21.8	21.9	9.7	21.8	14.4	6.4	18.2	27.6
55—59 岁	3.3	6.6	6.8	0.9	5.6	3.2	1.3	3.3	7.4
60 岁及以上	1.4	3.4	3.6	0.2	1.0	0.7	0.5	0.7	1.2
按工作年限分									
5 年以下	27.4	19.1	18.5	29.6	18.3	29.5	54.5	26.7	18.7
5—9 年	25.8	21.7	21.8	29.9	23.3	25.2	22.7	25.8	18.6
10—19 年	24.0	25.7	25.9	25.0	24.4	21.4	13.5	23.5	22.1
20—29 年	13.8	19.4	19.3	10.2	19.0	15.0	5.9	14.4	20.8
30 年及以上	9.0	14.1	14.4	5.4	15.0	9.0	3.4	9.6	19.8
按学历分									
研究生	8.0	21.1	22.4	0.2	5.2	2.1	4.8	3.8	7.2
大学本科	43.0	56.0	58.2	31.8	45.5	44.4	49.1	43.9	50.0
大专	36.9	18.1	15.5	51.1	31.7	41.6	35.2	34.7	29.8
中专及中技	11.6	4.5	3.6	16.8	15.1	11.2	9.5	11.5	8.0
技校	0.1	0	0.0	0.1	0.2	0.1	0.2	0.9	0.4
高中及以下	0.4	0.3	0.2	0.1	2.3	0.6	1.1	5.3	4.7
按专业技术资格分									

---

① 中国政府网. 2022 年中国卫生健康统计年鉴[EB/OL]. (2023-05-17)[2023-7-20]. http://www.nhc.gov.cn/mohwsbwstjxxzx/tjtjnj/202305/6ef68aac6bd14c1eb9375e01a0faa1fb.shtml.

续表

分类	卫生技术人员合计	执业（助理）	执业医师	注册护士	药师（士）	技师（士）	其他卫生技术人员	其他技术人员	管理人员
正高	2.6	6.7	7.2	0.4	1.4	0.9	0.3	0.4	3.0
副高	8.1	17.1	18.2	3.6	6.0	5.6	0.9	2.7	8.2
中级	22.6	32.7	34.7	18.6	24.9	19.8	4.4	14.8	17.0
师级/助理	33.9	37.3	36.9	32.4	36.6	34.5	25.6	25.6	16.5
士级	29.6	4.8	1.8	42.9	28.2	35.6	51.9	41.2	14.0
不详	3.2	1.4	1.3	2.1	2.9	3.6	16.9	15.3	41.3
按聘任技术职务分									
正高	2.5	6.5	6.9	0.4	1.3	0.8	0.3	0.4	4.1
副高	7.8	16.6	17.7	3.4	5.8	5.4	0.9	2.5	11.3
中级	21.9	32.2	34.1	17.9	24.1	19.1	4.0	13.0	22.7
师级/助理	33.0	37.2	36.7	31.8	35.7	32.9	20.2	25.6	24.1
士级	27.1	4.8	2.0	40.6	25.8	32.5	38.8	34.6	18.2
待聘	7.7	2.8	2.6	5.9	7.6	9.3	35.9	23.9	19.8

注：数据来源 2022 年《中国卫生健康统计年鉴》

人民安全和健康是维护国家安全和推进社会文明发展进程的保障。只有完善公共医疗卫生资源的配置、加大对社区医疗卫生机构的财政投入、提升社区医疗卫生机构的公共卫生服务能力、加大公共卫生执法监督力度、健全应急管理体系、完善社区公共卫生治理评估体系、提升居民公共卫生管理意识、健全多元主体公共卫生治理协同机制、大力发展中医药服务，才能更好地保障人民群众的生命健康安全。社区公共卫生治理体系现代化建设对于提升国家治理体系和治理能力现代化发挥着重要的作用。但是长期以来我国社区公共卫生治理体系建设滞后，各级政府应当按照党中央的要求，加快部署、建设和改革，补齐社区公共卫生治理体系建设的短板，真正做到人民健康优先发展，实现国家长治久安、人民健康生活。

第四章 构建我国城镇社区现代化公共卫生治理体系的政策建议

我国政府购买社区公共卫生服务发展至今在取得一定成绩的同时还存在着一定的问题，通过对我国部分地区实践经验的研究，在充分借鉴国外先进经验的基础之上，本部分针对当前存在的问题提出了完善对策，以期对政府购买城市社区公共卫生服务的发展起到一定的推动作用。

第一节 统筹城乡规划，合理配置公共医疗卫生资源，健全重大疫情防控救治体系

二十大报告提出，"促进优质医疗资源扩容和区域均衡布局，坚持预防为主，加强重大慢性病健康管理，提高基层防病治病和健康管理能力。发展壮大医疗卫生队伍，把工作重点放在农村和社区。创新医防协同、医防融合机制，健全公共卫生体系，提高重大疫情早发现能力，加强重大疫情防控救治体系和应急能力建设，有效遏制重大传染性疾病传播。"[①]党和国家非常重视基层医疗卫生体系建设，强调提高基层公共卫生服务能力，注重疫情防控救治体系建设。

一、加强基层医疗卫生机构建设

当前我国存在着公共医疗卫生资源配置失衡的问题，发达地区的大医院拥有更多的公共医疗卫生资源而农村地区和城市社区公共卫生服务机构拥有的公共医疗卫生资源较少。医疗资源发展的不平衡主要原因在于政府投入到发达城市大医院的资金较多，而投入到农村和基层社区的资金较少，政府应加大对基层社区公共卫生服务机构的资金投入，同时也

---

① 习近平：高举中国特色社会主义伟大旗帜 为全面建设社会主义现代化国家而团结奋斗——在中国共产党第二十次全国代表大会上的报告 http://www.gov.cn/xinwen/2022-10/25/content_5721685.htm

要积极推动分级诊疗的开展，推行跨等级医疗合作，实现医疗资源下沉，带动医疗资源有序流动，促进公共医疗卫生资源配置失衡的问题。就政府而言，应该配置一套科学完善的公共医疗卫生资源配置体系，对公共医疗卫生资源的规范和一系列标准进行设定。政府有关部门还可以进行政策引导，规范私人投资提供公共卫生服务资源，促进公共医疗卫生资源均衡发展。[①]

大力发展农村和城市社区公共卫生服务能力，鼓励加强基层医疗卫生机构建设，并引导城市社区公共卫生服务人员到农村提供服务，主要向村民提供当地无法提供的公共卫生服务。城镇社区公共卫生服务中心（站）要构建相应的公共卫生资源库，促进城镇社区公共卫生资源的共享。在明确社区公共卫生管理工作主体的基础上把握社区现有的公共卫生资源特别是特色资源，提升资源整合能力。首先要建设社区组织资源，由政府部门牵头，促进本社区公共卫生组织建设并推动本社区组织与外部资源相连接。二是整合社区内部的公共卫生事业资源，将公办、民营的公共卫生组织进行统计，都可以为社区内部的公共卫生事业提供服务。三是调动社区人力资源，壮大基层医疗卫生队伍，将社区内相关专业人员组织起来，作为社区公共卫生医疗的后备力量。四是发掘社区物质资源，充分利用社区的闲置建筑、空地，加强社区公共卫生服务中心（站）的建设。在厘清社区各项资源的基础上合理分配社区公共医疗卫生资源，社区明确资源的具体信息，精确配置资源，及时、快速、有效地发挥社区"最后一公里"的作用。[②] 同时，社区还应将居民的自助、互助与基层社区公共卫生工作结合起来，可以调集其他社会资源弥补本社区资源不足的问题，推动社区公共卫生事业的高效发展。社区的公共卫生资源还应向弱势群体倾斜，特别是未成年人、残障人士、老年人等。

二、调整当前的医疗机构，合理配置公共医疗卫生资源

首先，应控制大型公立医院的外延式扩张，国家应加大监督和管理的力度，明确各级公立医疗卫生机构的功能定位，推进分级诊疗制度的建立，坚决杜绝城市大型公立医院以增加床位为目的的扩张，应该将重点放在医院的内涵建设方面，切实提高疑难杂症的救治能力，回归医院的公益性本质。其次，加强公共卫生服务体系的建设，以"全民健康"为目标，加大对疫情防控、疾病预防、健康教育、妇幼保健、精神卫生等专业卫生服务机构的基础设施建设，适当增加专业卫生机构服务人员编制，保障重大疾病防控经费，加强对专业卫生机构的激励和约束，保障专业卫生机构对我国医疗卫生服务建设的技术支持。第

---

① 周明华.资源分布视角下四川省公共卫生资源配置状况及预测分析[J].职业与健康，2024，40(09)：1272－1276.

② 何怡，钟爱军，李香萍.城市社区生活垃圾分类治理高绩效路径研究——基于北京市100个社区的组态分析[J].环境卫生工程，2024，32(01)：87－93＋98.

三，加强基层医疗卫生服务体系建设。提升社区公共卫生服务的能力，利用社区的公共资源和相关政策优惠吸引企业资金的投入，依托海量的数据资源，提供更加全面、精准的服务，同时要兼顾社会效益和经济效益。相关部门还可以引进优质的医疗资源，并根据当地的实际情况建立相应的医疗救助站，从而使医疗救助的力量得到增强，从而完善社区公共卫生的服务体系，保障居民公平公正地享有公共卫生服务，切实发挥好居民健康的"守门人"作用。

三、健全重大疫情防控救治体系

健全重大疫情防控救治体系需要做到以下几点：首先，将健全重大疫情防控救治体系作为政府保障基本公共服务的重要职能。重大疫情防控救治不仅需要科学研究、监测评价、技术培训、咨询建议等为主要职责的科学研究机构更离不开政府及相关部门的重视。政府应该将重大疫情防控作为政府优先保障的公共服务，重新界定各疾控机构的性质，创新管理体制，给予充分的法定权力，使其在面对突发事件时可以调动其他专业公共卫生和医疗机构。其次，强化重大疫情预警能力建设。完善重大疫情预警信息发布机制，加强应急机制、应急储备、应急队伍、应急救治基础设施建设，完善重大疫情应急预案体系、应急联动体系、信息报告体系，提高应对突发公共卫生事件的能力。第三，完善疾控运行机制建设。建立专业公共卫生机构、综合及专科医院、基层医疗卫生机构"三位一体"的疾病防控机制，建立信息共享机制，强化医防结合。同时还要建立多部门联合协作的防控机制，推进医疗机构与疾控机构的合作，加强疾病联防联控。第四，加大对重大疫情防控体系建设的财政投入。提升财政对体系建设的投入，提高疫情防控专业人员的薪酬待遇，拓宽疾控人员晋升渠道，吸引高素质人才进入各级疾控中心。第五，建立疾控中心人才政策。中国卫生技术人员主要配置在各级各类医院，2019年医院卫生技术人员占全国卫生技术人员总数的63.89%，疾控机构仅占1.38%。[①] 加大各级疾控中心技术人员比例，补齐基层疾控中心专业技术人员缺口，在薪酬待遇方面，建立区别于一般公务员的薪酬体系，建立薪酬标准不低于同级医疗机构人员平均水平的激励机制，出台相应的经费支持政策，充分调动疾控中心工作人员的工作积极性、主动性，提高疾控中心人员的专业技术能力。第六，要建立重大疫情应急科技攻关创新体系。重大疫情的发生往往具有突然性和未知性，应加强疫病防控体系的科研攻关体系建设，立足于病人救治、防止扩散等各个环节，在疾病检测、药物选择、治疗方案确定、疫苗研发等各个方面加强科研攻关。建立起"预防为主、治疗为辅"的重大疫情策略，健全重大疫情防控救治体系。[②]

[①] 虞科杰，朱思妤，肖翃，等. 中医药在健康中国建设中的发展[J]. 光明中医，2024，39(11)：2294－2296.
[②] 张绍荣. 重大疫情防控治理体系的综合建构[J]. 中国应急管理科学，2020(12)：66－75.

第二节 完善政府公共卫生投入机制

公共卫生投入是指在一定的卫生制度和卫生技术条件制约下，开展公共卫生活动所需要的资金投入。我国医疗卫生费用不断增加，2001—2019年我国医疗卫生总费用从2001年的5025.93亿元增长至2019年的65841.39亿元。2019年，我国人均卫生费用达4702.8元。同时，我国的卫生支出也在不断增加。2001年，政府卫生支出占卫生总费用的比重为15.93%，个人卫生支出占卫生总费用的比重为59.97%。随着财政投入的不断加大和医保体系的不断完善，到2019年，我国政府卫生支出占卫生总费用的比重提升到27.36%，提升了约11个百分点；个人卫生支出占卫生总费用比重下降到28.36%，下降了约30个百分点。国家及地方财政补助力度不断加大，服务覆盖面不断扩展，逐步形成了包括14大类55项服务的综合性服务包。国家基本公共卫生服务项目的人均经费补助标准逐年提高。从2017年的50元逐步提高至2022年的84元。

一、坚持政府财政投入的主渠道作用

二十大提出我国将继续推进健康中国建设，坚持预防为主，加强重大慢性病健康管理，提高基层防病治病和健康管理能力。为此，应建立稳定的公共投入机制，制定公共卫生投入的刚性规定，完善的公共卫生投入机制应该包括筹资机制、资金分配机制、资金使用机制、监督绩效评价机制。[①]

在筹资机制方面，当前，我国政府公共卫生资金投入在逐年增加，但是占GDP的比重还是偏低，世界银行数据显示，2014年世界卫生费用支出占GDP比重平均为9.9%。而2019年我国卫生总费用占GDP的百分比为6.64%，低于世界平均水平。为此，我国还应该增加政府公共卫生的财政资金投入。在资金筹集方面，需要分级加大资金投入，中央层面要增加公共卫生资金，还应针对疫情以及公共卫生事件进行专项公共卫生补助，用于疾病救治、防控人员补助和防控物资。在地方层面，各省和各市县都要根据本级的财政情况提高公共卫生资金投入，各级都应该安排专项公共卫生补助用于公共卫生事件的应对。中央和地方的事权和支出责任应该进一步细化，明确规划政府间公共卫生服务的层次和范围，对事权和支出责任进行详细的划分。地方是公共卫生资金投入的主体，应充分调动地

---

① 冯毅，张青峰，魏来. 突发重大公共卫生事件背景下贵州省医疗资源供给与配置创新目标探索[J]. 中国卫生经济，2023，42(06)：63-65+69.

方政府资金投入的积极性并提高资金使用效率,在发挥地方政府资金使用自主性的同时也要加强对资金使用的监管和约束。

政府对社区公共卫生服务中心(站)的投入应包括硬件和软件两方面的投入,硬件方面包括社区卫生服务中心的房屋和医疗器械等的投入,软件方面包括医护人员的培训、工资等方面的费用。政府加强对社区公共卫生服务中心(站)的关注度,加大硬件与软件设施的投入力度,在硬件设施方面,保障医疗器械的及时更新,使社区公共卫生服务中心(站)的房屋建设能够满足社区公共卫生服务发展的需求,在软件设施方面,务必保障社区公共卫生人员的工资水平,同时应有专门的资金满足社区公共卫生服务人员的培训发展需求。

增加公共卫生资金投入应坚持政府财政投入的主渠道作用,加大资金投入,按照社区公共卫生服务中心(站)发展的实际情况对所需经费进行不同类别的区分,采取财政全额支出、财政补助等不同方式,保障经费投入的持续性和均衡性,注重提升公共卫生投入的效率,制定国家基本公共卫生服务项目成本或标准价格。[①] 当前社区公共卫生服务大部分来源于政府财政资金拨款,但这种类型的拨款相对固定,难以满足多样化的公共卫生需求,为此,可以申请设立公共卫生专项资金。对于社区公共卫生服务的相关项目应给予大力支持,建立合理、稳定的经费拨付办法,加大政府购买社区公共卫生服务的力度,保障社区公共卫生服务中心(站)的长期有效发展。政府的公共卫生投入还应向中西部地区、困难社区公共卫生服务中心(站)倾斜。

二、创新公共卫生服务资金投入机制,充分发挥社会力量的作用

可采取政府购买、ppp 等投入方式,完善政府采购,形成包括公立医院、民营医院、公共卫生机构等在内的多元供给主体;形成充分调动各方面积极性、以结果为导向的公共卫生服务供给体系。在地方,应根据当地的实际情况购买相应的公共卫生服务,采取预付与后付相结合的支付方式,政府先预先支付一定比例的资金,通过对社区提供公共卫生服务的数量和质量以及居民满意度等进行考核,得出相应的考核结果,并根据考核结果支付剩余的费用,以此来提高政府公共卫生资金的使用效率,在拨付经费时应避免一刀切,结合当地的实际情况合理拨付经费,允许地区间存在差异。拨付方式也应该多样化,可采取按人头付费、按服务项目付费等多种方式。但也需要加强对资金使用的监督管理,可采取多种监管方式,设计专业的考评指标和体系,注重对公共卫生资金支出的绩效评价,形成约束机制。

三、建立监督绩效评价机制

在公共卫生资金分配方面,存在着结构性失衡的问题。在我国,明显的表现就是政府

---

① 李梅. 我国城市社区治理现代化的创新实践与发展[J]. 东吴学术,2023,(04):78—86.

注重对医院的资金投入而轻视了对专业医疗卫生机构和基层医疗卫生机构的资金投入。2019年,我国专业公共卫生机构获得的财政补助收入为1353亿元,基层卫生医疗机构获得的财政补贴收入为2150亿元。两者分别只有医疗卫生机构财政补助收入(6735亿元)的20.09%和31.92%。相比之下,各类医院获得的财政补助收入占比高达45.76%。为此,我国财政应加大公共卫生经费投入,调整财政支出结构,做到应统筹兼顾,保障资金在不同卫生机构投入的合理比例,根据我国的实际情况应加大对基层公共卫生机构和疾控中心的投入,同时也要加大对卫生监督机构的资金投入,加强卫生服务监督评价机制的建设。应针对不同的公共卫生服务项目进行合理的资金配置,加大对疾病预防、传染病防治、妇幼保健、健康档案等方面的资金投入,努力实现资金的合理配置。

同时,政府对公共卫生服务项目的投入未做到调整,公共卫生服务既包括针对大众的一般性项目也包括针对重点人群的特色项目,一般项目通常变化不大,而特色项目往往会发生变化,可以将一般项目与特色项目分别安排预算,政府相关部门应该按照实际情况调整服务项目,并在项目调整后对资金投入及时进行相应的调整。

我国公共卫生资金普遍存在着使用效率低下的问题,主要原因在于资金使用机制的不健全,项目资金下达时间长、各项目之间不能统筹规划是各地实践过程中的通病。中央应给予地方更大的自主权,统筹使用项目资金,提高项目资金下达到地方的速度,保障公共卫生资金及时发挥作用,相关部门应以居民健康为前提、以结果为导向,允许相关单位发挥主观能动性,打破项目资金之间的壁垒,根据当地的实际情况合理使用公共卫生资金。[①]

为使公共卫生资金合理、高效地使用还需要建立监督绩效评价机制。应加强对公共卫生资金监督管理,采取绩效管理的办法,建立相应的预算监管和问责机制。绩效考核指标应尽量选择可以量化的指标,提高考核结果的准确性和科学性;相关考核人员可以选择引入第三部门考核的方式,也可以选择组成由居民、政府有关部门人员、公共卫生机构人员、专家等组成的考核小组进行绩效考核。保障考核结果与资金投入挂钩,确保绩效评价的真实有效。同时要建立相应的资金监管和资金使用信息发布平台,利用互联网、大数据等先进技术对资金的投入、使用的各项指标进行监测,为政府资金投入提供依据。及时将资金流向在信息发布平台上公开,通过信息公开保障了公民的知情权也加强了社会监督。

四、确定科学可行的资金投入方式和规模

资金投入对政府购买社区公共卫生服务起到至关重要的作用,我国存在资金投入不足、效率低等问题,本节着重解决资金方面存在的问题,完善社区公共卫生服务的质量,更好满足人民群众的公共卫生服务需求。

---

① 肖玉青,潘昊.完善公共卫生投入机制研究[J].卫生经济研究,2020,37(10):63-65.

(一)完善政府购买的资金投入与定价机制

社区公共卫生服务质量的保障和公民公共卫生服务需求的满足都离不开政府财政资金的投入和合理科学的规划。因此,各地社区公共卫生服务建设应被纳入政府工作目标,纳入地方经济发展规划中去,建立健全相关配套措施。对于中央和地方在社区公共卫生服务相应的责任进行明确划分,在社区公共卫生支出领域,加大国家财政投入,提高社区公共卫生服务经费,设立相关专项经费。尽快将社区公共卫生服务的相关费用纳入财政和卫生预算范围内。

政府购买社区公共卫生服务虽然将部分事权分给了部分社会机构,但是作为公共产品的公共卫生服务无法完全依靠市场,城市社区公共卫生服务的发展必须依靠政府的资金投入,同时事实也证明了如果仅仅依靠政府也会造成财政压力大、服务质量较低的问题,为此应该建立起政府主导、社会参与的多元化筹资机制。政府自身应建立起一套长效、稳定的资金筹集机制,同时也要鼓励、吸纳社会资本,提高社会筹资水平。

相关部门应根据当地经济发展的实际情况合理确定各项公共卫生服务项目的价格,当前很多地区存在着服务项目补偿价格超过了实际服务成本的情况,导致部分社区公共卫生服务中心(站)服务的积极性不高、服务质量有待改进。相关部门在制定服务项目价格的时候应该结合当地经济发展的实际情况,对市场进行全面调研,结合当地社区卫生服务机构的运营情况确定合理的价格。

(二)提高资金使用效率

提高资金使用效率是保障资金得到充分有效使用的保障,为此可以通过做好预算编制、建立起合理的资金支付方式等手段提高资金使用效率。

首先,要做好预算编制工作,明确资金规划。严格按照《基层医疗卫生机构财务制度》的要求做好具有针对性的规划,根据科学合理的定价机制明确各级政府资金投入,确定合理的资金投入数量,明确诊疗、住院各项费用收入与人员、卫生材料各项费用支出。

其次,需要建立起合理的资金支付方式。可以按照不同的公共卫生服务项目进行分类采取按人头付费和按服务项目付费结合的付费方式。在对公共卫生服务机构进行拨款时可以采取预付和按绩效付款相结合的方式,按照各地实际情况预先支付部分费用,剩余部分根据考核结果支付,对于考核结果优异者给予精神和物质奖励,对于考核不合格者也要减少或者取消剩余费用的支付,务必要保证款项的及时拨付,保障社区公共卫生服务机构的正常运营。

五、健全政府购买城市社区公共卫生服务的购买机制

(一)制定科学合理的购买流程

政府购买社区公共卫生服务主要有四个主体,分别为购买方、提供方、受益方和监督

第四章 构建我国城镇社区现代化公共卫生治理体系的政策建议

评价方。可以从这四个主体的角度去规范购买流程。

首先是购买方,在这里主要指政府及卫生健康部门。购买方需要制定购买方案、确定购买项目、估算成本、确定支付标准。

其次是服务提供方,主要指符合资质的公共卫生服务机构。服务提供方需要确定工作模式、确定工作流程、明确工作人员职责、明确服务项目、汇报服务工作进展情况。

受益方则指的是接受诊疗服务的患者。患者需要选择提供服务的机构并进行意见反馈。

监督评价方则指的是监督评价机构,可以是第三方评价机构也可以是组成的监督评价小组。监督评价机构需要确定支付的比例与额度、确定绩效考核人员、实施绩效考核、报相关部门备案、公布考核结果、根据考核结果支付相应的经费。

同时应保障购买流程的完整,各个流程都应该有细致完善的标准,整个购买流程都应公开透明,保障公民参与到公共卫生服务购买的流程中来[①]。

(二)优化政府购买公共卫生服务的购买方式与机制

《政府采购法》规定了我国政府采购的方式有:公开招标、邀请招标、竞争性谈判、单一来源采购、询价五种具体方式,并规定了以公开招标为主。最终通过签订合同的方式确定购买关系。在我国政府购买社区公共卫生服务的各地实践中,一般通过公开招标、凭单制、审批制、特许经营四种方式购买服务。

公开招标方式是通过政府公开招标、公共卫生服务机构参与竞标,按照一定的标准确定最终的服务机构;凭单制是政府或者相关部门向特定居民发放公共卫生服务券,需要提前限定好服务券的消费项目,得到服务券的居民可以根据凭单内容自由选择服务机构接受相应的服务,并由提供服务的社区卫生机构回收相应服务券,社区卫生服务机构则可以根据回收的凭单数量定期进行结算;审批制是在公共卫生服务机构较少的情况下,由卫生服务机构提交申请,由政府核验相关机构资质审批确定服务机构的方式;特许经营制则是对于那些资质较好、服务能力较强的社区卫生服务机构政府部门可以给予相应的生产经营特许权,给予生产特许经营权的卫生服务机构可以提供特定的服务项目。

通过不同的购买方式最终确定公共卫生服务承接机构与之签订购买合同。签订购买合同分为内部合同和外部合同。内部合同指的是签订购买合同的双方具有一定的依存关系,外部合同指的是签订购买合同的双方不存在依存关系是相互独立的。在合同签订后,相关机构需要按照合同内容提供相应的公共卫生服务。但对于相关的购买方式并未有明确的规定,在进行政府购买社区公共卫生服务的过程中可以采取一种或者多种购买方式,可以根据服务项目的不同选择适合的购买方式,比如,在公共卫生服务机构数量较多的地区可以

---

① 王娟. 政府购买社区公共卫生服务流程优化研究[D]. 上海工程技术大学,2017.

采取公开招标的方式，对于特定人群特定服务则可以采取凭单制的方式，而对于一些难度较大的服务则可以采取特许经营的方式。

不断完善的市场化机制是未来发展的方向，这就需要构建统一规范的购买平台，完善政府主导多方参与的购买机制有利于推进政府购买社区公共卫生服务市场化发展。首先，应建立统一规范的购买平台，实现统一购买、规范操作。通过这一平台可以实现政府统一发布信息、公开招标、资金预算、绩效评价，避免了各级政府各级部门采购的无序性，可以在部分地区先行进行平台试点建设，再在全国范围内进行统一推广。其次，还要提高集中采购的比重，根据实际情况采取上报审批的方式开展适度采购，集中采购既可以提高采购的效率也能够有效避免政府采购过程中出现的寻租行为，有效提升政府购买公共卫生服务的公平性。最后，还要引入第三方机构，通过专家决策、公民、媒体监督的方式保障购买流程的科学性、公平性。

第三节 提升基层医疗卫生服务机构公共卫生服务能力，培养公共卫生治理专才

我国社区公共卫生服务中心诊疗人次（万人次）从 2005 年的 5 938.5 万人次增加到了 2020 年的 62 068.4 万人次，医生数量从 2005 年的 16 22 684 人增加到了 3 401 672 人，护士数量从 2005 年的 1 349 589 人增加到了 2020 年的 4 708 717 人。可以看出从 2005 年至 2020 年，我国的社区公共卫生中心（站）的服务能力在不断提高，医护人员的数量也在不断增加，社区公共卫生服务中心（站）的服务能力是加强社区公共卫生发展的关键，为此还应不断提高社区公共卫生服务中心（站）的服务能力。提升基层医疗卫生机构服务能力要深入基层进行实践调研，了解各地公共卫生服务发展的能力水平和人才队伍建设情况，加强社区公共卫生服务中心（站）的社区诊疗基础建设。

一、设计科学合理的薪酬激励和考核监督机制

在当前，我国存在着明显的基层公共卫生人员数量不足、能力素质不高的问题。社区公共卫生服务项目不断增加对公共卫生人员需求量增大，但相关人员数量没有明显增加难以满足当前的社区公共卫生服务需求。这需要国家卫生部门与人力资源部门等出台相应的基层卫生人才政策。制定针对基层公共卫生机构的人员编制数，编制数量应该根据当地的经济发展水平、卫生人员需求等相关因素科学制定，科学设置岗位名称、数量、级别、岗位要求、任务目标等，合理开发社区公共卫生服务的相关岗位，明确各岗位职责，将医护人员与行政管理人员的职责区分开。同时要适当调整职称配比，增加高级职称岗位设置比

第四章　构建我国城镇社区现代化公共卫生治理体系的政策建议

例,扩大晋升发展的空间。还可以拓宽社区工作人员的招聘渠道,通过政策倾斜吸引部分医院医护人员及离退休医生到社区公共卫生服务中心(站)提供服务,特别是儿科、中医等紧缺科室的医护人员。鼓励根据社区实际情况发挥社区卫生人员专长建立特色科室。

对于能力素质不高的问题,首先应提高准入门槛,可探索建立基层公共卫生人员职业技术考试制度,对于考试合格者颁发相应证书,获得相应证书才有机会到公共卫生机构工作。同时还要加强各大高校对于基层卫生机构人员的培养力度,扩大基层公共卫生人员的定向培养规模,并建立专门的基层公共卫生人员培养基地,在课程设置方面,可以进行适当改革,向以适应岗位核心能力为基础的方向转变,注重公共卫生实践需求,培养具有公共卫生岗位适应力的专业人才。同时,要对基层公共卫生机构进行长期稳定的投入,安排一定的经费用于社区公共卫生服务人员的培训,并按照实际情况逐年增加,保障服务水平的稳定提升。[1] 加强与各大院校的联系,依托学校资源加强对基层公共卫生服务人员的培训,还应积极加强人员外培,加大培训投入。当前,我国基层公共卫生技术人员存在着培训内容和知识技能需求匹配度不高的问题。不同岗位的卫生技术人员有不同的培训需求,应针对不同岗位的卫生技术人员明确不同的培训重点,从而有效提供基层卫生机构的医疗服务能力。在基层公共卫生技术人员数量短时间内难以得到有效补充的情况下,可以采取交叉培训的方法,临床医师要加强公共卫生培训,使其具有预防为主的意识、行为习惯和能力;公共卫生人员加强临床医学知识培训,使其具备处理常见病和多发病的基本能力。在操作层面可以鼓励基层临床医师参加系统化的公共卫生培训,使其具备疾病监测、评估、干预、提出防控措施和健康建议等能力后考取公共卫生医师;公共卫生医师也可以经过系统化的临床知识培训,使其具备基础诊疗能力。[2]

注重对社区基层公共卫生人员的激励考核机制,设计科学合理的薪酬激励和考核监督机制,为社区公共卫生服务人员提供外出培训交流的机会,评奖评优等向社区公共卫生人员倾斜,通过精神和物质多种激励方式,完善量化考核激发社区公共卫生人员的工作积极性。加强社区公共卫生服务的宣传,为社区公共卫生服务人员营造良好的工作环境,提升社区公共卫生服务人员的社会地位,使社区公共卫生服务人员的成就感、价值感和归属感。应尽快将社区公共卫生人员纳入国家人才战略重点建设队伍中来,增强对社区公共卫生人才资源的关注,加大社区公共卫生人才储备,不断优化社区公共卫生人才资源配置。[3]

---

[1] 汪慧萍,龚妮.创新社区治理中的社会工作人才队伍建设探索——以贵阳市城市社区为例[J].产业与科技论坛,2020,19(20):214—216.
[2] 张然,郭岩,陈浩,屈伟,王萌康,郑棋,龚宇,李则颖,刘毅.医防融合背景下基层卫生技术人员的培训现状和相关知识需求调查[J].现代预防医学,2022,49(10):1912—1920.
[3] 杨思晓.超大城市社区公共卫生风险治理的工具选择——以北京市朝阳区为例[J].城乡建设,2021(09):24—27.

二、加强城市社区公共卫生服务机构基础建设

社区公共卫生服务机构的服务能力关系到服务项目能否有效开展、服务质量高低、人民群众满意度等多种因素，提高城市社区公共卫生服务机构的服务能力可以从改善基础设施、加强人才队伍建设、完善分级诊疗制度等多方面入手。

基础设施建设是医疗卫生服务机构建设的基础，包括基础设施、医疗卫生设备多个方面。

基层医疗卫生机构医疗设备关系到服务项目能否开展、开展效果如何，为此要加强基层医疗卫生机构的医疗设备的建设。我国社区医疗卫生服务机构的医疗设备与综合医院存在着很大的差距，在设备的数量和质量方面都无法与综合医院相比，特别许多社区医疗卫生服务机构存在着医疗设备老化的现象。有些社区公共卫生服务机构添置了B超机、X光机等设备但型号也比较旧，有些还是三甲医院淘汰下来的，严重影响了相关服务项目的实施。为此拨付相应专项财政资金用于购买、维护社区医疗设备建设。严格按照我国规定，社区公共卫生服务中心补齐诊疗设备、辅助检查设备、预防保健设备、健康教育及其他设备，社区卫生服务站补齐基本设备及与工作开展相关的其他设备。

国家规定社区公共卫生服务中心的业务用房面积标准应为1400平方米（3万－5万人口），1700平方米（5万－7万人口），2000平方米（7万－10万人口），许多地区的社区卫生服务中心远远达不到这一水平，以福州市为例，福州市49家社区卫生服务中心仅有17家达到了这一水平，达标率仅为34.7%[①]。应严格按照相关要求对社区医疗卫生机构的建筑面积、办公、医疗场所的大小进行核准，对于不符合标准的及时进行整改。在床位数量方面，应严格按照服务人口数量设置床位数量，社区卫生服务中心至少设有5张床位。

三、加强城市社区公共卫生服务机构的人才建设

要以人才为中心，加强人才队伍建设。要提高社区公共卫生服务中心（站）医疗技术人员待遇，保障社区医疗卫生技术人员的基本工资不低于同级别公务员，并根据提供的医疗卫生服务情况给予一定的绩效补贴。还要加强对社区卫生技术人员的培训，对社区卫生人员定期开展业务培训并进行一定的业务考核，定期组织上级医疗技术人员进入社区医疗卫生服务中心（站）指导交流，并组织社区卫生技术人员去上级医院交流学习，实现社区卫生服务中心（站）与市级省级重点医院之间的交流合作。在社区医生培养方面，支持高等医学院在全科医院领域开展学士和硕士教育，形成一整套完善的培养体系，可聘请具有教学潜

---

① 楼英婷，刘凯捷，范晓苑，等. 县域医共体提升基层医疗卫生机构服务能力的研究[J]. 卫生经济研究，2024，41(05)：77-80.

质的全科医生承担教学任务，符合条件的可聘任相关教师专业技术职务，对于相关专业学生或者有志于从事社区医疗服务的医学生给予基层社区实践实习的机会。开设社区医生定向培养工作，对于定向培养医学生可给予学费减免的优惠政策。增加全科医生转岗培训名额，对于符合条件的退休专科医生参与全科医生转岗培训。

同时，要改革基层医生职称评定方法，适度放宽职称评定条件，职称评定的名额和政策适度向社区层面倾斜。同时还要畅通社区医疗卫生技术人员的执业晋升渠道，激励医疗卫生技术人员来到社区、留在社区。

最后，要加大对社区公共卫生服务机构的培育，形成有效竞争局面。政府购买社区公共卫生服务的实现就在于服务提供方的数量达到了能够形成充分竞争的局面，在提高基层医疗卫生机构数量的同时也要注重服务供给主体的培育。美国与英国绝大部分社区医疗卫生服务机构属于非公立性质，而我国基层医疗卫生服务机构以公立医疗卫生机构为主。2022年卫健委公布的统计年鉴显示，我国共有36160所社区公共卫生服务中心（站），其中公立的有25086所，占总数的69%。政府作为医疗卫生服务的购买者，承担着消费者和服务提供者的双重角色，这既加大了政府的负担又不利于促进社区公共卫生服务机构的竞争发展。应鼓励民营医疗卫生机构参与到社区公共卫生服务的提供中来。国家层面可出台相应政策鼓励民营医疗卫生机构的建设，在管理和服务层面，加强对民营医疗卫生服务机构的管理，不定期对民营医疗卫生机构进行医疗卫生技术和营业规范方面的指导。

四、积极推进分级诊疗机制的建设

社区医疗卫生机构的重要目的在于为居民提供高效、便捷、优质的医疗卫生服务，但在现实生活中，很多人不会选择社区医疗卫生服务机构而是直接去综合医院就诊，这不仅造成了大医院医疗压力增大也不利于发挥社区医疗卫生机构首诊的作用，造成了医疗资源的浪费。因此，完善分级诊疗、实现双向转诊非常重要，它是指患者在社区医疗卫生机构接受首诊治疗后，根据诊疗情况决定是否去上级医院治疗，在经过上级医院治疗后再次返回社区医疗卫生机构康复。这种社区首诊、双向诊疗的模式有利于充分利用基层医疗卫生资源，缓解上级医疗卫生机构的医疗压力。

为促进这一制度的有效实施，政府层面应出台相应政策鼓励社区首诊、双向转诊制度的落实，其次还要加强对这一制度的宣传，加强群众的认可度，让患者愿意首先到社区医疗卫生机构接受治疗。这一制度的落实离不开社区医疗卫生机构服务水平的提高，采取社区医疗卫生机构与上级医院合作的方式，邀请上级医院医生定期坐诊、社区医疗卫生机构医护人员去上级医疗机构交流学习等方式提高社区医疗卫生机构的医疗水平，增强患者对社区医疗卫生机构医疗水平的信任，推动形成上下联动、医防结合、分级诊疗的新格局。

第四节　完善法律制度强化对社区公共卫生领域的监督管理

一、治理主体完善法治化思维

社区公共卫生治理离不开相关法律法规的保障。治理主体应完善法治化思维，应该转变思维，体现化管理为服务的目标。不同的治理主体应体现不同的思维，对于政府而言，要把权力牢牢关进制度的笼子。对于公共组织、企业等其他主体则应该发挥活力，法无禁止即可为。要以法律的形式明确社会组织的独立治理身份，社会组织的独立自主的治理主体的身份还没有得到法律的认可和确认，需要政府转变观念，摒弃以往的严格管控的旧思维，树立多元共治的新理念，破除当前的制度壁垒，推进社会组织立法进程，为社会组织的健康发展提供更加自由的法律空间。首先要明确社会组织的治理主体地位，明确治理权限，并由政府、公民等对其治理行为进行监督，同时也要明确社会组织的权力受到政府侵害时的法律救济渠道。其次，要对社会组织的行为进行规范和引导，提升社会组织的治理能力。同时，要完善社会组织自身的章程，明确社会组织内部成员的权力与责任，规范社会组织的发展。培育更多规范的社会组织才能提供更好的社区公共卫生服务，同时也有利于监督管理社区公共卫生服务。

二、坚持硬法与软法相结合的治理方式

社区公共卫生领域的管理需要构建完善的法制体系，在社区公共卫生领域，应坚持硬法与软法相结合的治理方式。宪法以国家强制力为保障，具有绝对权威性。但当前在社区公共卫生领域，我国的法律法规还很不完善，我国的社区公共卫生治理大多依据《突发性公共卫生事件应急条例》《医疗机构管理条例》《中华人民共和国传染病防治法》等法律法规，缺乏专门性的针对社区公共卫生的法律法规，可以尝试建立社区公共卫生领域的专项法规，可以制定一部《社区公共卫生法》作为社区公共卫生领域的基本法律，应统合现有分散的法律之间的关系，还要构建社区公共卫生执法、司法、守法协同机制，不仅对于传染性疾病还要对非传染性慢性疾病建立起完善的防控体制机制，明确各主体的权力和职责，同时要与当前现有的公共卫生相关法律法规相结合形成完整的法律体系。还应对现有的相关

法律进行完善。①

三、改革社区公共卫生的治理模式

1. 在社区公共卫生领域也应逐步推广软法治理

相较于硬法而言，软法具有灵活性强、参与主体多等特点，随着我国经济社会的发展，社区公共卫生的治理模式需要改革、治理水平也亟待提升，传统的一元化管理难以满足居民的需求，这就要求社区公共卫生治理方式向着自愿协商的方式转化，而软法治理具有的公众参与、合作治理的特点使其更能符合治理改革的需求。软法有以下几个特点：首先，软法形式多样，包括政府制定的公共政策、社会组织指定的自治规范、特定主体指定的行业标准、硬法中的软法规范、公共卫生倡议与指南。其次，软法的治理方式灵活。社会成员通过自我约束的方式实现软法治理的目的，通过激励引导软法的实施，通过约谈提醒相关主体遵守相应规范，通过柔性惩戒保障实施。第三，软法实施靠多主体合作。公共卫生领域的软法治理依靠政府、社会、市场、公民多主体共同参与的合作治理模式，它的实施不是单向的而是自上而下、自下而上以及多向度运行模式相互交织、共同作用的。②对于社区公共卫生领域，软法公众参与、灵活性强等特点能更好地满足群众的公共卫生需求。

2. 社区公共卫生法律法规的建立应结合社区的实际情况。

首先，要统一社区立法，制定社区治理的法律规范，作为社区治理的综合性立法依据，实现多元主体、多方参与、依法进行的现代社区公共卫生治理格局。法律的制定应明确各社区主体的权利和义务，合理确定各主体间的关系，使各主体各司其职避免越权和推诿事件的发生。其次，为居民参与、相关工作人员工作提供法律制度的保障，做到有法可依、有法可循、有法可保。同时，还要依法保障相关运行机制和评价机制，加强社区公共卫生组织和公共卫生资源的保障，加快推进企业参与及第三方评价等相关法律法规的完善，营造良好的内外部环境。通过法律手段保障多元主体参与和第三方参与监督、运行过程中产生的矛盾解决机制的建立。③人工智能在社区公共卫生治理中发挥着相当重要的作用，因此相应的责任边界必须要明确，加强对人工智能的约束和引导是促进人工智能在社区公共卫生领域发挥更大作用的关键。人工智能的应用能够准确、迅速地收集社区的大量信息，相关工作人员可以通过信息进行判断，但如果这些信息使用不当就会造成泄露，可

---

① 梁晨. 突发公共卫生事件防控法治化：理念、问题与路径[J]. 湘潭大学学报（哲学社会科学版），2022，46(01)：98－103.
② 石佑启，王诗阳. 论公共卫生领域的软法治理[J]. 学习与实践，2022(09)：75－82＋2.
③ 林晶晶. 共建共治共享格局下城市社区治理研究——以福建省福州市为例[J]. 石家庄铁道大学学报（社会科学版），2020，14(03)：44－48.

能会侵害居民的个人隐私也可能会对社区产生不利的影响，加强对信息的保护首先要做到有法可依。首先，应健全保护隐私的相关法律体系，针对网格化的管理服务制定相应的管理条例，并严格落实《个人信息保护法》，既要完善线上服务的监督管理又要保障公民的信息安全。其次，应明确人工智能的法律地位和政府监管的法律适当性，人工智能的应用以及对人工智能应用的监管都需要以法律的形式明确下来。同时应积极向居民普及法律知识，一方面要加大相关法律宣传，通过线上、线下两种渠道对社区相关的法律法规进行普及。另一方面，要拓宽居民参与渠道，把社区居民参与法治实践作为树立法治权威、增强居民法治意识的重要渠道。

3. 社区公共卫生服务的实施效果离不开监督管理

应创新监管方式，加强监督机制的构建，构建全方位的监督网络。构建政府、社会组织、第三方等构成的全方位监督体系，强化政府对社会组织的监督作用，由入口监督转变为全过程监督，对有需要的社会组织进行扶持，对违法的社会组织及时进行惩罚。发挥社会组织的行业监督作用，确保行业健康发展。同时还要构建第三方监督机制，设立独立于政府的常设性第三方监督机构，由专家参与，定期或不定期进行监督。还要充分发挥社会监督的作用，利用社会大众尤其是媒体的力量对社区公共卫生事务进行监督。居民作为公共卫生服务的受众和最了解公共卫生服务成效的群体，对社区公共卫生治理工作最有发言权，社区居民的法制监督意识影响着社区公共卫生服务相关法律法规和监督机制的实施效果，因此，一方面要进行相关宣传增强居民的法治意识和对监督权利的重视，另一方面社区公共卫生治理过程中应拓宽居民的监督参与渠道，可采取定期向居民代表汇报工作、引入在线测评系统等方式保障居民的监督权。

4. 要提高社区公共卫生服务数据的透明度

将相关的数据、信息、图像等进行及时分享，有利于公众、社会组织、媒体等对公共卫生服务的全过程进行监督。① 明确数据开放的"负面清单"，以开放和公开为常规，以不开放、不公开为例外，推进数据共享，激活数据开放的价值。采取"四张清单"制度，从清单管理的角度理顺社区公共卫生服务中心（站）的正常运行，让社区公共卫生服务中心（站）公开透明地运行在阳光下，接受群众的监督。其中四张清单分别为程序清单、工作事项清单、责任清单、制度清单。程序清单旨在提高社区公共卫生服务的运行能力。工作事项清单则需要按照相关法律法规和实际情况梳理出社区公共卫生服务的具体内容，工作事项清单可分为基础工作事项清单和特殊工作事项清单，基础工作事项清单涵盖基础性的公共卫生服务，满足大众的一般性需求。特殊工作事项清单针对白领、慢性病患者等特殊人群有

---

① 马雪梅，黄超. 新时代城市社区精细化治理的实践路径——基于需求—回应的分析框架[J]. 经济研究导刊，2024，(09)：148—151.

针对性地提供服务。责任清单主要是帮助社区公共卫生服务中心(站)的工作人员明确职责,提高服务效率。制度清单旨在明确社区公共卫生服务中心(站)的权力,提高运行的规范化水平。[①]

四、制定专门的法律法规

确保政府购买城市社区公共卫生服务制度的有效落实离不开健全的监督评价机制。通过行之有效的监管制度保障制度落实,提高服务质量和效率。

完善的法律法规是制度有效实施的重要保障。增强相关法律法规的适配性与可操作性,制定专门针对政府购买社区公共卫生服务的法律法规或者相关标准。在第三章中已经对我国当前的相关法律法规做出了归纳总结,当前我国的相关规定大多以意见的形式作出规定,较少上升到法律层级,仅有《政府采购法》和《政府采购法实施条例》两部涉及了购买社区公共卫生服务,并且相关规定较笼统不具有针对性。

首先,应完善政府购买社区公共卫生服务的法律法规。政府采购与政府购买还存在着些许的不同:政府采购的受益主体为政府自身而政府购买的受益主体应为群众;政府采购的方式为公开招标、竞争性谈判、邀请招标、公开询价等而政府购买的方式应包括公开招标、凭单制、特许经营等形式。现有的《政府采购法》并不能对政府购买做出很好的规范,但政府购买与政府采购也具有很多相通之处,为此,可以在《政府采购法》中专门设一个章节对政府购买做出相关规定,对准入机制、购买流程、购买方式、承接主体等做出更具针对性的规定。同时在《政府采购法实施条例》也要将购买对象进行细化,针对社区公共卫生服务做出针对性的规定[②]。

对于政府购买的资金来源及使用、购买流程、购买内容、监督评价方法进行统一规定,制定统一的标准和规则,各地方在实施过程中可以在这一标准和规则下根据当地的实际情况制定适合本地区发展情况的执行办法。

五、完善监督评价机制

实行绩效评价的目的是督促各社区医疗卫生机构提供高质量的公共卫生服务、满足公民的公共卫生需求、发现实施过程中存在的问题并进行改正、进行财政资金拨付和人员工资的发放。政府层面制定相关的绩效评价标准具有一定的政策导向性作用,有利于各级相关部门明确目的,更好地实施政府购买城市社区公共卫生服务。

第一,应切实发挥绩效评价的导向性作用。要明确绩效评价的目标并获得群众的认

---

① 陈光普.新型城镇化社区治理面临的结构性困境及其破解——上海市金山区实践探索带来的启示[J].中州学刊,2019(06):86—92.

② 李晓丹.政府购买社区公共卫生服务法律制度研究[D].广西师范大学,2017.

可。在制定绩效评价目标时要做到理论与实际相结合，例如：结合我国的常见病、多发病及相关发病率、治疗效果等进行目标制定，对于常见病、多发病要纳入管理项目中，起到治未病的效果，各地区也要在此基础上结合当地的实际情况确定更为精准的绩效评价目标。绩效评价的目标也需要获得全体工作人员及群众的理解。绩效评价主体具有多元性，工作人员及群众是重要的组成部分，只有充分理解认可才能参与进来。

第二，要制定科学完善的评价指标。绩效指标的确定为每一个参与其中的主体明确了工作标准，绩效评价指标的构建有利于提高社区公共卫生服务机构的服务水平。绩效指标的构建应具有灵活性，在国家大政方针的指引下，各地应充分结合自身的实际情况，不同社区可以结合自身情况灵活制定具体指标，在制定时要充分考虑到时间、人力、财力、物力等各个方面。当前，我国基层医疗卫生机构的考核指标主要有四大类，分别为服务提供、综合管理、可持续性发展、满意度评价，共42项具体指标，其中10项指标为监测性指标，可能存在与实际不符的情况。为保障指标的科学有效，可以构建供需双方的公共卫生评价指标，依靠公共卫生服务平台，借助大数据、互联网＋等技术广泛收集各地涵盖供需双方的医疗卫生服务相关数据和指标，探索建立公共卫生服务评价信息系统，借助大数据的精准评估功能，构建可获取性强、更加客观科学的评价指标体系[1]。当前已有部分学者对此进行探索，邹沛耘以重庆市璧山区公共卫生服务实施情况为例探索构建涵盖综合管理、服务质量、服务反馈维度的三级绩效评价指标体系共38个指标，包括了基层医护人员和公众的满意度指标[2]。童心玥以湖北省为例探索针对国家基本公共卫生服务项目实施效果的绩效评价，提出了涵盖投入、过程、产出、效果的三级绩效评价指标体系，共44个指标[3]。可以对于不同专家学者提出的指标评价体系进行试点实践，根据试点情况进行完善，最终建立一套较为完善、科学的评价体系在全国范围推广使用，各地可在统一评价体系的基础上根据各地的实际情况增加相应的指标。

第三，也要保障绩效考评的频次和时效性。绩效考评应做到静态考评与动态考评结合的方式，甚至可以采用明察与暗访结合的方式，避免应付性考评，确保考评结果真实有效。当前各地实施较多的考评频次为区级每年两次、市级每年一次、省级每年一次，开展频次相对较少，且往往在项目开展较长时间后才进行考评，时效性得不到保障，容易出现主观性影响考评结果的情况。

第四，要合理设置指标的权重。可以将指标分为项目执行、项目效果、组织管理、资金管理等多个部分分别设置相应权重，绩效考评的目的就是为了提高服务质量确保服务效

---

[1] 赵金红，陈新月，杨凌鹤等. 构建供需双方的国家基本公共卫生服务项目评价指标的可行性分析[J]. 实用预防医学，2022，29(11)：1398−1401.
[2] 邹沛耘. 重庆市璧山区基本公共卫生服务绩效评估研究[D]. 重庆大学，2021.
[3] 童心玥. 国家基本公共卫生服务项目绩效评价研究[D]. 华中科技大学，2019.

果，应该将项目效果的权重与项目执行权重提高得重一些[①]，或者按照投入、过程、产出、效果几个部分设置相应权重，保障考评全面、突出重点的原则。

第五，评价主体应该具有多元性。当前大多地区以卫生健康部门和财政部门作为监督评价的主体，但财政部门和卫生健康部门作为社区公共卫生服务评价主体难免存在评价有失公允的情况，为保证评价结果的客观性和公正性应引入多元化的评价主体，尽快实现政府、社区居民、专业机构等共同参与到社区医疗卫生机构的评价中来。

第六，考评结果应及时向社会公布，保障居民的知情权。考核结果应与绩效挂钩，对于考核结果好的社区卫生机构应给予经济和名誉上的奖励，对于考核结果差甚至是不合格的卫生机构应给予一定的处罚，对于连续不合格者应不允许其提供公共卫生服务。

六、加强内外部监管

内部监督主体主要指的是政府、财政部门、医疗行政部门及社区公共卫生服务机构。政府作为政策制定的主体应该对各社区医疗卫生机构提供的服务数量及种类、服务人数、软硬件设施等是否符合相关规定进行监督。财政部门则应该对相关财政资金的拨付金额、时间、资金利用率等进行监督。医疗行政部门则可以对相关人员资质、机构资质、提供的服务效果等进行监督。社区公共卫生机构自身则应该进行自查自省，做好内部人员考评、项目服务效果、疾病治愈率等进行监督。

其他任何机构的监督都会存在一定的信息误差和时间的滞后性而内部相关机构自身相较其他主体更了解自身的实际情况，监督管理的时间也可以更加灵活自由，因此，必须要强化内部监管，强化自身管理确保职责落实到位，不能为追求经济利益而忽视了对自身的管理，应确保医疗服务质量的提高。

内部监督由于监督主体与被监督者存在利益相关性难免存在监督不到位的情况，为此应该加强外部监督，保障居民、新闻媒体、第三方机构都参与到监督中来。首先是居民，作为公共卫生服务的服务对象，公民直接接受社区公共卫生服务最有资格对公共卫生服务的提供情况进行评价，相关部门可以采取调查问卷、座谈会等方式了解群众满意度，相关调研可以细化到具体项目实施。新闻媒体作为可以利用自身媒体新闻及时性、影响力大的特点，对于社区公共卫生服务较好的机构进行宣传推广，对于不良行为和违法行为进行曝光，保障了公众对公共卫生服务机构提供医疗卫生服务实际情况的知情权。第三方机构相较于其他评价主体更具有专业性，西方许多国家及我国部分地区也采用了第三方机构评价的方式，我国也可以引进第三方评价机构进行监督评价，但也要对第三方机构的相应资质

[①] 张丛. 政府购买国家基本公共卫生服务项目绩效评价优化研究——以济南市历下区为例[D]. 济南：山东大学，2020.

进行审核。

第五节 完善城镇社区公共卫生应急管理体系，健全重大疫病医保和救助制度

治国安邦，重在基层。无论是2002年的非典，2009年的甲型H1N1流感，还是2019年末开始的新冠肺炎疫情都说明了突发公共卫生事件对全世界人类的伤害是巨大的。突发性公共卫生事件指的是突然发生、造成或可能造成社会公共健康严重损害的重大传染病疫情、群体不明原因疾病、重大食物和职业中毒以及其他严重影响公众健康的事件。公共卫生应急管理是指在对传染病、恶性疾病的突发与蔓延开展预警、预防、监测、应对和制度学习时，形成的以政府为主导各机构组织协调配合以及公众广泛参与的协同共治过程和健康服务供给机制。[①]

一、加强城镇社区公共卫生体系建设

社区在突发公共卫生事件应对中起到了"屏障功能"和"底线功能"，在突发公共卫生事件中社区发挥着预防和控制公共卫生事件、降低突发公共卫生的损失、维护稳定、进行监督、政府与民众的桥梁以及善后与总结的作用。完善公共卫生应急管理体系非常重要，而城市社区作为防范和应对的主战场长期以来受到人们的忽视，相应的体制机制都还不够完善。城镇社区公共卫生体系应做到整体与区域结合、防控与民生结合、应急与常态结合。在整体与区域结合方面，明确政府对社区的统一领导，坚决落实政府决策，在坚持全国上下"一盘棋"的整体部署下，各社区结合自身的实际情况制定相应的应急细则；防控与民生结合指的是在应急管理体系中要以防控为核心，提高反应能力、加强防疫救援、补齐防疫短板，在加强防控的同时还应将保障民生作为社区公共卫生应急管理工作的重要着力点，一方面及时与政府沟通，发挥宏观调控作用，保障居民的正常生活，另一方面，与社会力量合作，强化社区管理，解决群众的实际困难；应急与常态相结合是由于公共卫生事件具有的紧急性、不可预测性的特点，面对公共卫生事件应快速识别、建立应急方案，同时也要建立短期和长期规划，完善社区防控体系，形成科学化、长效化的社区公共卫生应急管理体系。[②]

---

① 陈潭，梁世杰.组织动员、社区学习与应急治理——社区公共卫生应急治理的响应范式与实践逻辑[J].社会科学，2021，(12)：37—44.

② 龚艳，尹伊湄.社区公共卫生事件应急管理机制的完善[J].中南民族大学学报(人文社会科学版)，2021，41(12)：91—99.

二、发挥社区党支部的作用，保障应急措施的导向和执行力

社区公共卫生应急管理体系的建设离不开党的领导，应发挥社区党支部的作用，推动形成相应的应急领导机构，保障应急措施的导向和执行力。首先，要发挥党支部的领导决策功能，保障领导决策部署，畅通执行路径。其次，还要发挥自身的主观能动性，在落实党中央相关政策的同时还要结合本社区的实际情况，制定具体的实施策略。最后，在发挥自身领导决策功能的同时还要建立民主决策机制，避免"一刀切"和"官僚主义"等不正之风。突发性的公共卫生事件涉及方方面面的工作，应该做好宣传管控、入户摸排、医学观察、转移隔离、物资转移及配送、基础设施维护等一系列的工作。这些工作都离不开人的参与，应明确各参与主体的相关职责。为此应建立分工责任制，明确责任人和相应的责任，减少责任交叉和推诿，避免乱作为和不作为。最后还应组建一支专业的应急管理队伍，面对突发性公共卫生事件可以发挥他们的专业优势解决问题。

三、保障公共卫生应急系统中五个子系统协调运作

公共卫生应急系统由五个子系统构成，分别为：信息子系统、决策子系统、权力子系统、准备子系统、保障子系统。信息子系统负责相关信息的获取和运输；决策子系统通过设置合理的决策节点对信息做出处理；权力子系统赋予相关部门处置危机的权能；准备子系统根据以往的经验和预测进行应急能力的准备；保障子系统实现短时间内应急资源的保障和配置。这五个子系统共同构成了应对突发性公共卫生问题的机制，哪一个系统出现了问题也会难以应对公共卫生问题。当前我国的社区公共卫生应急管理体系还不够完善。在信息子系统方面，信息来源单一并且信息的传输过程易受到干扰；公共卫生的应急决策本质上是一个对信息进行处理的过程，首先是对信息的获取，即让已经出现的危机信息到达政府部门；其次是信息的传输，即使信息到达某个决策节点；最后是判断，即决策者根据到达自己手上的信息做出判断。首先，在危机信息来源这一方面，信息大多来自大型医院，社区公共卫生服务中心（站）对危机信息的发现能力较弱，而对于来自大型医院的危机信息社区的获取次序较靠后即获得危机信息的时间较晚，这就使得社区层级对突发公共卫生事件的应急响应速度较慢。在决策子系统中，对于突发公共卫生事件的决策节点设置得较高且决策主体单一，一般情况下为国家卫健委和省政府或者省卫健委，而社区层级并不具有相应的决策权，只能听从上级的命令，一般情况下这样的机制有利于做出科学、统一的安排，但对于突发性的公共卫生事件，这样层级较多的决策机制会影响决策的及时性，而决策不及时对公共危机事件的处理是致命的。一般情况下，每经过一个层级的决策都要对信息内容进行一次判断，即便不改变最初信息的内容也需要花费很多的时间。在权力子系统中，权力整合机制较弱，政府本身不是一个为了应对突发性公共卫生事件而组建的组

织，同时面对突发性公共卫生事件仅靠一个部门的力量很应对，即便是我国已经组建了相应的应急管理部门，但是在实际运行中发现运行的效果并不好，特别是在社区领域内，社区和社区内的公共卫生服务中心（站）并没有很好地实现整合。在准备子系统中，日常和应急演练的效果差，应急准备是应急管理的基本环节之一，主要包括应急预案编制、人员培训和演练以及物资、设备等的保障，很显然在平时社区内对公共卫生的应急准备较差。在保障子系统方面，我国社区的相关医护人员以及公共卫生物资等的储备都远远不能满足地区的需求。针对这五个子系统存在的问题应该层层击破，逐一解决。首先，公共卫生信息是公共卫生应急的前置问题，对于公共卫生应急管理的全过程都起到至关重要的作用。在信息来源方面，应该清楚认识到任何一条单一的信息来源都会存在着一定的不完善性，应该建立多个信息来源渠道，必须摆脱对某一个信息来源的依赖，以增加公共卫生安全的冗余性。要建立智慧化预警多点处罚机制，健全多渠道监测预警机制。在社区层面上应该加强社区获取危机信息的能力，社区公共卫生服务中心（站）加强对本社区人员的健康监测，一旦发现问题立即采取相应的应急措施并及时上报给有关部门。在决策方面，要将决策节点下移并且分散，可以适度地去中心化，改变原有的将决策节点集中于省或者中央层级的有关部门的现状，将决策节点下移并且分散开，一旦启动应急预案就不必遵循传统的层层报告的方式，允许适度的越级处理，给予基层一定的决策权力，在平时可以通过应急预案进行预决策，通过预案构建各种危机情景，只要危机事件出现，相关主体直接采取法律措施，无需层层报告等待上级决策，贻误时机。还应加强社区应急管理体系的建设，传统的应急体系既包括党委或政府牵头的工作小组又包括公共卫生部门牵头的联防联控机制，这种工作方式下各部门需要相互磨合未必顺畅，同时还会在危机发生后才会启动，在此之前存在一定时间的管理空白期，为此应在政府中建立常设的应急管理机构，在社区层级也要建立相应的应急管理工作部门，平时统筹应急管理建设，一旦进入应急状态，转为应急指挥机构发挥应急指挥作用。我们在平时应高度重视公共卫生形势，将公共卫生安全上升到国家战略的高度，将各种相关资源向公共卫生领域倾斜，同时公共卫生应急管理体系的建设不能仅靠一个部门而是需要多个部门的协调配合，只有上升到国家战略才能调动起各个部门的资源。在日常演练时也不能只是走过场，而是要按照最高级别的突发公共卫生事件进行演练。在物资储备方面，社区层面上要做的就是根据本社区的实际情况合理招录相关医护人员，一旦发生突发性公共卫生事业社区内的医护人员可以满足基本的需求，在防护服、口罩等物资方面日常应做好需求数量的统计，不仅要保障实时的物资需求还应做好物资的储备。[1]

---

[1] 林鸿潮，姜永伟. 基于安全冗余的公共卫生应急体系变革[J]. 公共管理与政策评论，2021，10(05)：65—78.

四、使用"四大工具"进行社区公共卫生应急性管理

可通过使用监管性工具、命令性工具、能力建设工具、宣传性工具进行社区公共卫生应急性管理。监管性工具主要倾向于对防控落实的督查，进行执法检查和管理人员的检查，对测温、公共部位的消杀、通风换气等的落实加大检查力度。命令性工具主要是指政府运用法律、规则、直接提供等方式来发挥规制职能，面对突发性公共卫生事件主要是实施比平时更为严格的防疫政策、规范社区诊疗机制和职责以及党建引领社区防疫工作，平时进行严格的消杀，一旦发现疫情立即开展应急响应，在落实属地责任的基础上加强隔离管控。能力建设工具主要是创新制度体系建设、搭建智能系统、形成良好的防疫习惯、防疫物资的储备等，主要措施有设立社区应急预案，提升基层响应能力，将社区公共卫生体系与大数据紧密结合，通过智能测温、扫描二维码等方式协助做好防疫工作，形成佩戴口罩、勤洗手等良好的日常防疫习惯，并积极开展应急防疫演练，培养防疫能力。宣传性工具是最大化减少危机的有效措施，通过密集性的宣传可以打通各种信息传播渠道，可以在短暂的时间内实现信息的广泛传播，实现短时间内的信息共享，保障信息的时效性，实现信息指向的集中化和信息共享高效化。[5]面对突发性公共卫生事件，即时性应急动员也是应急性管理的有效方法。即时性应急动员是指在时间非常紧迫的情况下，通过信息裂变式的传播，高效动员公共资源，构建基层治理体系，以解决突发的重大公共风险的策略和过程。社区公共卫生应急动员主要包括以下几个方面：第一，制度化动员。制度化动员是一种规范、科学、有效的群众风险防控策略，能在紧急情况下把资源分配到最需要的地方，具有强大的调配和组织能力，制度化动员规范了群众参与应急动员的方式，主要表现为应急资源从零散走向集中，应急过程从无序走向有序。通过制度化动员将社区医护人员、政府部门工作人员等调动起来，并通过网络平台招录相关志愿者，从而将社区专业人员和志愿者团队密切结合起来，并通过一定的规章制度、领导团体协调相关人员的工作，实现有序化的应急动员。第二，平台化动员。面对社区突发性的公共卫生事件，通过相应的平台收集、传输、管理相关信息是防控的关键。在社区公共卫生的防控阶段存在着大量的零散信息，以往传统的人工翻阅、笔墨登记的方式不利于工作效率的提高，并且工作的准确性难以得到保障，而通过平台化动员的方式，通过平台收集、传输、管理信息，大大提高了工作的准确性和工作效率。第三，网格化动员。网格化管理是实现社区公共卫生管理的重要人力支撑，这种模式将社区划分成一个个的网格，将相应的工作人员嵌入到一个个的网格之中，搜集整理每个网格中的信息和问题，以实现多部门、多主体协同解决。在社区公共卫生应急管理阶段，网格化管理模式能够充分调动社区居民的积极性，掌握社区内外的一手信息，通过信息共享与资源整合能够有效避免信息的碎片化、提高工作效率、厘清各主体职责。第四，形象化动员。形象化动员主要是运用各种直观、形象的手段，借助电

视、广播、网络等媒体向公众传播相关信息。

五、建立城镇社区公共卫生应急管理网络系统

社区公共卫生应急管理工作内容复杂，仅靠社区一方难以完成，需要社区与政府、医疗机构、志愿者、社会组织等共同合作建立城镇社区公共卫生应急管理网络系统，在这一网络中的各主体之间的合作要以联盟的方式进行，一旦发生突发性公共卫生事件可以进行资源共享。建立应急管理网络系统首先应建立统一的目标，"在共同目标的主导下，充分发挥各组织的作用，团结一心，共同克服突发公共卫生事件，保障居民的身体健康，维持正常的社区生活。"在这一目标的指引下还应建立相应的应急管理系统，搭建应急协同平台，将原本松散的各个组织连接起来，从组织资源、人力资源等方面保障应急协同的有效运行，并建立相应的应急协同指挥体系，明确职责、贯彻落实。针对这一应急管理网络系统出台相应的应急协作规范，确保切实可行，提高各组织的应急协同能力。[①] 社区与政府是协作关系的核心，政府根据社区需要进行财力、人力、物力的支持，派相应的党员干部深入社区协调工作，同时负责协调社区、医疗机构、交通等多个部门间的关系；社区与医疗机构的协作对公共卫生事件的解决起到了关键作用，医疗机构具有专业性，能对公共卫生事件的演变状况做出科学、准确的判断并采取相应的应急措施；社区与志愿者的协作则极大增强了社区公共卫生应急管理的效果，志愿者具有社会广泛性的特点，通过物资捐助、健康宣传、心理疏导、人力资源保障等方式协助解决应急管理过程中存在的问题，同时还有利于树立全民参与的价值观，对不同级别的社区公共卫生突发事件进行不同级别的响应，在志愿者队伍的基础上建立不同等级的梯队，一级梯队由社区的工作人员组成，处理小范围的突发公共卫生事件。二级梯队由社区的工作人员和经过培训的相关技术人员组成，负责处理较大范围的突发公共卫生事件。三级梯队由志愿服务队伍中的所有人员构成，日常应注重对他们的培训，一旦发生Ⅱ级以上突发公共卫生事件，立即成立若干应急处理小组，协调应对社区突发公共卫生事件。居民是社区的主体，社区公共卫生应急管理系统的建立离不开居民的参与，首先，社区需要居民配合提供实时动态，在信息收集方面进行合作，其次，相关政策、措施的落实也离不开居民的配合，在与居民的不断互动中发现存在的不足，不断完善社区公共卫生应急管理网络的建设，最后，社区公共卫生管理体系的建设需要居民的监督，在应急管理的过程中不仅要满足广大群众的基本需求，还应掌握老人、儿童、孕产妇等特殊群体的特殊需求，接受群众监督，提高工作能力和水平。

总之，应在社区建立起"识别——决策——应对——监督"的全周期公共卫生应急管理体系。习近平总书记在《全面提高依法防控依法治理能力 健全国家公共卫生应急管理体

[①] 赵玉佩. 基于社会网络分析的城市社区应急协同治理研究[D]. 西北大学，2019.

第四章　构建我国城镇社区现代化公共卫生治理体系的政策建议

系》一文中指出：预防是最经济最有效的健康策略。要加强公共卫生队伍建设，健全执业人员培养、准入、使用、待遇保障、考核评价和激励机制。[①] 面对公共卫生事件，精准识别、快速反应，科学、快速地制定紧急预案，组建管理队伍和机构，科学决策，通过相关人员的协作制定科学、有效的应对方法，提高响应能力、精准施策，同时也要加强监督管理，开展绩效评估，建立长效应急管理机制。

同时还应建立健全医疗保障制度，保障城镇和农村居民以及职工医疗保险的稳步发展，对于重大疫病，应建立相关的重大疫病保险和救助机制，面对突发性公共卫生事件等紧急状况时，确保医疗机构先救治、后收费，完善医保及时结算制度，探索建立免除特殊群体、特定疾病的医疗费用的制度，有针对性地免除医保支付限额、支付目录等限制性条款，切实保障重大疫病下居民的正常生活水平，要统筹基本医疗保险基金和公共卫生服务资金使用，提高对基层医疗机构的支付比例，实现公共卫生服务和医疗服务有效衔接。[②] 社区层面可与保险公司合作，由政府牵头、社区工作人员负责，根据社区的实际情况搭建社区综合保险平台，根据社区居民实际情况提供相应的保险，提高社区韧性，保障人民群众的正常生活。

第六节　强化城镇社区居民健康意识

2016年教育部等九个部门发布了《关于进一步推进社区教育发展的意见》提出将社区教育融入社区治理之中，并在教育内容中提到了运动健康、养生保健，2020年我国成立了中国健康教育中心作为国家卫生健康委直属事业单位，并于2021年对中国健康教育中心的职责做了明确规定，可见国家对于健康教育的重视，将健康教育贯彻落实到社区层面是促进我国公共卫生发展的必然要求。

一、政府要高度重视居民健康意识的强化

强化城镇社区居民健康意识离不开政策的引领，政府应高度重视居民健康意识的强化工作并出台相应的政策为强化城镇社区居民健康意识保驾护航。市、区相关部门应该对社区居民健康教育进行合理规划和指导。社区居民健康教育应以社区居民的健康需求为导向，通过充分的调研了解居民的需求。同时相关工作人员还应该做好监督管理工作，在保

---

① 本刊讯.《求是》杂志发表习近平总书记重要文章《全面提高依法防控依法治理能力，健全国家公共卫生应急管理体系》[J]. 红旗文稿，2020(05)：2.
② 完善重大疫情防控体制机制　健全国家公共卫生应急管理体系[N]. 人民日报，2020-02-15(001)

障健康教育定期开展的同时又要了解居民反馈的意见，不断完善健康教育的形式和内容，提高健康教育的质量。①

二、社区中要广泛开展健康教育

健康教育是增强城镇社区居民健康意识的有效措施，健康教育是指"通过有计划、有组织的社会和教育活动，促使人们自觉地采纳有益于健康的行为和生活方式，消除或减轻影响健康的危险因素，预防疾病、促进健康和提高生活质量。"②社区健康教育则是以社区为中心，以促进居民身心健康为目的的健康教育。强化城镇社区居民健康意识需要社区的努力，社区公共卫生服务中心（站）应该将健康教育作为社区公共卫生服务的重要内容，可以采用线上、线下两种不同的教育方式，在线下，可以整合各街道、各社区以及社会上的资源，依托社区公共卫生机构，开设相应的健康教育课程，邀请基层卫生机构和相关医疗机构的专家开展公共卫生知识普及和公共卫生答疑活动，在平时可以发放教育宣传手册、制作教育宣传广告牌等方式普及健康知识。在线上，可以开发相应的健康教育平台，提供健康数据资源，进行健康知识推送，特别注意，在进行线上宣传时要注意推送内容的质量，首先，对新媒体平台进行分类，每类平台都要有专人负责，统一规划。其次，提高新媒体推送信息的质量，推送的信息应该准确、科学、容易理解。同时，推送的内容还应具有服务性，要面向居民群众的生活需求，推送与居民身体健康密切相关的内容。目的是将社区公共卫生融入居民的生活之中，在全社区形成一种重视健康的氛围。

健康教育要与居民的公共卫生需求相结合。首先，要充分了解社区居民的健康情况，教育内容应该满足居民的需求，除进行常见病、传染病、慢性病的相关介绍外还要结合本社区实际情况进行健康教育，可以通过调查问卷的方式了解居民需要的健康知识，健康教育的内容应该有所创新，将健康知识与当今社会发展的热点问题结合起来。其次，要培养起一支舆论宣传的队伍，队伍成员应有扎实的公共卫生知识，能够承担起公共卫生宣传的职责，让居民相信健康教育的专业性，愿意参与到健康教育课程和答疑活动中来。同时，健康教育的形式应该多样化，针对不同的群体应采取不同的健康教育方式。针对年轻人，应借助网络，通过数字化平台进行健康教育和健康宣传，针对白领人群可采取健康进大厦等活动，与企业合作，为白领人群提供相应的健康服务并进行健康宣传以强化白领人群的健康意识；针对老年群体，可采取入户走访、调查问卷等方式，通过面对面的交流以及在社区举行一些义诊活动，或者通过社区微讲堂和部分居民的亲身经历来向老年群体宣传相关健康知识，增强他们的健康意识。针对不同的群体应充分了解他们的健康需求，制定个

---

① 孙桂英. 社区教育提升城乡社区治理能力的策略研究——以苏州市为例[J]. 继续教育研究，2022，(12): 16—21.

② 黄敬亨主编. 健康教育学，第五版. 复旦大学出版社，2011: 1.

性化的服务方案,进行有针对性的宣传,以此来强化社区居民的健康意识,提高居民对社区健康服务的重视程度。社区可以组织相关志愿者进行入户教育,特别对于老年人等重点人群,入户宣传的方式可能更能够起到更好的效果。

第七节 完善城镇社区公共卫生治理评估激励机制

一、以人民满意为目标完善城镇社区公共卫生治理评估激励机制

社区公共卫生治理评估激励机制是社区公共卫生治理体系与治理能力现代化的体现。要以人民满意为目标完善城镇社区公共卫生治理评估激励机制。首先,要成立相应的卫生治理评估小组,构建完善的治理绩效评估体系,并制定奖惩措施。评估小组应由第三方机构、专家学者、居民等多方成员组成。考核指标的设计要围绕社区公共卫生服务水平、居民利益等目标建立,指标的建立应包括客观指标和主观指标,但应以客观指标为主,指标的选择应该科学、规范具有可操作性,应包含居民的满意度。可通过打分公示的方式,让居民了解到社区公共卫生服务中心(站)的服务水平和质量,考核评价的结果可作为政府拨款和评奖评优的依据。从而激发社区公共卫生服务中心(站)提升服务水平的主动性。可借助智能终端设备,让居民、社会组织等都可以参与到公共卫生治理评估中来,通过这种覆盖面更广的评估方式,使评估结果更加全面、准确。

城镇社区公共卫生服务中心(站)的评估应充分考虑到居民的满意程度,建立健全考核评价标准,应增加考核的等次,能够拉开机构间的距离,考核评价结果可以与政府经费拨付严格挂钩,对于考核结果不符合相应标准的应该责令整改或者取消其提供服务的资格,加强日常监管,确保社区公共卫生服务的质量。

社区公共卫生以群众性需求为目标,需要政府、社会组织、居民、企业等多方共同参与到公共卫生服务的评估中来,但以往以政府为主体的惯性使得居民、社会组织、企业等其他主体缺乏参与积极性,为此应针对不同主体的特点采取不同的激励措施,让他们广泛参与到公共卫生评估中来,对于积极参与的主体给予一定的精神和物质奖励。

二、采取分段评估的治理评估方式

在建立治理评估体系时,可以采取分阶段评估的方式,将评估过程分为初期评价、中期评价和终结评价,并且在不同阶段设计反映不同侧重点的评价指标,评价指标应能反映社区公共卫生服务中心(站)的服务功能和定位,评价指标应强调服务质量、预防保健等成

果指标和居民满意度、人力资源状况等反映性指标,同时还应涵盖双向转诊的开展和社区公共卫生服务网络等过程指标。建立共性与个性相结合的激励机制,共性激励机制可以是在评估结果的基础上对个人和集体采取政策倾斜、评奖评优优先等激励方式。个性激励机制则是对于不同岗位的个人应采取不同的激励方式。

三、引入第三方进行评估

引入第三方进行评估是城镇社区公共卫生评估的有效方式,第三方评估应包含以下几个环节:首先,确定评估标准,评估标准的确定需要政府有关部门、第三方机构、被评估机构、居民的共同参与,政府与第三方机构就评估工作的工作目标进行反复沟通最终达成共识,评估标准应具备现实可操作性和前瞻性,为使评估指标可操作性更强,社区公共卫生机构的意见也需要考虑进来,在经过反复的沟通之后得到一个最终的评估标准,标准的制定环节也离不开居民的监督,居民的监督保障标准设定更加公正、更能符合居民的需求,这一标准还需经过相关部门的批准,才能获得政策效力,具备实施的条件。但这一标准并不是固定不变的,随着社区公共卫生环境的不断变化这一标准也需要随之改变,在标准实施的过程中,政府有关部门、第三方机构、被评估机构三者之间的边界应该厘清,各自的权利义务应该被明确规定出来。其次,应加强对第三方评估机构的监管,我们期望第三方评估机构具有公正的特点,但由于第三方评估机构的评估专家也有追求经济利益和公共利益的不同可能,也不一定天然具备独立性、公正性,同时政府有关部门花钱购买第三方机构的评估服务,第三方机构作为服务提供者也有可能做出故意迎合政府相关部门的行为,使评估结果失真。为此应在尽可能大的范围上公开评估信息,使社区民众、媒体、其他专家学者都能参与到对评估结果的监督上来,最大程度地保障评估结果的独立、公正。[①]

第八节 完善公共卫生领域多元主体协同治理机制

多元主体协同治理由多中心治理理论和协同治理理论综合发展而来,多中心治理理论认为单一的行政约束不一定有效果、有效率,每个人都是理性人,在决策的过程中容易受到个人能力和其他成员的影响可能会犯错,但是个人具有纠错能力,个人在行为规范中会受到非正式规范的约束。而多中心治理理论可以形成民主治理的格局,目标是创造一个平

---

① 盛智明. 社区治理成效指标体系与评估机制研究——以"上海社区治理发展指数"为例[J]. 住宅与房地产,2022,(22):62—66.

台,在这一平台上,各主体能够进行价值交换从而达成共识,从而强化话语权的影响力。也就是说在公共卫生领域,参与治理的主体能够平等地交流并最终达成共识,在治理过程中,各主体又会受到这一共识的制约。将多方主体共同纳入公共卫生领域,参与社区公共卫生建设。通过建立干部人才下沉常态化机制,固化社区民警、社区卫生专业人员社区统筹机制,实行"局包社区"结对协作机制,进一步提升社区治理水平,壮大基层防疫力量。在社区内部还应该突破各个部门、各层级之间的界限,形成与公益组织、私营部门、公民主体之间的通力合作。在政府主导的基础上吸引公益团体、企业等参与社区公共卫生的治理,一方面,这些主体得到政府的许可和支持,能够进驻社区可以实现其提升名誉度的组织目标;另一方面,政府借助这些主体的资金、技术等资源,既解决了政府资金紧张的问题又提高了社区公共卫生服务中心(站)的服务水平。[①]

一、搭建协同治理平台

实现公共卫生领域的多元主体协同治理需要搭建协同治理平台,政策的有效执行离不开各部门、各区域、各层级的合作,而协同的效率和效果会直接影响公共卫生服务的水平,协同治理平台通过整合社区公共卫生资源和相关信息,可以做到一旦有服务需求可以立即调配资源,在平时也可以通过信息的收集和整理分析存在的潜在服务需求解决存在的问题,协同治理平台的建设能够将需求、决策、服务快速、紧密地联系在一起。

在协同治理背景下,厘清各主体的权责关系是提高社区公共卫生服务能力的关键,在我国,协同治理指的是"坚持党委领导、政府负责"下的协同,党建引领多主体间的协同,做好权力清单,政府做到不越位也不缺位,避免条块分割多重领导,街道办事处则起到桥梁作用,将大大小小的事务落实到各个社区和居民,在公共卫生治理过程中,要第一时间将服务和资源下沉到社区,制定社区公共卫生服务的发展规划,建立相应的服务标准和规范,完善政策支持和相关配套设施的建设。基层公共卫生机构则利用自身的专业技能,发挥好居民的健康"守门人"的作用,认真领会上级的任务要求,灵活处理各项公共卫生事务。政府应将权力下放,但要明确赋权的内容和主体,主要分为行政权力赋权和技术赋权,在行政权力赋权方面特别要明晰权力边界,但更多的赋权内容应该属于技术赋权,例如公共卫生事件的紧急处理等。

二、处理好各参与主体间的关系

完善公共卫生领域多元主体协同治理机制还需要处理好各参与主体间的关系,在协同治理机制中包含了多种协同关系:政府与社区、社区与医疗机构、社区与社会力量、社区

---

① 胡梦雨. 大数据背景下我国城市社区体育智慧治理研究[D]. 河北师范大学,2023.

与居民、社区与社区。在协同治理机制中，政府与社区的协同关系应用得最为频繁，在纵向维度上，政府部门工作人员下沉到社区参与工作，保障治理中心、服务和资源一同下移到社区，在横向维度上社区与以社区属地为管理范围的管理部门间协同；社区与医疗机构的协同在这一协同治理机制中起到了至关重要的作用，在公共卫生领域，社区位于协同治理机制的后端，医疗机构位于协同治理机制的前端，社区与医疗卫生服务机构协同的侧重点随着社区公共卫生情况的不断变化而变化；社区组织的力量不容忽视，特别是在突发性公共卫生事件发生时，能够在资源、信息、服务等各个方面提供必要的支持，因此应维护好社区与社会力量的协同；相较于其他协同关系，社区与居民之间的协同更为密切，社区与居民间的协同包括以下几点，首先是信息协同，社区利用互联网平台全面、迅速获取居民的相关信息，需要社区工作人员与居民的相互配合，其次，管理协同，社区直接对居民的公共卫生负责，在管理过程中应注重方式方法，第三，协同治理的好坏很大程度上取决于居民对公共卫生服务是否满意，因此服务协同是协同治理的落脚点；除此之外也不能忽视社区与社区之间的协同关系，社区与社区之间的协同能够有效缓解单一社区资源服务配置不足等问题，实现资源、信息及服务的共享。

（一）明确购买过程中服务购买方主体责任

政府购买社区公共卫生服务的过程中各主体都起到至关重要的作用，只有明确主体责任才能够有效提升社区公共卫生服务的服务质量。政府购买城市社区公共卫生服务的顺利开展关键在于明确政府作为购买主体的责任。政府购买社区公共卫生服务并不意味着政府责任的减少，虽然购买过程中实现了政府职能的部分转移但并不意味着政府角色弱化，公共卫生服务的公共产品性质决定了政府始终处于主导地位，特别在购买合同管理、监督评价等多个方面政府都发挥着至关重要的作用。政府应明确在整个过程中主要承担的责任，首先政府承担着制定保障性或者指导性制度的责任，制度的出台是保障购买规范确保购买质量的前提。但是这一责任不仅包括相关文件的制定还应包括相关保障政策的制定与执行，应该是全流程的管理模式。

其次，政府还应为公共卫生服务机构提供保障与支持，一方面政府应该营造良好的竞争环境，对于招投标、市场监管等机制承担起相应的责任，保障市场的良性有序竞争。另一方面，政府对公共卫生服务机构有引导责任，政府购买社区公共卫生服务具有培育社会办公共卫生服务机构的目标。

同时，政府应处理好与公众的关系，政府应起到公共利益维护者的角色，保障公众的参与权和监督权。一方面，政府应畅通公众诉求的表达渠道，征询公众的公共卫生服务需求与意见。另一方面，政府应承担起保障公众行使监督权的责任，包括公众对购买行为、服务效果的监督，也包括对政府及服务提供者的监督。

最后，政府还要积极宣传，加强对制度政策的宣讲，保障社区公共卫生服务机构工作人员了解、认可这一制度能够积极配合,还要保障社区群众积极参与,使政府购买社区公共卫生服务可以得到全面推广。

(二)明确购买过程中服务承接方的主体责任

作为服务承接者的各公共卫生服务机构也要明确自身责任。在实践过程中,作为服务提供者的公共卫生服务机构的主体责任未得到有效重视。其实作为服务提供者,公共卫生服务机构对服务质量负有直接的责任。

首先,作为服务的提供者应该与服务购买者共同完善相关的保障制度并严格落实购买主体的要求、接受购买主体的监督。作为形成契约的双方,服务提供者一方面需要依法履行合同的相关规定,另一方面,对于服务过程中可能存在的风险也要与政府一同承担。

其次,作为服务提供者,公共卫生服务机构自身应加强自身的服务能力。服务水平的保障是服务提供者承担的首要责任,由于服务机构服务能力不足导致的服务项目得不到落实、群众满意度不高的问题严重阻碍了政府购买城市社区公共卫生服务的开展。公共卫生服务机构自身要增强思想意识与要求,可以通过内部定期考核、增加培训机会、加强与三甲医院的交流合作等多种方式提高自身的服务能力。

最后,公共卫生服务机构作为直接与群众接触的主体需要接受公众的监督,公众的绩效评价本质上反映了服务质量的真实水平,所以,公共卫生服务机构必须履行对公众的社会责任,畅通接受建议的渠道,听取群众对于公共卫生服务机构的意见和建议。

(三)明确购买过程中群众的主体责任

群众作为政府购买城市社区公共卫生服务的主体常常被忽略,但其实作为被服务方,群众是否满意是衡量政府购买效果的关键因素,为此要明确群众的主体责任作为。在以往的实践过程中往往忽视了群众这一重要主体,将其单纯地定义为服务的受益者,其实在整个购买的过程中群众还承担着购买服务项目与服务机构的选择以及监督评价的重要责任。

首先,群众在政府购买城市社区公共卫生服务的过程中承担着购买服务项目确定的责任。国家政策明确规定了在进行政府购买过程中应充分征求群众的意见,但是这一责任的落实并不单靠群众一方决定,而是需要群众、政府相关部门多方努力,政府相关部门应畅通群众表达渠道,可以通过调查问卷、开展座谈会等方式征求群众意见,当然群众也需要积极参与,表达出自身的需求。

其次,群众在政府购买城市社区公共卫生服务的过程中承担着监督评价的责任。群众作为公共卫生服务项目的直接享受者,对于公共卫生服务项目实施的效果最有发言权,当然这一责任的落实也离不开政府相关部门和医疗卫生机构的协助,可以通过发放意见调查卡、满意度调查问卷等方式为群众提供意见表达的渠道,当然群众自身也应该积极认真地填写自身意见做出真实的满意度评价。

三、提升治理主体对社区治理的认识强化多元主体的目标协同

实现公共卫生领域的多元主体协同治理需要提升治理主体对社区治理的认识强化多元主体的目标协同，弥合主体利益差异。只有参与治理的政府、社会组织、公民等多元主体基于民主协商、共同合作的基本原则，基于一定的共识和信任基础，才能共同处理好社区的公共卫生事务。

首先要坚持"平等协商、合作治理"的原则，平等协商是促进治理科学化、民主化的有效方式，是一种协商主体通过理性对话的方式最终达成共识的过程。通过平等协商，居民发表自己的建议，既为居民表达自身的合理诉求提供了渠道又为社区公共卫生政策的制定提供了重要的意见，也是多元主体协同治理的重要体现。"平等协商，合作治理"是多元主体共同治理的基础，有利于营造民主平等的社区氛围。

其次，要加强对社区组织、居民、企业等的思想引领，引导各主体加强对社区治理的认知，积极主动参与社区治理。要增强政府的认知程度和责任意识，政府有责任协助各主体形成良好的合作环境。各主体应加强交流沟通，同时也应加强与外界的交流沟通，特别是与新闻媒体的交流沟通，促进内外部信任机制的建立，也可以让居民更好地了解公共卫生领域的社区治理。

最后，实现公共卫生领域的多元主体协同治理需要法律法规的保障，强化社会组织参与社区治理的协同制度。社会组织参与社区治理需要合法进入，需要在国家政策和制度方面赋予其更多的参与空间和机会，相关参与主体应遵循相应的规则、制度发挥其资源整合和制度整合的优势，首先出台相应的法律法规，出台《社会组织参与社区治理的指导意见》等明确社会组织参与社区治理的法律地位、法律权利和法律义务，通过法律的方式发挥社会组织参与社区治理的价值和功能，其次还要完善政府购买社区公共卫生服务的制度，将社区公共卫生服务交给更多专业的主体去做，政府充当起购买者的角色，优化购买流程，加强有效监督。要明确各权利主体的职责，多元主体协同治理下，只有各司其职才能提高工作效率。第四，要加强激励和监督，吸引各主体参与社区公共卫生领域的治理但同时也要加强对各主体行为的监督。实现公共卫生领域多元主体协同治理需要提高社会组织和居民的参与积极性和能力。内因是事物发展的决定性因素，社区公共卫生领域协同治理的实现离不开各参与主体的努力，应提高社会组织的参与能力，主动融入社区治理。还要促进协商机制的建立，培养居民的民主协商能力，规范民主协商的程序、加强民主协商监督，确保各主体能够通过民主协商机制实现自身的表达权。同时还要促进政府、社会组织与居民间的交流，了解居民的真实需求更好地为居民提供服务。还应该实现考核标准的协同，完善各主题的考核标准体系，搭建内部信任基础。要完善考核标准，确定考核指标，采取平时和战时相结合的考核方式，建立督查组和公民满意度结合进行激励评价，各司其职、

奖罚分明的考核标准是为了增强内部主体的信任，同时可以提高主体的专业素养，切实保障居民的健康权益，提高居民的信任度。

四、政府出台相应政策支持不同主体间的合作

多主体协同治理机制的完善需要整合现有的治理结构，政府出台相应政策支持不同主体间的合作，同时还可以由政府相应主管部门带头牵线促进多主体间的合作。为保障多元协同治理的顺利开展应制定《社区公共卫生多元协同治理章程》明确协同治理的目标、各成员的责任、运作方式等。出台相应的激励政策推进不同主体间的合作，严厉惩戒阻碍协同治理发展的主体。出台必要的政策促进政府与社会组织、企业等的合作。努力构建一种政府组织下的社区组织、企业、居民等共同参与的协同治理结构。社区公共卫生领域多元主体协同治理机制的建立有赖于资源的整合和信息的共享，这就需要整合不同层级、部门间的数据信息，建立数据库共享平台，保障参与主体共享数据库信息。在多主体协同治理的过程中要实现多主体间的交流沟通，及时更新、优化现有的信息资源，使使用者能够及时、准确地获取信息，提升公共卫生领域的治理能力。建立协同治理平台，定期或不定期召开组织成员会议，及时沟通反馈，共同解决面临的问题。同时搭建社区居民参与平台，让社区居民参与到社区公共卫生的治理中来。同时还要强化各主体间的信任机制，可借助一些活动载体强化各主体间的合作关系，对于破坏信任合作关系的主体进行严厉的惩戒。

第九节 搭建社区智慧卫生服务平台

为适应信息化的发展，社区公共卫生必须要打破信息碎片化局面，减少信息传递的阻隔，提高社区管理框架下的公共卫生治理有效性。为此应搭建社区智慧卫生服务平台，引入物联网、大数据等技术嵌入信息收集、分析与应用的全过程，提高公共卫生决策的速度和科学性。社区智慧卫生服务平台的搭建绝不是仅依靠几个 APP 或者微信群就能实现，而是需要智能信息技术充分融入，不同层级、不同部门的各类公共卫生信息系统与社区智慧卫生服务平台联网对接或迁移集成，构建全方位、全流程的智慧卫生服务平台，平台功能包括但不限于信息发布，而是应该通过多主体共同参与利用智能信息技术对社区公共卫生治理的全过程进行改造，将智能信息技术融入整个社区公共卫生体系中，促进智能信息技术与社区公共卫生的深度融合。社区智慧卫生服务平台并不是简单地将大数据技术应用于社区公共卫生服务中，而是搭建起大数据和社区公共卫生服务的桥梁。通过大数据的应用将复杂的社区公共卫生问题流程化，流程问题定量化，定量问题信息化，精准优化流

程，形成完善的电子化公共卫生服务。① 这一智慧服务平台的建立也是实施社区公共卫生服务网格化管理的前提。

一、社区智慧卫生服务平台的建设离不开国家相关政策的支持

社区智慧卫生平台的建设是个不断完善的过程，政府应优先明确平台建设的基础框架和相关标准。政府应作为指挥平台建设的主导方，应加强统筹规划，通过政策引导和经济支持来帮助建设社区智慧卫生平台，政府可出台《社区智慧卫生平台建设导则》作为智慧平台的建设指导，对平台建设进行顶层设计。

二、社区公共卫生智慧平台的建设也离不开资金的投入

政府应进一步加大资金投入，鼓励企业、社会组织等参与社区公共卫生平台的建设，不断创新服务，可以通过政府购买或者合作开发等方式支持社会组织承担平台开发项目，从而加强网络基础设施建设，提高网络运行速度和覆盖面，为社区智慧服务平台的建设提供硬件基础保障，也使更多公民可以享受到社区智慧服务平台带来的便利。还需要建立完善的资金使用监督机制，保障资金用途，将相关责任落实到每一个机关和个人，确保每一笔资金都用于项目建设。

三、平台建设离不开大数据技术人才

对于现有的社区技术人才应进行相关技术的培训并开展相关课程，针对社区发展的实际情况进行理论与实践的双重学习。同时也可以引进外来的大数据人才，帮助完善社区智慧服务平台的搭建和运营。[14] 同时也要组建高素质的现代化管理队伍，社区智慧卫生平台的管理人员应区别于一般管理人员，而是专项管理人员，应有一定的信息处理能力，引导员工从传统工作模式向着智慧服务模式转变，在招聘时应吸引高层次管理人员加入平台管理团队。同时还要建立相应的考核和激励机制，客观评价管理人员的工作能力。在日常工作中应明确工作人员的职责，将平台管理岗位独立出来，同时也要建立智慧卫生服务平台人员津贴，充分发挥工作人员的积极性，推进工作目标的实现。

四、社区智慧卫生平台的建设需要以强大的社区信息管理能力为支撑

社区公共卫生服务涉及许多信息，应加强平台信息资源整合能力，提高信息化水平，充分挖掘信息价值。加强基础通信能力的建设，加强网络建设，建设安全、快速的网络环

---

① 习近平：高举中国特色社会主义伟大旗帜 为全面建设社会主义现代化国家而团结奋斗——在中国共产党第二十次全国代表大会上的报告 http://www.gov.cn/xinwen/2022-10/25/content_5721685.htm

境,为社区公共卫生指挥平台的运行保驾护航。智慧卫生平台的建设应加强信息的互联互通,保障信息资源的流动和共享,社区智慧卫生服务平台是扁平化网络治理平台,打破了原有的科层结构,对部门协同、资源共享、流程优化等提出了更高的要求,促进了社区治理机制的变革。社区智慧卫生服务平台的建设应该是持续的,并且应该实施的是针对区域特色的个性化智能管理,对海量数据的收集、存储、处理,全方位、高精度地对数据进行全方位的分析,借助物联网、大数据等技术精准识别居民的个性化公共卫生需求,针对性地提供个性化、差异化的服务。同时可根据社区内部居民的公共卫生服务需求进行相应的资源储备。①

五、建立"1＋N"信息采集体系

社区智慧卫生平台建设的参与主体并不是单一的,要建立以网格员采集信息为基础、多种信息来源并存的"1＋N"信息采集体系,确保信息的鲜活、真实、全面,为大数据应用提供基础数据保障,其中1指的是网格员的信息采集,N指的是公民参与、社区公共卫生服务中心(站)的信息共享等多种信息来源方式。通过这种方式可以将居民充分吸引到社区公共卫生服务中来,既能明确公众需求又能保障公共卫生服务的科学性和实践性,基于这一数据采集体系,发挥网格化管理优势,推进社区数据汇聚共享服务平台建设。运用物联网、大数据、人工智能等现代信息技术,搭建社会治理智能化系统。社区智慧卫生服务平台的建设不能只依靠政府还需要社区内企业和组织的共同参与,社区内的企业和组织经过政府指导参与到社区公共卫生智慧平台的建设中来,缓解政府在资金和技术上的不足。

六、注意保障信息安全

在搭建社区智慧卫生服务平台的过程中也要注意保障信息安全,加强对涉及商业机密、个人信息、个人隐私的信息的保障,同时还要加大网络执法力度,一旦发现信息泄露事件能够及时采取补救措施。加强对信息安全保障的技术和管理的要求,加强平台进入的审查、定期网站检查、安全测评等工作,从多个层面加强对社区智慧卫生服务平台的信息监测。搭建社区智慧卫生服务平台离不开相关法律法规的保障、战略框架、实施路径和精细化的监测、评估。相关的法律法规的保障是为了规范智慧卫生服务平台的管理和服务机制,规范服务标准,保障相关信息的公开和保密,通过相关法律法规的建立也可以提高相关部门的参与度。战略框架、实施路径和精细化的监测、评估有利于打破信息孤岛,促进

---

① 容志,秦浩.再组织化与社会治理现代化:重大公共卫生事件中社区"整体网格"的运行逻辑及其启示[J].上海行政学院学报,2020,21(06):66—77.

信息、数据的共享。[①]

社区智慧卫生平台服务能力的提升需要科学合理的评价体系的约束。社区智慧卫生服务平台的服务能力需要建立一定的指标体系来评价。可以从建设、管理、服务效果等方面来评价，要保证平台建设应该与群众需求相符，可通过量化指标来进行评价，优化评价指标，保障评价结果的真实有效。进一步完善平台管理机制，完善建设考评监督体系，同时建立相应的奖惩机制，定期对相应工作展开评价，并对考评结果进行公示。

[①] 习近平：高举中国特色社会主义伟大旗帜 为全面建设社会主义现代化国家而团结奋斗——在中国共产党第二十次全国代表大会上的报告 http：//www. gov. cn/xinwen/2022－10/25/content_5721685. htm

参考文献

期刊类

[1]田毅鹏. 完整社区建设何以凸显城市的"人民性"[J]. 探索与争鸣，2023，(12).

[2]杨敏，钟俊平. 共享发展理念视野下的新时代社区文化建设[J]. 理论月刊，2019，(04)

[3]王东博，尹正，王慧君，等. 浙江省城镇社区居家老年人智慧健康养老服务需求现状研究[J]. 中国卫生统计，2023，40(04).

[4]刘俊洁，甘珍. 我国城镇社区体育公共服务发展困境及其优化路径[J]. 经济研究导刊，2023，(10).

[5]杭斌. 网格化管理在新型农村社区思想政治工作中的价值与实践[J]. 农村·农业·农民（A版），2023，(05).

[6]姜璐，丁博文鹏，周学伟，等. 青海高原西宁城镇社区家庭能耗直接碳排放研究[J]. 地理科学，2023，43(01).

[7]赵秀玲. 城镇化进程中的农村社区重塑[J]. 东北师大学报(哲学社会科学版)，2020，(01).

[8]袁超越. 城市社区治理共同体的主体协同与效能提升[J]. 学习与实践，2024，(06).

[9]黄国武. 中国医疗保障、公共卫生和医疗服务耦合协调研究：精准画像与发展路径[J]. 社会保障评论，2024，8(03).

[10]刘姝怿，张洋. 高校公共卫生应急事件中学生管理制度建设与完善——评《守土育人：重大公共卫生事件中的高校学生工作》[J]. 中国安全科学学报，2023，33(08).

[11]黄锦玲，曾志嵘. 我国城市社区卫生服务政策演进逻辑及走向研究[J]. 中国全科医学，2023，26(34).

[12]王昊. 近代中国公共卫生学科的创立与发展[J]. 医学与哲学，2024，45(05).

[13]谭小伟. 再识"卫生"：基于中国卫生史研究的思考[J]. 医疗社会史研究，2020，5(02).

[14]葛珊，宣朝庆. 乡村卫生组织在地化的调适——从定县实验到华西卫生实验[J]. 开放时代，2023，(02).

[15]郭建军，荣湘江. 体卫融合构建中国特色公共卫生服务体系[J]. 中国预防医学杂志，2023，24(01).

[16]方碧陶.《2022年我国卫生健康事业发展统计公报》发布[J]. 中医药管理杂志，2023，31(19).

[17]高传胜. 健康中国背景下公共卫生与医疗服务协同发展和治理研究[J]. 社会科学辑刊，2022，(06).

[18]朱坤,刘尚希,杨良初.新世纪中国卫生财政支出分析[J].财政科学,2022,(01).

[19]戴丽,胡永国,黄文杰,等.澳大利亚社区卫生服务发展经验对我国的启示[J].保健医学研究与实践,2018,15(02).

[20]《国务院关于发展城市社区卫生服务的指导意见》配套文件权威专家解读——《城市社区卫生服务机构管理办法(试行)》[J].中国全科医学,2007,(03).

[21]黄锦玲,曾志嵘.我国城市社区卫生服务政策演进逻辑及走向研究[J].中国全科医学,2023,26(34).

[22]李长健,姜瑜.乡村基层法治建设中的弹性治理理念探析[J].行政管理改革,2024,(04).

[23]谢侃侃.数字共治视角下长三角城市群协同治理的主要实践与对策分析[J].技术经济,2023,42(02).

[24]李瑞,李北伟,高岩.地方智库战略联盟知识协同服务模式构建与推进策略研究[J].情报科学,2023,41(02).

[25]赵琼,徐建牛.再组织化:社会治理与国家治理的联结与互动——基于对浙江省社区社会组织调研的思考[J].学术研究,2022,(03).

[26]王为,吴理财.嵌入、吸纳与生产:新时代乡村再组织化的过程与逻辑[J].社会主义研究,2022,(03).

[27]王凌宇,郑逸芳,沈光辉.近邻党建引领社区多元共治的机制探析——基于公共空间视角[J].中共福建省委党校(福建行政学院)学报,2022,(02).

[28]伍玉振.共建共治共享式社区治理的城市基层实践与启示——以济南堤口路街道为例[J].中共济南市委党校学报,2020(04).

[29]李秀锦.构建共建共治共享基层社区治理新格局的基本路径——以福州市基层社区治理为例[J].武夷学院学报,2022,41(02).

[30]陈琳,唐佳颖.城市社区服务保障机制创新研究——以苏南地区为例[J].市场周刊,2019(07).

[31]迟福林.以人民健康至上的理念推进公共卫生治理体系变革[J].行政管理改革,2020(4).

[32]张力文,郭术田.整体性治理视角下的公共卫生治理体系研究:运行逻辑与构建路径[J].四川行政学院学报,2020(6).

[33]姜郸,彭站站.城市社区治理现代化困境及路径探索[J].浙江万里学院学报,2024,37(01).

[34]钱坤,唐亚林.规划治国:一种中国特色的国家治理范式[J].学术界,2023,(04).

[35]张文喜.国家理性与国家治理:中国特色社会主义[J].山东社会科学,2023,(05).

[36]刘镭.现代性视域下国家治理体系和治理能力现代化的标志[J].高校马克思主义理论研究,2024,10(01).

[37]许耀桐.深化认识国家治理现代化理论[J].前进,2020(08).

[38]倪君,李瑞,梁正.中国特色国家创新体系的时代特征与治理逻辑[J].中国科技论坛,2023,(10).

[39]吴义龙.提升基层公共卫生治理能力打造高质量社区公共卫生委员会[J].健康中国观察,2024,(02).

[40]吴义龙.提升基层公共卫生治理能力打造高质量社区公共卫生委员会[J].健康中国观察,2024,

(02).

[41]钟南山，曾益康，陈伟伟. 我国公共卫生治理现代化的法治保障[J]. 法治社会，2022(02).

[42]薛侃. 风险社会下推进城市社区治理法治化的基本路径[J]. 中国党政干部论坛，2022(02).

[43]李楠. 中国社会治理现代化：内涵、成就与经验[J]. 国家治理，2023，(20).

[44]王克群. 加快推进健康中国建设的意义与对策——学习习近平总书记在全国卫生与健康大会上的讲话[J]. 前进，2016，(10).

[45]习近平. 携手共建人类卫生健康共同体——在全球健康峰会上的讲话[J]. 当代党员，2021，(11).

[46]唐任伍，李楚翘，叶天希. 新冠病毒肺炎疫情对中国经济发展的损害及应对措施[J]. 经济与管理研究，2020，41(05).

[47]许宪春，常子豪，唐雅. 从统计数据看新冠肺炎疫情对中国经济的影响[J]. 经济学动态，2020(05).

[48]唐任伍，李楚翘，叶天希. 新冠病毒肺炎疫情对中国经济发展的损害及应对措施[J]. 经济与管理研究，2020，41(05).

[49]赵秸米，伊赫亚，邴丛萱，等. 我国医学社团参与全球卫生治理的现状、挑战与对策[J]. 中国预防医学杂志，2024，25(05).

[50]李云龙，赵长峰. 新冠疫情背景下中国的公共卫生外交：成就、困难与进一步推进的路径[J]. 社会主义研究，2021(01).

[51]赵海滨，宋伟，田菊. 卫生外交：公共外交的有效途径——以中医孔子学院为例[J]. 南方论刊，2023，(04).

[52]孟王桃，雷梦媛，孟贝，等. 全球公共卫生外交下护理教育的发展研究[J]. 产业与科技论坛，2023，22(02).

[53]卓振伟，赵磊. 从援助到合作：中国对非卫生外交六十年历程[J]. 中国非洲学刊，2022，3(04).

[54]任明辉. 世界卫生组织框架下的全球卫生外交[J]. 公共外交季刊，2024，(01).

[55]秦倩. 中国公共卫生防疫的全球化[J]. 史学月刊，2022，(11).

[56]杨宏，孙萌萌. 政府购买城市社区公共卫生服务的资金投入尚存问题及对策[J]. 中国卫生经济，2023，42(03).

[57]孙萌萌，杨宏. 我国政府购买社区公共卫生服务问题及对策——基于典型城市试点实践[J]. 南京医科大学学报(社会科学版)，2022，22(04).

[58]仲伟伟. 公立医院卫生人才队伍建设与培养的现状及对策研究——以北京某三甲中西医结合医院为例[J]. 质量与市场，2023，(12).

[59]毕夫. 为何要补齐公共卫生投资不足的民生短板？[J]. 中关村，2020(04).

[60]朱华军，林芳萍，林建潮. 县域医共体背景下基层卫生人才队伍建设现状与改善路径分析[J]. 中国农村卫生事业管理，2024，44(06).

[61]汤苏川，夏迎秋，邢春国. 江苏省推动优质医疗卫生资源下沉的做法与成效[J]. 中国农村卫生事业管理，2022，42(09).

[62]陈万春，王茬莉，陈鹏，汪滢，陈秀华，李争，陈至佳，陈菁宇. 齐齐哈尔市基本公共卫生服务现状、实施路径及政策措施研究[J]. 中国公共卫生管理，2024，40(01).

[63] 程念, 宋大平, 崔雅茹. 国家基本公共卫生服务项目实施现状及问题分析[J]. 中国卫生经济, 2022, 41(11).

[64] 张勇. 当前我国公共卫生投入存在的问题及对策研究[J]. 劳动保障世界, 2018, (29).

[65] 郑重, 夏挺松, 侯万里, 等. 社区基本公共卫生服务成本研究[J]. 中国全科医学, 2015(10).

[66] 吕奕鹏, 程帆, 张晓琼等. 新时期我国基层公共卫生服务发展现况与展望[J]. 中华全科医学, 2022, 20(10).

[67] 石华斌, 王金敖, 吴涛, 陈宇, 张昌明. 新冠肺炎疫情防控后强化卫生监督体系建设有关问题的思考[J]. 中国卫生监督杂志, 2020, 27(06).

[68] 吴炳义, 董惠玲, 武继磊, 等. 社区卫生服务水平对老年人健康的影响[J]. 中国人口科学, 2021, (04).

[69] 杨小毛, 任思源, 彭建华, 等. 卫生监督执法机构在新冠肺炎疫情等突发重大公共卫生事件中的作用研究[J]. 中国卫生监督杂志, 2020, 27(06).

[70] 石华斌, 王金敖, 吴涛, 陈宇, 张昌明. 新冠肺炎疫情防控后强化卫生监督体系建设有关问题的思考[J]. 中国卫生监督杂志, 2020, 27(06).

[71] 杨小毛, 任思源, 彭建华, 等. 卫生监督执法机构在新冠肺炎疫情等突发重大公共卫生事件中的作用研究[J]. 中国卫生监督杂志, 2020, 27(06).

[72] 杜创. 2009年新医改至今中国公共卫生体系建设历程、短板及应对[J]. 人民论坛, 2020(Z1).

[73] 常非凡, 林坤. 公共卫生应急管理短板如何补[J]. 人民论坛, 2020(14).

[74] 方鹏骞, 王一琳. 我国医疗卫生体系治理能力及应急响应机制的关键问题与思考[J]. 中国卫生事业管理, 2020, 37(04).

[75] 丁蕾, 蔡伟, 丁健青等. 新型冠状病毒感染疫情下的思考[J]. 中国科学：生命科学, 2020, 50(3).

[76] 郭蕊, 管仲军. 完善公共卫生治理体系与治理机制的思考与建议[J]. 医学教育管理, 2020, 6(05).

[77] 丁蕾, 蔡伟, 丁健青等. 新型冠状病毒感染疫情下的思考[J]. 中国科学：生命科学, 2020, 50(3).

[78] 高宏生, 刘淑红, 金海英, 等. 层次分析法对人禽流感流行控制措施的风险评估研究[J]. 武警医学, 2009, 20(3).

[79] 王丹丹, 贾慧聪, 杜恩宇. 北京市重大突发公共卫生事件特征分析及风险评估研究[J]. 安全, 2024, 45(02).

[80] 赵小云, 何坪, 罗利刚. 重庆市城乡社区卫生服务能力现状与对策研究[J]. 中国全科医学, 2012, 15(28).

[81] 高一览, 陈秀芳. 苏北地区农村老年人卫生服务需求的影响因素研究[J]. 卫生职业教育, 2023, 41(19).

[82] 董佳兰, 许旭艳, 王晓娜. 疾病预防控制机构公共卫生人才培养的优化[J]. 中国卫生标准管理, 2024, 15(10).

[83] 吴凡, 陈勇, 付晨, 等. 中国疾病预防控制体系发展改革的若干问题与对策建议[J]. 中国卫生资源, 2020, 23(3).

[84] 周明华. 资源分布视角下四川省公共卫生资源配置状况及预测分析[J]. 职业与健康, 2024, 40(09).

[85] 何怡,钟爱军,李香萍. 城市社区生活垃圾分类治理高绩效路径研究——基于北京市100个社区的组态分析[J]. 环境卫生工程,2024,32(01).

[86] 周明华. 资源分布视角下四川省公共卫生资源配置状况及预测分析[J]. 职业与健康,2024,40(09).

[87] 何怡,钟爱军,李香萍. 城市社区生活垃圾分类治理高绩效路径研究——基于北京市100个社区的组态分析[J]. 环境卫生工程,2024,32(01).

[88] 李梅. 我国城市社区治理现代化的创新实践与发展[J]. 东吴学术,2023,(04).

[89] 肖玉青,潘昊. 完善公共卫生投入机制研究[J]. 卫生经济研究,2020,37(10).

[90] 汪慧萍,龚妮. 创新社区治理中的社会工作人才队伍建设探索——以贵阳市城市社区为例[J]. 产业与科技论坛,2020,19(20).

[91] 张然,郭岩,陈浩,屈伟,王萌康,郑棋,龚宇,李则颖,刘毅. 医防融合背景下基层卫生技术人员的培训现状和相关知识需求调查[J]. 现代预防医学,2022,49(10).

[92] 杨思晓. 超大城市社区公共卫生风险治理的工具选择——以北京市朝阳区为例[J]. 城乡建设,2021(09).

[93] 楼英婷,刘凯捷,范晓苑,等. 县域医共体提升基层医疗卫生机构服务能力的研究[J]. 卫生经济研究,2024,(05).

[94] 梁晨. 突发公共卫生事件防控法治化:理念、问题与路径[J]. 湘潭大学学报(哲学社会科学版),2022,(01).

[95] 石佑启,王诗阳. 论公共卫生领域的软法治理[J]. 学习与实践,2022(09).

[96] 林晶晶. 共建共治共享格局下城市社区治理研究——以福建省福州市为例[J]. 石家庄铁道大学学报(社会科学版),2020,14(03).

[97] 马雪梅,黄超. 新时代城市社区精细化治理的实践路径——基于需求—回应的分析框架[J]. 经济研究导刊,2024(09).

[98] 陈光普. 新型城镇化社区治理面临的结构性困境及其破解——上海市金山区实践探索带来的启示[J]. 中州学刊,2019(06).

[99] 赵金红,陈新月,杨凌鹤等. 构建供需双方的国家基本公共卫生服务项目评价指标的可行性分析[J]. 实用预防医学,2022(11).

[100] 陈潭,梁世杰. 组织动员、社区学习与应急治理——社区公共卫生应急治理的响应范式与实践逻辑[J]. 社会科学,2021(12).

[101] 龚艳,尹伊湄. 社区公共卫生事件应急管理机制的完善[J]. 中南民族大学学报(人文社会科学版),2021(12).

[102] 林鸿潮,姜永伟. 基于安全冗余的公共卫生应急体系变革[J]. 公共管理与政策评论,2021(05).

[103] 本刊讯.《求是》杂志发表习近平总书记重要文章《全面提高依法防控依法治理能力,健全国家公共卫生应急管理体系》[J]. 红旗文稿,2020(05).

[104] 孙桂英. 社区教育提升城乡社区治理能力的策略研究——以苏州市为例[J]. 继续教育研究,2022,(12).

[105] 盛智明. 社区治理成效指标体系与评估机制研究——以"上海社区治理发展指数"为例[J]. 住宅与

房地产，2022，(22).

[106] 容志，秦浩. 再组织化与社会治理现代化：重大公共卫生事件中社区"整体网格"的运行逻辑及其启示[J]. 上海行政学院学报，2020，21(06).

[107] 王铁柱.《习近平总书记关于健康治理重要论述的六个维度》[J].《长江师范学院学报》，2022，1：11.

学位论文类

[1]王萌. 公共卫生服务立法体系化研究[D]. 山东大学，2023.

[2]汪瓒. 珠海市基本公共卫生服务项目成本测算及补偿政策研究[D]. 华中科技大学，2019.

[3]宋馨瑜. 财政分权视角的我国公共卫生投入机制研究[D]. 西南财经大学，2022.

[4]孔丽丽. 政府投入下社区卫生服务项目供给问题研究[D]. 天津大学，2012.

[5]张睿. 我国突发公共卫生事件应对法律制度的检视与完善[D]. 河北大学，2023.

[6]单爽爽. 突发公共卫生事件中的风险交流法律制度研究[D]. 天津商业大学，2023.

[7]缪琪. 镇江市公共卫生监督执法问题及对策研究[D]. 江苏大学，2022.

[8]吴相雷. 政府购买公共体育服务的第三方评估机制研究[D]. 苏州大学，2020.

[9]陈楠. 政府购买社区公共卫生服务研究[D]. 宁波大学，2020.

[10]王娟. 政府购买社区公共卫生服务流程优化研究[D]. 上海工程技术大学，2017.

[11]邹沛耘. 重庆市璧山区基本公共卫生服务绩效评估研究[D]. 重庆大学，2021.

[12]童心玥. 国家基本公共卫生服务项目绩效评价研究[D]. 华中科技大学，2019.

[13]张丛. 政府购买国家基本公共卫生服务项目绩效评价优化研究－－以济南市历下区为例[D]. 山东大学，2020.

[14]赵玉佩. 基于社会网络分析的城市社区应急协同治理研究[D]. 西北大学，2019.

[15]胡梦雨. 大数据背景下我国城市社区体育智慧治理研究[D]. 河北师范大学，2023.

[16]李希. 政府购买基本公共卫生服务项目的绩效评价研究[D]. 北京化工大学，2023.

[17]魏玮. 晋中市政府购买医疗公共服务研究[D]. 太原理工大学，2022.

著作类

[1]全球治理委员会. 我们的全球伙伴关系[R]. 牛津大学出版社，1995：23.

[2]张勇，张珺. 新型社区理论读本：中国人的新型生活共同体[M]. 广州：暨南大学出版社，2014.

[3]习近平. 干在实处 走在前列 —— 推进浙江新发展的思考与实践[M]. 北京：中共中央党校出版社，2016：295.

[4]习近平. 习近平谈治国理政第二卷[M]. 北京：外文出版社，2017：392.

[5]习近平. 习近平关于社会主义社会建设论述摘编[M]. 北京：中央文献出版社，2017：29.

[6]本书编写组. 中国共产党第十九次全国代表大会文件汇编[M]. 北京：人民出版社，2017：1.

[7]中共中央党史和文献研究院. 习近平关于"不忘初心、牢记使命"论述摘编[M]. 北京：中央文献出版社，2019：20.

[8]国家统计局. 中国统计年鉴 2022[M]. 北京：中国统计出版社，2022

[9]习近平. 高举中国特色社会主义伟大旗帜为全面建设社会主义现代化国家而团结奋斗——中国共产党第二十次全国代表大会上的报告[M]. 北京：人民出版社，2022.

[10]国家统计局. 中国统计年鉴 2022[M]. 北京：中国统计出版社，2022.

[11]黄敬亨主编. 健康教育学[M]. 上海：复旦大学出版社，2011：1.

法规及相关重要文献类

[1]《国务院关于发展城市社区卫生服务的指导意见》国发〔2006〕10 号，2006 年 2 月 21 日发布

[2]《北京市卫生局关于印发 2012 年基层卫生工作要点的通知》京卫基层字〔2012〕4 号，2012 年 12 月 25 日发布

[3]《关于进一步规范社区卫生服务管理和提升服务质量的指导意见》2016 年 09 月 26 日发布

[4]《关于推进家庭医生签约服务的指导意见》国医改办发〔2016〕1 号，2016 年 5 月 25 日发布

[5]《国务院关于印发"十三五"卫生与健康规划的通知》国发〔2016〕77 号，2016 年 12 月 27 日发布

[6]《民政部、国家卫生健康委、国家中医药局、国家疾控局关于加强村（居）民委员会公共卫生委员会建设的指导意见》民发〔2021〕112 号，2021 年 12 月 31 日发布

[7]《国家卫生健康委关于印发"十四五"卫生健康人才发展规划的通知》国卫人发〔2022〕27 号，2022 年 8 月 3 日发布

[8]中国共产党第十八届中央委员会第三次全体会议. 中共中央关于全面深化改革若干重大问题的决定，2013 年 11 月 12 日发布

[9]民政部. 2020 年民政事业发展统计公报. 2021 年 9 月 1 日发布

[10]国务院新闻办公室：《抗击新冠肺炎疫情的中国行动》白皮书

[11]国家统计局. 中国统计年鉴 2022[M]. 北京：中国统计出版社，2022.

[12]国务院新闻办公室：《抗击新冠肺炎疫情的中国行动》白皮书

[13]《国家新型城镇化规划（2014—2020 年）》

[14]《中华人民共和国 2021 年国民经济和社会发展统计公报》

[15]国家发展改革委员会《"十四五"新型城镇化实施方案》

[16]《2020 年我国卫生健康事业发展统计公报》

[17]《"十四五"健康老龄化规划》

[18]国务院新闻办公室《新时代的中国国际发展合作白皮书》

[19]国务院办公厅《"十四五"中医药发展规划》

[20]国家统计局《中国统计年鉴》

报纸类

[1]习近平. 切实把思想统一到党的十八届三中全会精神上来[N]. 人民日报，2014-01-01(002).

[2]中共中央关于坚持和完善中国特色社会主义制度推进国家治理体系和治理能力现代化若干重大问题的决定[N]. 人民日报，2019-11-06(001).

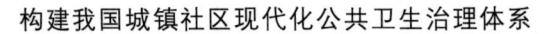

[3]习近平.决胜全面建成小康社会 夺取新时代中国特色社会主义伟大胜利[N].人民日报,2017-10-28.

[4]习近平.把人民健康放在优先发展战略地位 努力全方位全周期保障人民健康[N].人民日报,2016－08－21.

[5]王克群.加快推进健康中国建设的意义与对策——学习习近平总书记在全国卫生与健康大会上的讲话[J].前进,2016,(10):26－29.

[6]黄奇帆.新冠肺炎疫情下对中国公共卫生防疫体系改革的建议[N].第一财经日报,2020－02－13(01).

[7]周其森.以疫情防控为契机补齐乡村卫生短板[N].光明日报,2020－02－11(02).

[8]习近平.团结合作战胜疫情共同构建人类卫生健康共同体——在第73届世界卫生大会视频会议开幕式上的致辞[J].中华人民共和国国务院公报,2020(15).

[9]完善重大疫情防控体制机制 健全国家公共卫生应急管理体系[N].人民日报,2020－02－15(001)

[10]曾金华.政府购买公共卫生服务力度将加大[N].经济日报,2022－04－26(007).

论文集

[1]曾光,黄建始.探讨公共卫生的定义与宗旨[A].中华医学会卫生学分会.中华医学会第一届全国公共卫生学术会议暨第四届中国现场流行病学培训项目汇编[C].中华医学会卫生学分会:中华医学会,2009:5.

后 记

随着国家经济发展水平的不断提高，人民群众的物质生活得到明显改善，人民群众越来越关注卫生健康需求的满足。社区是国家治理的基本单元，研究城镇社区公共卫生治理体系建设，从社区居民自身来看有利于了解广大居民的卫生健康需求，引导社区居民增强健康管理意识，提升居民卫生辨别维权意识，培养居民科学健康观念；从国家角度来看有利于缓解"看病难、看病贵"问题，提升社会福利待遇，让广大群众共享改革发展的成果；从社区医疗卫生机构角度来看有助于提升社区医疗卫生机构的社会地位，增强其服务能力和应急管理能力，有效应对公共卫生危机、充分发挥战斗堡垒作用；从健康老龄化角度来看有利于应对人口老龄化挑战，增强老年人口体质健康，提升老年人群晚年生活质量；从国际视角来看有助于树立全球公共卫生治理标杆，巩固拓展公共卫生外交关系，提升公共卫生领域的国际话语权，增强国际影响力和竞争力。

三年来，本研究以党和国家的重要理论、政策为指导和依据，运用公共管理相关理论作为工具，系统总结了城镇社区公共卫生治理的理论，课题组成员分工明确，深入文献研究、实地调研考察、汇总数据资料，完成了这部著作，谨以此书作为2021教育部人文社会科学研究课题的最终成果。

在本书的构思和撰写过程中，本人指导的博士研究生和硕士研究生积极参与文献综述、调研考察和数据分析。其中2021级博士研究生鞠静写作第一章至第二章，第四章的第六节和第七节。硕士研究生楚文舒查阅了大量的统计数据并且进行了深入的比对、分析、归纳，参与第三章中的表格的汇总工作，总结我国城镇社区公共卫生治理体系的现状。2024级博士研究生王雨薇在目录编辑、文稿校对等工作中付出了很多精力。这本书的完成不仅是科研成果的总结，也体现了从理论到实践的教学相长的过程。在此对学生们的参与和帮助深表谢意！

  由于本人水平有限，还有很多不足之处，在此书出版之际，真诚地希望听到来自读者的反馈和指正。

杨　宏

2024 年 10 月